F. SCHIECKs

GRUNDRISS DER
AUGENHEILKUNDE

FÜR STUDIERENDE

ELFTE AUFLAGE

VÖLLIG NEU BEARBEITET

VON

DR. E. ENGELKING
O. PROFESSOR DER AUGENHEILKUNDE IN HEIDELBERG

MIT 203 ZUM TEIL FARBIGEN ABBILDUNGEN

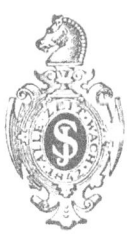

Springer-Verlag Berlin Heidelberg GmbH
1949

© SPRINGER-VERLAG BERLIN HEIDELBERG 1949
URSPRÜNGLICH ERSCHIENEN BEI SPRINGER-VERLAG OHG. IN BERLIN • GÖTTINGEN AND HEIDELBERG 1949
SOFTCOVER REPRINT OF THE HARDCOVER 1ST EDITION 11TH EDITION 1949

ISBN 978-3-662-37548-8   ISBN 978-3-662-38324-7 (eBook)
DOI 10.1007/978-3-662-38324-7

Vorwort zur elften Auflage.

In einer Notzeit wie der unserigen, in der man kein Lehrbuch der Augenheilkunde kaufen kann, bedarf die Neuherausgabe dieses Grundrisses, der sich bei den Studierenden seit Jahrzehnten einer besonderen Beliebtheit erfreut, selbst dann keiner Rechtfertigung, wenn man grundsätzlich vom Lernenden die Benutzung eines vollständigen Lehrbuches fordert und voraussetzt.

Ich bin deshalb nach dem Tode SCHIECKs gern der Aufforderung des Springer-Verlages nachgekommen, die Neuherausgabe vorzubereiten.

Die Durchsicht ergab jedoch, daß eine durchgreifende Neubearbeitung unumgänglich war. Eine völlig eigene Niederschrift wäre wahrscheinlich einfacher gewesen, doch schien es mir angezeigt, den Gesamtcharakter des Buches und alles Wertvolle an Text und Abbildungen zu erhalten. So habe ich mich zu dem hier vorliegenden Umguß entschlossen. Immerhin enthält dieser nun aber so viele Änderungen, neu eingefügte Kapitel und neue Abbildungen, daß ich wohl verpflichtet bin, künftig auch die Verantwortung für das Dargebotene zu übernehmen.

Mein Ziel war, dem Studenten so schnell als möglich wieder ein Mittel in die Hand zu geben, das ihn in den Stand setzt, die Vorlesung der Augenheilkunde auch dann mit Erfolg ausnützen zu können, wenn ihm umfangreichere Werke nicht zur Verfügung stehen.

Heidelberg 1949.   E. ENGELKING.

Inhaltsverzeichnis.

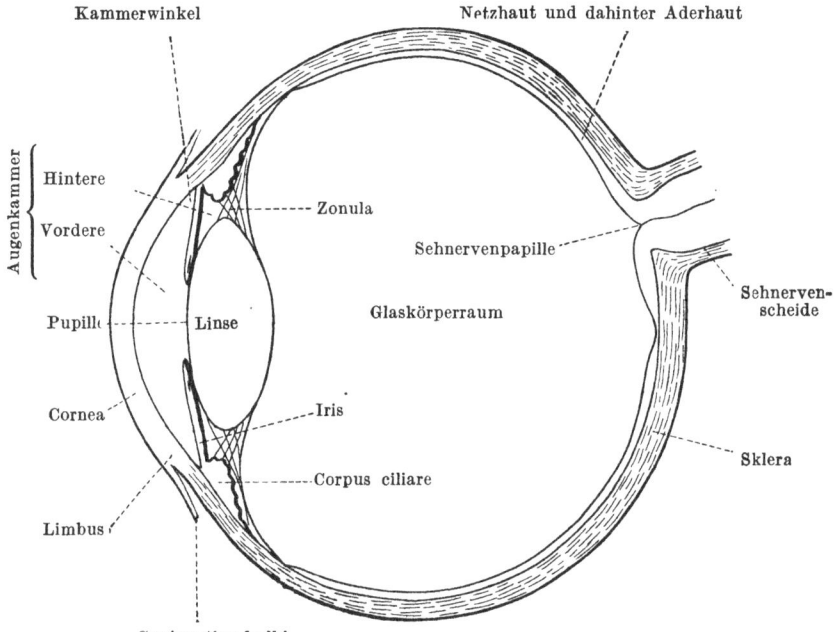

Abb. **1.** Waagerechter schematischer Durchschnitt durch den linken Augapfel (von oben gesehen).

Das Sehorgan.

Das Auge schließt als wesentlichen Teil des Sehorgans einen nach vorne geschobenen Gehirnteil, die lichtempfindliche Netzhaut, ein, der außerhalb der das Zentralnervensystem sonst schützenden Knochenkapsel liegt, weil seine Funktion an die unmittelbare Einwirkung elektromagnetischer Schwingungen gebunden ist.

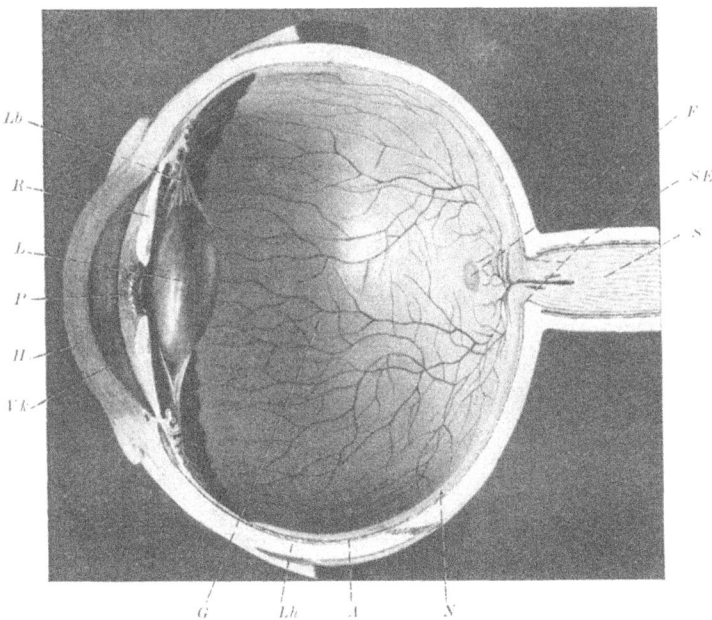

Abb. 2. Temporale Hälfte des rechten Augapfels (nach einem Lehrmodell; die Linse ist nicht durchschnitten). *Lb* Linsenaufhängebänder, zirkulär um den Linsenrand angeordnet. *R* Regenbogenhaut. *L* Linse. *P* Pupille. *H* Hornhaut. *Vk* vordere Augenkammer. *G* innerer, von Glaskörper ausgefüllter Hohlraum. *Lh* Lederhaut. *A* Aderhaut. *N* Netzhaut (dazwischen Pigmentschicht). *S* Sehnerv. *SE* Sehnerveneintritt, *F* Stelle des schärfsten Sehens (Fovea).

Bei jeder Blickrichtung ist den einzelnen Netzhautstellen eine bestimmte Richtung in den Raum zugeordnet: sie haben einen *Raumwert.* Die räumliche Unterscheidung und Ordnung der durch das einfallende Licht bedingten Sinneseindrücke nennen wir *Sehen.*

Der Augapfel enthält bildentwerfende und bildaufnehmende Organe. Zu den ersteren rechnen die *brechenden Medien:* Hornhaut, Kammerwasser, Linse und Glaskörper. Das bildaufnehmende Organ ist die Netzhaut *(Retina).* In ihr wird der *physikalische Reiz* vermittelst photochemischer Prozesse in einen *nervösen* Reiz umgewandelt. Der ihn weiterleitende Sehnerv *(Nervus opticus),* das Chiasma nervorum, die Tractus optici und intracerebralen Bahnen über den Thalamus opticus und die GRATIOLETsche Sehstrahlung bis in die Hinterhauptsrinde bilden

die *nervöse Leitung*. Hier, im *Sehzentrum*, befinden sich die Substrate
der bewußten Lichtempfindung. Eine Anzahl übergeordneter Bahnen,

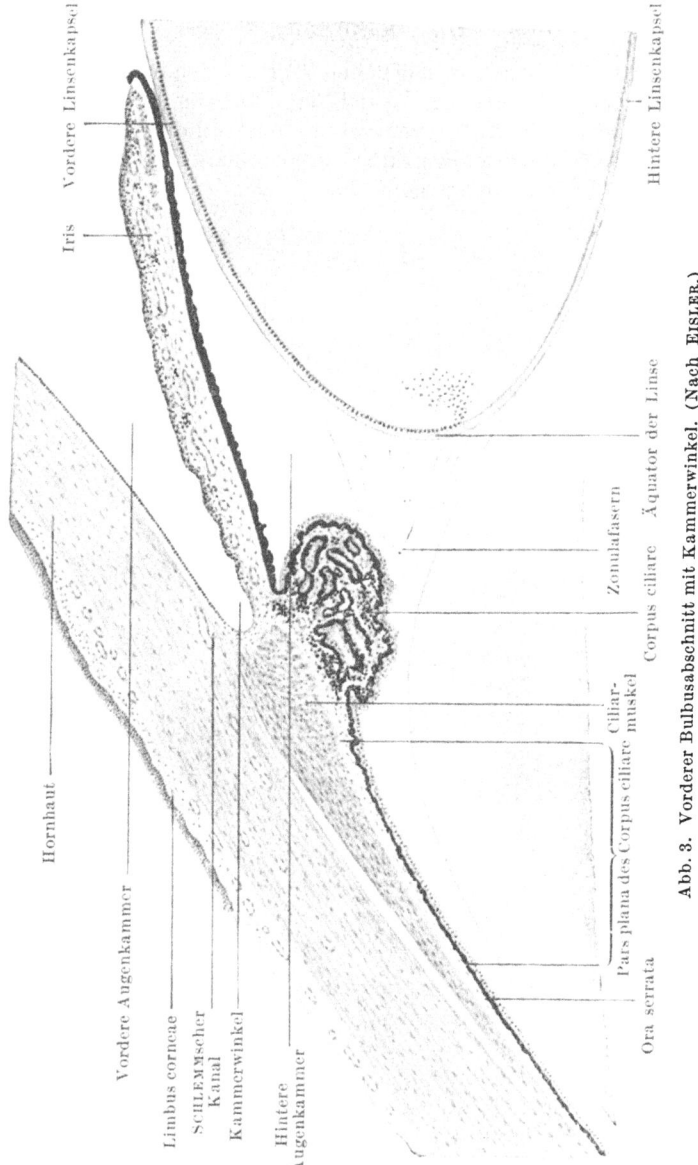

Abb. 3. Vorderer Bulbusabschnitt mit Kammerwinkel. (Nach EISLER.)

die von hier ausgehen und das Sehzentrum mit anderen Hirnteilen verbinden, sorgen für die weitere Verarbeitung der optischen Eindrücke
und ihre Einordnung in den Gesamtkomplex der Erfahrung *(psychische
Leitung)*. Jeder überschwellige Lichtreiz, der zur Hirnrinde gelangt,

hinterläßt wahrscheinlich in ihren Zentren gewisse dauernde Veränderungen (Engramme).

Der Augapfel erhält seine Gestalt durch eine kugelige Hülle festen Bindegewebes, die vorn von der durchsichtigen Hornhaut *(Cornea)*, weiter rückwärts von der weißen Lederhaut *(Sklera)* gebildet wird. Die Hornhautkrümmung hat einen etwas kürzeren Radius (8 mm, = 42 Dioptrien) als die übrige Bulbuskapsel, so daß die Cornea wie ein Uhrglas der Hornhautwandung eingefügt ist. An ihrem Rand befindet sich deshalb eine seichte Rinne *(Limbus corneae)*. Der horizontale Durchmesser der durchsichtigen Hornhaut (nicht etwa mit dem Krümmungsdurchmesser zu verwechseln!) beträgt etwa 11,6 mm, die sagittale Achse des normalen Auges etwa 24 mm.

Hinter der Cornea liegt die *vordere Augenkammer*, die begrenzt wird von der Hornhauthinterfläche, dem Kammerwinkel, der Irisvorderfläche und, im Bereich der schwarzen Pupille, der Linsenvorderfläche (Abb. 1).

Der funktionell wichtige *Kammerwinkel* findet sich dort, wo die Hornhautrückfläche zur Iris umbiegt. Er ist unseren Blicken dadurch entzogen, daß die weiße Lederhaut vorn etwas auf Kosten der durchsichtigen Hornhautoberfläche übergreift und den Kammerwinkel verdeckt. Die Umschlagstelle der Hornhaut zur Iris wird vom *Ligamentum pectinatum* gebildet. Dem Kammerwinkel entlang und von diesem durch das genannte Ligament und einige Lagen Bindegewebszüge getrennt zieht in den tieferen Lagen der Hornhaut-Lederhautlamellen der Schlemmsche *Kanal.* Er bildet einen ringförmigen Sinus. In ihn tritt das durch die Bälkchen des Ligamentum pectinatum abgefilterte Kammerwasser ein, um auf der Bahn der Venen das Auge zu verlassen (Abb. 3).

Irishinterfläche, Processus ciliares, Zonula Zinnii und Linsenvorderfläche begrenzen die hinter der Ebene der Rogenbogenhaut gelegene *hintere Augenkammer.* Vordere und hintere Augenkammer sind mit durchsichtigem Kammerwasser gefüllt, das durch die Pupille von hinten in die vordere Augenkammer übertreten kann; denn die Irisrückfläche liegt der Linsenkapsel nur ganz lose auf. Der Pupillenrand gleitet beim Pupillenspiel auf der Linsenvorderfläche hin und her.

Die *Linse* selbst liegt hinter der Pupille in der tellerförmigen Grube des Glaskörpers und ist durch die zarten Fasern der Zonula Zinnii an den Ciliarfortsätzen des Corpus ciliare befestigt. Sie stellt einen krystallklaren Körper dar, dessen Brechungsindex größer ist als der des Kammerwassers und des Glaskörpers und überdies von außen nach innen zunimmt. Läßt durch Kontraktion des Ciliarmuskels der Zug der Zonulafasern auf die Linse nach, dann wölbt sich diese, und ihre Brechkraft wird vermehrt. Linse und Zonula bilden die Scheidewand zwischen Glaskörperraum und Augenkammer.

Der Raum hinter der Linse wird vom festflüssigen Gel des *Glaskörpers* eingenommen, das in ein feines Gerüstwerk eingebettet ist. Der Brechungsindex des Glaskörpers entspricht ungefähr dem des Vorderkammerwassers (1,3). Der *Glaskörper* (Corpus vitreum) hat folgende Begrenzungen: vorn die Linsenhinterfläche und die rückwärtigen Fasern des Aufhängebandes der Linse, weiter nach hinten zunächst

ein schmales Stück Corpus ciliare, das von rudimentärer Netzhaut überzogen ist, und dann die Innenfläche der Netzhaut samt Sehnervenscheibe.

Die *Netzhaut* (Retina) ist entwicklungsgeschichtlich als eine bläschenförmige Ausstülpung des Gehirns angelegt (primäre Augenblase), die
dann von vorn her einsinkt und somit zu einer Duplikatur (Augenbecher) wird. Die innere Zellage bildet später die eigentliche *Netzhaut*,
die äußere das *Pigmentepithel* (Abb. 150, S. 166). Jene entwickelt sich
zu einem vielzelligen komplizierten Organ, dieses bleibt einschichtig und

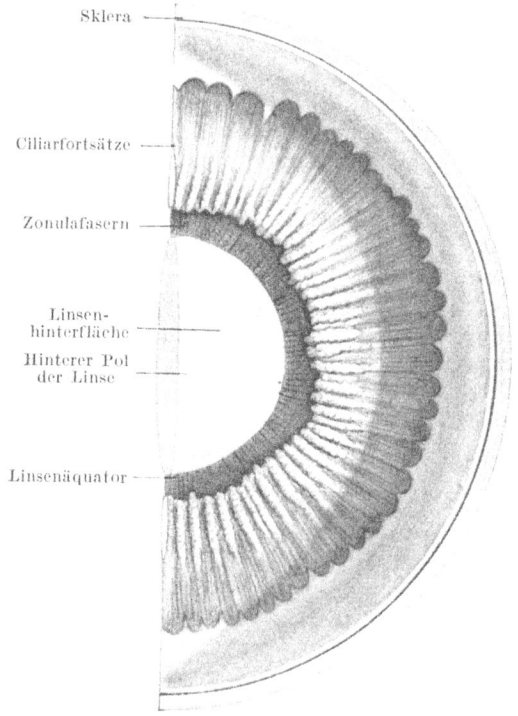

Abb. 4. Corpus ciliare und Linse von rückwärts. (Nach EISLER.)

gewinnt als Pigmentzellbelag festen Anschluß an die Innenfläche der
zwischen Netzhaut und Lederhaut liegenden Aderhaut. Die beiden
Blätter der Duplikatur, Netzhaut und Pigmentepithel, verwachsen nicht
miteinander, sondern liegen einander lose auf. Nur nahe dem Corpus
ciliare, wo die lichtempfindliche Partie der Netzhaut aufhört *(Ora
serrata)*, verschmelzen beide Blätter miteinander, indem auch die
Netzhaut zu einer einschichtigen Epithellage wird, die sich mit dem
Pigmentepithel verbindet. So überzieht die rudimentäre Netzhaut
in doppelter Epithellage im vorderen Augenabschnitt die ganze Innen-
oberfläche des Corpus ciliare (Pars ciliaris retinae) und die Rückfläche
der Iris (Pars iridica retinae). Im Gebiete des Corpus ciliare ist die als
Fortsetzung der Netzhaut geltende innere Epithellage unpigmentiert,

an der Irisrückfläche dagegen pigmentiert, so daß hier also zwei pigmentierte Zellagen aufeinander liegen (von Pigment durchsetzte rudimentäre Netzhaut und Netzhautpigmentepithel); sie enthalten die radiär verlaufenden Fasern des M. dilatator iridis.

Die Netzhautnervenfasern fließen auf der *Sehnervenscheibe* (Papilla nervi optici) zum *Sehnerven* zusammen, welcher durch die Löcher der *Siebplatte* (Lamina cribrosa sclerae) den Augapfel verläßt (s. Abb. 7, S. 8).

Regenbogenhaut (Iris), *Strahlenkörper* (Corpus ciliare) und *Aderhaut* (Chorioidea) bilden eine zusammenhängende Haut (Tunica vasculosa oder Tractus uvealis, kurz: Uvea). Am weitesten nach vorn liegt die *Iris*; sie scheidet die vordere Augenkammer von der hinteren und bildet als Umgrenzung der Pupille die Blende des optischen Systems. Mit ihrem *Pupillenrand* schleift sie auf der Linsenvorderfläche, mit ihrer Wurzel, die den Kammerwinkel begrenzt, geht sie ohne scharfe Absetzung in den *Strahlenkörper* über. Dieser hat auf dem Durchschnitt annähernd dreieckige Gestalt, welche sich bei eintretender Akkommodationsanspannung ändert. Seine Fortsätze *(Processus ciliares)* sind Erhebungen, welche an der Rückfläche des Organs speichenartig angeordnet sind und nach der Linse zu vorspringen (Abb. 4). Von ihnen spannt sich das *Linsenaufhängeband*, die *Zonula*, hinüber zur Linsenkapsel, auf welcher es sich mit einer Faserreihe vorn, mit einer anderen hinten anheftet (s. auch Abb. 2, 3 und 152, S. 167). Treten durch die Kontraktion der an der Basis des Dreiecks liegenden Muskulatur des Corpus ciliare die Fortsätze mit ihren Kuppen näher an den Linsenäquator heran, dann erschlafft das Aufhängeband und wölbt sich die Linse stärker (s. Abb. 41). Die vordere Kammer wird etwas flacher. Gleichzeitig zieht sich die Pupille zusammen (Naheinstellungsreaktion) und endlich werden durch die meridionalen Fasern des Ciliarmuskels auch die vorderen Teile der Aderhaut angespannt und etwas nach vorn gezogen. Außerdem sondern die Epithelzellen des Strahlenkörpers (also die Zellen der rudimentären Netzhaut) das Kammerwasser ab (s. S. 9). Weiter rückwärts wird das Corpus ciliare flacher; seine Pars plana geht ganz allmählich in die Aderhaut über.

Die *Iris* dient vorwiegend als Blende, aber auch als Resorptionsorgan des Kammerwassers, der *Strahlenkörper* als Träger des Akkommodationsapparates sowie als Quelle des Kammerwassers.

Auch die *Aderhaut* hat eine komplizierte Funktion, die man aus ihrem Bau leicht verstehen kann. Innen ist die Aderhaut von einem straffen Häutchen, der *Lamina vitrea*, begrenzt, der das Pigmentepithel der Retina aufsitzt. An die Lamina vitrea schließt sich nach außen hin zunächst die *Choriocapillaris* an, welcher die eigentliche Aufgabe der Netzhauternährung zufällt, sodann die *Schicht der mittleren und größeren Gefäße*. Durch die Zellagen der *Suprachorioidea* mit ihren Lymphräumen ist die Aderhaut mit der Lederhaut verbunden. Die Aderhaut als Ganzes stellt mit ihrem Gefäßreichtum eine Art Schwellkörper dar, dessen Umfang durch hormonale und nervöse Einflüsse reguliert wird. Bei Verengerung der Aderhautgefäße vermindert

sich die Blutmenge, damit zugleich die intraokulare Masse und demzufolge auch der intraokulare Druck; bei Erweiterung steigt er an. So
nimmt die Aderhaut an der Regulierung der intraokularen Spannung teil.

Die *Linse* ist zwischen hinterer Augenkammer und Glaskörper in
ihrem an die Fortsätze des Strahlenkörpers angehefteten Aufhängebande
dadurch befestigt, daß dieses mit seinen Fasern in die Linsenkapsel
übergeht. Linse samt Zonula bilden daher die Scheidewand zwischen
Augenkammer und Glaskörperraum (s. Abb. 1, 2, 3 u. 152, S. 167).

Der Augapfel ist in das orbitale Fettgewebe eingebettet, das von
den Augenmuskeln und einem System feiner Bindegewebssstränge
durchsetzt wird: letzteres umgibt insbesondere die Lederhaut mit
einer zarten Fascienhülle, die sich von der Duralscheide des Sehnerven
aus als eine Art Kapsel (TENONsche Kapsel) nach vorn erstreckt. Hier
geht sie in die Muskelscheiden über, sendet aber auch Fasern bis in
die Conjunctiva bulbi, zur Fascia tarso-orbitalis und — als *Ligamenta
capsularia* oder Retinacula oculi — zur Periorbita. Muskulatur,
Fascienapparat und orbitales Fett halten den Bulbus schwebend und
beweglich in seiner Lage. Während hinten und seitlich die Schädel-
knochen den Raum der Orbita begrenzen, findet der Abschluß nach
vorn durch die Lider, insbesondere die Tarsusknorpel und das von ihnen
zum knöchernen Orbitalrande ziehende *Septum orbitale* statt.

Das Blutgefäßsystem (Abb. 5). *Die arterielle Gefäßversorgung der
Orbita* und besonders des Augapfels geschieht durch die Äste der
A. ophthalmica, die aus der Carotis interna stammt und mit dem
N. opticus durch das Foramen opticum des Keilbeins die Augenhöhle
betritt.

Das venöse Blut des Augapfels und der Augenhöhle wird im wesentlichen durch die *V. ophthalmica* abgeführt, die durch die Fissura
orbitalis superior mit dem Sinus cavernosus in Verbindung steht. Nach
vorn hin bestehen Anastomosen zur *V. facialis anterior, posterior usw.*

Am Augapfel selbst unterscheiden wir die Bindehaut-, Ciliar-
und Netzhautgefäße. Das *Bindehautgefäßsystem* liegt ganz oberflächlich; schon am ungereizten Auge sind einzelne kleine Äderchen auf
der weißen Lederhaut sichtbar. Sie lassen sich mitsamt der Conjunctiva
bulbi auf der Lederhaut leicht verschieben.

Demgegenüber stellt der *Ciliarkreislauf* dasjenige Netz dar, welches
die tieferen Teile des Auges, vorzüglich die Uvea, versorgt. Die vorderen
Ciliararterien und -venen durchbrechen die Sklera in der Höhe des
Ansatzes der geraden Augenmuskeln, mit denen sie an das Auge
herankommen. Sie verzweigen sich innerhalb der Iris und des Corpus
ciliare. Vielfache Anastomosen bestehen zwischen ihnen und den
hinteren Ciliargefäßen. Diese gliedern sich in kurze und lange Äste.
Die Aa. ciliares posteriores breves und longae treten an der Hinterfläche des Augapfels in der Umgebung des Sehnerven durch die Sklera
hindurch. Von hier aus verästeln sich die kurzen Arterien unmittelbar in
der Aderhaut, in deren Schicht der größeren Gefäße sie übergehen.
Die zwei langen Arterien ziehen jedoch ziemlich genau medial und

lateral vorerst ungeteilt nach vorn, um sich an der Versorgung der
Iris und des Corpus ciliare zu beteiligen, indem sie die schon erwähnten
Verbindungen mit den vorderen Ciliargefäßen eingehen. Das venöse
Blut der Aderhaut hingegen sammelt sich in den *Wirbelvenen* (Vv.

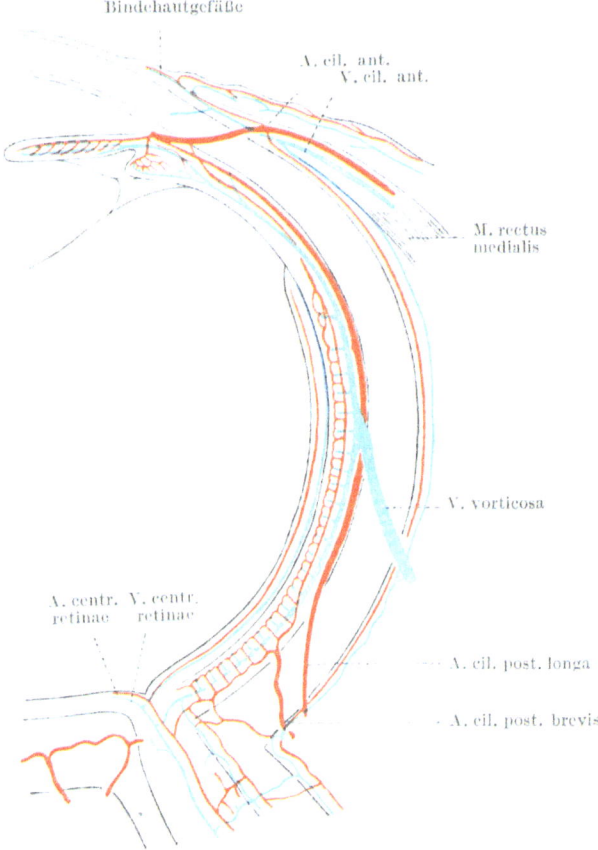

Abb. 5. Blutgefäßsystem des Auges. (Nach TH. LEBER.)

vorticosae), deren es am oberen und unteren Augapfelumfange je 2
gibt. Sie werden von den einzelnen Stämmchen in der Schicht der
größeren Aderhautgefäße so gespeist, daß überall dort, wo eine Wirbel-
vene die Sklera durchbohrt, sich ein radiär verlaufender Strahlenstern
von zahlreichen Venen in das Hauptgefäß (s. Abb. 6) ergießt. Der
Durchtritt der Wirbelvenen durch die Lederhaut erfolgt in ganz schräger
Richtung (s. Abb. 5, S. 7).

Wir haben oben gesehen, daß die äußeren Netzhautschichten ihr
Ernährungsmaterial von der Capillarschicht der Aderhaut zugeführt
erhalten. Die inneren Schichten dagegen, insonderheit die Lage der
Nervenfasern und Ganglienzellen, haben ein eigenes Gefäßsystem

(Abb. 5). Ungefähr 6 mm vor Eintritt des Sehnerven in den Augapfel dringt in seinen Stamm von unten her die Zentralarterie und

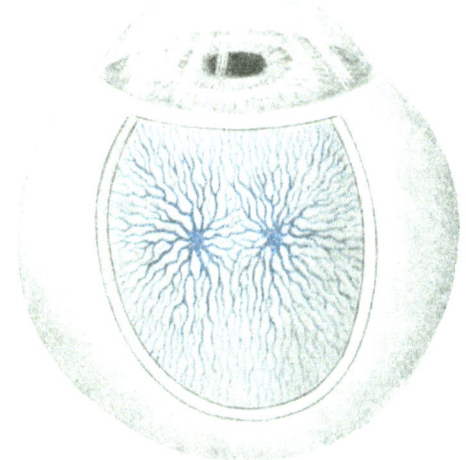

Abb. 6. 2 Vortexvenen. Die Sklera ist entfernt, so daß man die schematisch wiedergegebenen Wirbelvenen an der Außenfläche der Aderhaut sehen kann.

Zentralvene ein, um durch die Mitte der Siebplatte hindurchzubrechen und sich nun vom Gefäßtrichter der Sehnervenscheibe aus auf der

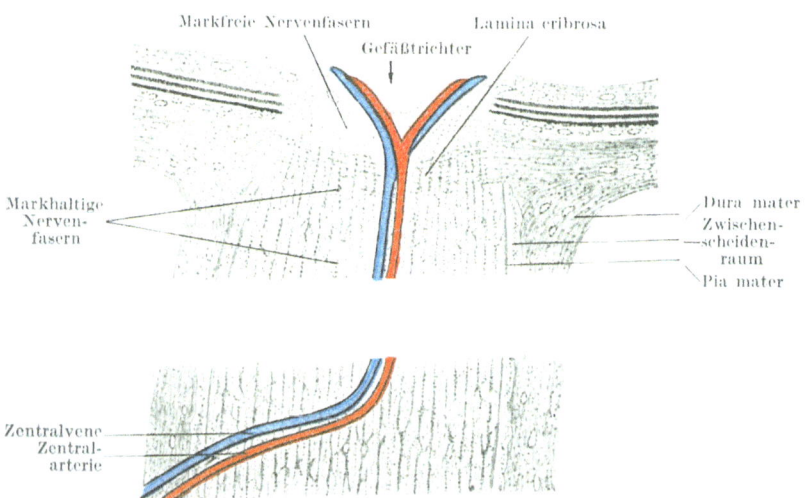

Abb. 7. Schematischer Durchschnitt durch Sehnerv und Papille.

Innenfläche der Netzhaut zu verästeln. Die Netzhautzentralgefäße sind sog. Endgefäße; d. h. sie haben keine Kollateralen mit anderen Gefäßsystemen. Ihre Verstopfung bringt daher das ganze versorgte Gebiet sofort zum Erliegen.

Die Nerven des Sehorgans. *Der Sehnerv* (N. opticus) ist nicht
eigentlich ein Nerv, sondern wie die Netzhaut ein vorgeschobener Gehirnteil. Durch die Lamina cribrosa der Sklera das Auge verlassend,
zieht er, von Dura und Pia umgeben, in einer leichten Windung zum
Foramen opticum und betritt hier das Schädelinnere, um im *Chiasma
nervorum* aufzugehen. (Weiterer Verlauf s. S. 161.)

Motorische Nerven. Der *N. oculomotorius* innerviert von den äußeren
Augenmuskeln den M. rectus superior, rect. inf., rect. med., obliquus inf.,
außerdem den Levator palpebrae superioris; von den inneren Augenmuskeln über die motorische Wurzel des Ganglion ciliare den M. sphincter iridis und den Ciliarmuskel (der M. dilatator iridis wird vom Sympathicus innerviert). Der *N. abducens* innerviert den M. rect. lat.,
der *N. trochlearis* den M. obliquus superior.

Sensible Nerven. Die sensible Versorgung des Sehorgans geschieht
durch den *N. trigeminus.* Der erste Ast desselben *(Ramus ophthalmicus)*
betritt durch die Fissura orbitalis superior die Orbita und versorgt die
Haut des Oberlides, der Stirn und des behaarten Kopfes dahinter,
ferner die Bindehaut und — über das Ganglion ciliare — den Ciliarkörper, die Iris und die Cornea. Der zweite Ast zieht durch das Foramen
rotundum zur Fossa pterygopalatina; sein Hauptast, der *N. infraorbitalis*, von dort aus am Boden der Orbita im Sulcus infraorbitalis
nach vorn zum Foramen infraorbitale. Er versorgt die Haut des
Unterlides und der Wange, der dritte die Mundpartie usw.

Sympathische Nerven. Sie stammen aus dem *Ganglion cervicale
supremum* und dem *Plexus cavernosus des Sympathicus.* Der Sympathicus innerviert den zwischen den Fasern des Levator palpebrae
superioris eingelagerten MÜLLERschen *Lidheber* und entsprechende
Muskelfasern am Unterlid (M. capsulo-palpebralis, Pars superior und
inferior), ferner über die sympathische Wurzel des Ganglion ciliare
den in der Pars iridica retinae verborgenen M. dilatator iridis.

Das *Ganglion ciliare* liegt hinter dem Augapfel zwischen dem M. rect.
lat. und dem Sehnerven im Orbitalfettgewebe. Es empfängt eine lange
sensible Wurzel aus dem Nasociliaris des ersten Trigeminusastes, eine
kurze motorische aus dem den M. obliquus inf. innervierenden Aste des
Oculomotorius und eine sympathische aus dem Plexus cavernosus des
Sympathicus, der mit dem Ganglion cervicale supremum in Verbindung
steht. Vom Ganglion ciliare und vom Trigeminus unmittelbar (2 lange
Ciliarnerven) ziehen die feinen N. ciliares zum Bulbus, in den sie ähnlich
wie die Ciliararterien in der Umgebung des Sehnerven eintreten.

Der *N. facialis* innerviert den M. orbicularis oculi, den Schließmuskel der Augenlider.

Der intraokulare Flüssigkeitswechsel. Die intraokulare Flüssigkeit
des Glaskörpers, der hinteren und vorderen Kammer stammt aus Ge-
weben des Tractus uvealis. Aus der Chorio-capillaris treten ernährende
Substanzen in die äußeren Schichten der Netzhaut über. Die Ciliarfortsätze sondern durch Filtration oder Sekretion Flüssigkeit ab, die
in sehr langsamer Bewegung Glaskörper, hintere und vordere Kammer
durchströmen und vor allem durch den SCHLEMMschen Kanal und

die Irisvorderfläche, aber auch durch mannigfache andere Lymphwege das Auge wieder verlassen.

Da der örtliche arterielle Blutdruck höher als der Augendruck und dieser höher als der in den feinsten Venen ist, besteht also ein *hydro-statisches Druckgefälle* als physikalische Grundlage für einen Flüssigkeits-wechsel im Auge. Daneben aber findet sich in den verschiedenen Augen-geweben auch ein unterschiedlicher *kolloid-osmotischer Druck.* Dieser wirkt sich in der Regel in entgegengesetzter Richtung aus wie das hydro-statische Druckgefälle, so daß *der intraokulare Druck gleich der Differenz aus hydrostatischem und kolloid-osmotischem Druck* gefunden wird. Die

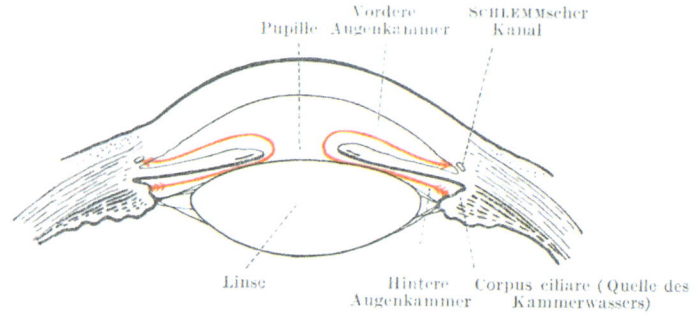

Abb. 8. Weg des Kammerwassers aus der hinteren Kammer durch die Pupille nach dem SCHLEMMschen Kanal (rot).

Regulierung des intraokularen Druckes ist von sehr verschiedenen Kom-ponenten abhängig, z. B. auch von der Tätigkeit des Gefäßnerven-systems (Sympathicus) und von hormonalen Einflüssen (s. S. 202).

Die Untersuchungsmethoden des Auges.

Die *objektiven* Untersuchungsmethoden betrachten das Auge als Teil des Körpers, die *subjektiven* als Sinnesorgan, dessen Funktionen unter Mithilfe des Patienten geprüft werden.

Objektive Untersuchungsmethoden.

Die Untersuchung des Auges beginnt mit einer allgemeinen Inspek-tion. Die Umgebung des Auges wird gemustert, besonders auch die Gegend der Fossa lacrimalis, am Auge das Verhalten der Lider (z. B. die Weite der Lidspalte, die Stellung der Lider und Tränen-pünktchen, die Häufigkeit des Lidschlages), die Lage des Auges in der Orbita (exorbitale Prominenz, Verdrängung nach den Seiten, Zurückdrängbarkeit), ferner Größe und Gestalt des Bulbus, Geräumig-keit des Bindehautsacks, Farbe der Bindehaut, etwaige Sekretion, Größe, Form und Durchsichtigkeit der Hornhaut, das Verhalten der Vorderkammer, Iris und Pupille (s. S. 101). Mit einem spitz gedrehten Wattebausch, mit dem wir die Hornhaut zart berühren, prüfen wir in verdächtigen Fällen ihre Sensibilität. Endlich werden wir auch sogleich darauf achten, ob die beiden Augen die richtige Stellung zueinander und freie, koordinierte Beweglichkeit besitzen (Doppelbilder).

Nach Untersuchung bei Tageslicht schreitet man im verdunkelten Raum zur Untersuchung des vorderen Bulbusabschnittes bei fokaler Beleuchtung und zum Augenspiegeln. Mit der **fokalen Beleuchtung** werden feinere Trübungen der Hornhaut, des Kammerwassers und der Linse, sowie Einzelheiten der Iriszeichnung entschleiert.

Eine Lichtquelle (Abb. 9) steht seitlich vorn vor dem Patienten in ungefähr $^1/_2$ m Abstand; ihr Licht wird mit Hilfe einer Lupenlinse von $+20{,}0$ D in einen annähernd 5 cm langen Strahlenkegel verwandelt. Richten wir nun die Spitze dieses Kegels auf die zu untersuchende Stelle, so erstrahlt sie in hellem Lichte, während die Umgebung dunkel bleibt. Durch Verschieben des Strahlenkegels von vorn nach hinten kann man die einzelnen Ebenen des vorderen Augenabschnittes nacheinander ableuchten und zuerst die Hornhaut, dann das Gebiet der Vorderkammer, die Oberfläche der Iris und schräg durch die Pupille hindurch die Linse,

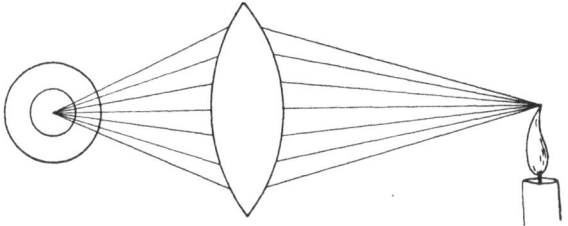

Abb. 9. Strahlengang bei fokaler Beleuchtung.

absuchen. Der Strahlenkegel eines elektrischen Glühlämpchens, dem eine Konvexlinse vorgeschaltet ist, leistet hierzu gute Dienste.

Durch Steigerung der Intensität der Lichtquelle und der Schärfe des entworfenen Lichtbildchens hat man gelernt, mikroskopische Vergrößerungen bei der Untersuchung des vorderen Bulbusabschnittes anzuwenden, die in dem Gerät der GULLSTRANDschen Spaltlampe eine ungeahnte Vollkommenheit erreicht hat: Mit Hilfe eines schmalen Lichtspaltes kann man an den verschiedenen optischen Medien das TYNDALLsche Phänomen, z. B. in der Cornea, der vorderen Kammer und der Linse, mit dem Hornhautmikroskop beobachten und so noch feinste Medientrübungen nach Lage und Ausdehnung feststellen, die uns bei der gewöhnlichen fokalen Beleuchtung entgehen. Vergrößerungen bis auf das 108fache ermöglichen sogar die Beobachtung der in den Blutgefäßen rollenden Blutkörperchen. Selbstverständlich bleiben diese an komplizierte Apparate gebundenen Untersuchungen dem Facharzte vorbehalten; die errungenen Einblicke in die feineren Zusammenhänge der bei der gewöhnlichen fokalen Beleuchtung schon mikroskopisch sichtbar werdenden pathologischen Veränderungen haben aber die Lehre von den Augenerkrankungen (z. B. der Iritis) so gefördert, daß auch die klinische Vorlesung an den gewonnenen Ergebnissen nicht vorübergehen kann.

Mittels der fokalen Beleuchtung kann man auch das PURKINJEsche *Spiegelbildchen* (vgl. S. 78) der Hornhaut untersuchen. Es erlaubt uns, wenn wir es über die Oberfläche der Hornhaut hingleiten lassen, zu erkennen, ob diese regelmäßig gewölbt, spiegelnd, glatt und glänzend ist oder krankhaft verändert. Die gleiche Untersuchung ist auch, wenn der Patient einem Fenster gegenüber sitzt, mit dem Bilde des Fensterkreuzes möglich. Auch die hintere Linsenfläche gibt ein (umgekehrtes), ziemlich lichtstarkes Spiegelbildchen, so daß aus der Beobachtung desselben die Anwesenheit der Linse und eventuell ihre Lageveränderung diagnostiziert werden kann.

Die Augenspiegeluntersuchung (Ophthalmoskopie) hat die früher aufgestellte Behauptung, daß die Pupille schwarz aussähe, weil das

retinale Pigment des Augenhintergrundes das eingetretene Licht ver-
schlucke und durch die Pupille nicht wieder aus dem Auge heraus-
kommen lasse, als irrig erwiesen. Tatsächlich wird das ins Augeninnere
fallende Licht als ein schmales Strahlenbündel jederzeit aus der Pupille
wieder in den Außenraum zurückgestrahlt. Wir können dieses nur nicht
in unser eigenes Auge fallen lassen, weil wir mit unserem Kopfe die
Pupille des Gegenüber selbst beschatten.

v. HELMHOLTZ erkannte diesen Zusammenhang und umging die Beschattung
der Pupille dadurch, daß er die von einer Lichtquelle seitlich hinter dem Patienten
ausgehenden Strahlen mit einem Spiegel (Abb. 10) auffing, den er vor sein Auge
hielt, und durch eine besondere Vorrichtung durch den Spiegel hindurch die Pupille
des Patienten während ihres Aufleuchtens beobachtete. Die von ihm angegebene
Technik ist das **Spiegeln im aufrechten Bilde.** Wir gehen mit dem Augenspiegel
so nahe an das Auge des Patienten heran, als ob wir durch seine Pupille wie durch
ein Schlüsselloch hindurchsehen wollten. Dem Augenhintergrunde ist aber das
brechende System des zu untersuchenden Auges in Gestalt der Hornhaut, des
Kammerwassers und der Linse vorgeschaltet, das als Vergrößerungslupe wirkt und
den Augenhintergrund in ungefähr 16facher Vergrößerung erkennen läßt.

Wie aus Abb. 11 ersichtlich ist, treten die aus dem Auge des (normalsichtigen) Patienten herauskommenden Strahlen im parallelen Bündel
aus. Dieses parallelstrahlige Licht gilt es in unserem eigenen Auge zu
einem scharfen Bild auf der Netzhaut zu vereinigen. Sind wir selbst
auch normalsichtig, so gelingt dies nur dann, wenn wir unsere Akkommodation ganz ausschalten; denn nur so werden die parallel einfallenden
Strahlen auf unserer Netzhaut vereinigt und geben ein deutliches Bild.
Erhöht das Auge aber seine Brechkraft willkürlich durch Akkommodation, dann schneiden sich die Strahlen nicht auf seiner Netzhaut,
sondern im Glaskörperraum, und die Netzhaut erhält nur entsprechende
Zerstreuungskreise.

Dem Anfänger macht die Gewinnung eines deutlichen Bildes meist deshalb
Schwierigkeiten, weil er erst lernen muß, in das unmittelbar vor dem Spiegel befindliche Patientenauge hineinzusehen, ohne sein Auge auf die Nähe einzustellen.
Er muß aber durch die Pupille hindurchblicken, als wenn er einen Gegenstand in
unendlicher Entfernung anstarren wollte. Ist der Patient oder der Arzt nicht
normalsichtig, so muß dem Spiegel eine die Ametropie auskorrigierende Linse
hinterlegt werden. Besitzt man einen Spiegel, an dem ein Satz verschiedener
Linsen verstellbar angebracht ist, so kann man denselben also auch gleich zur
Feststellung der Refraktion des Patienten (s. S. 24) benutzen, sofern man seine
eigene Refraktion kennt und mit verrechnet. Ist der Arzt normalsichtig, und
wird weder von ihm noch vom Patienten akkommodiert (Homatropinmydriasis!),
so entspricht das zur deutlichen Besichtigung des Augenhintergrundes erfor-
derliche Glas der Refraktionsanomalie des Patienten.

Das Spiegeln im **umgekehrten Bilde** (Abb. 12) wird so ausgeführt,
daß man mit seinem Kopfe ungefähr 45—50 cm von dem Auge des
Patienten abbleibt und die aus dem Auge des Gegenüber austretenden
Strahlen zuerst einmal durch eine vorgehaltene Sammellinse von 13 bis
15 D zu einem in der Luft schwebenden umgekehrten Bilde vereinigt.
Auf dieses zwischen uns und dem Patienten liegende Bild stellen wir
unser Auge ein. Bei dieser Anordnung erscheint der Augenhintergrund zwar nur 4fach vergrößert, dafür ist das Bild aber lichtstärker
und umfangreicher, zumal wenn man, wie das gewöhnlich geschieht,
einen Hohlspiegel benutzt. Der Gang der Untersuchung ist daher

gemeinhin der, daß man sich zunächst im umgekehrten Bilde den Augenhintergrund ansieht und erst, wenn irgend etwas Auffallendes sichtbar

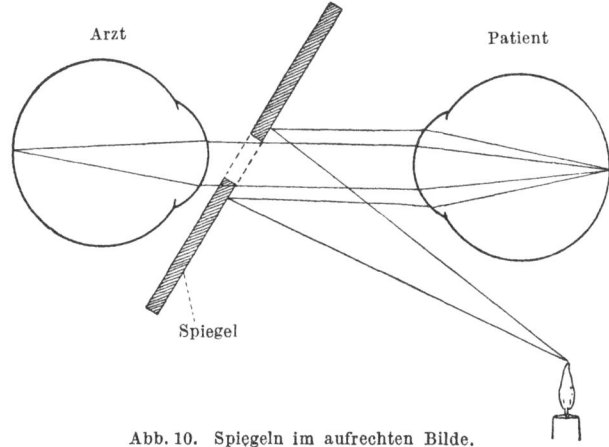

Abb. 10. Spiegeln im aufrechten Bilde.

ist, diesen Bezirk nun im aufrechten Bilde bei 16facher Vergrößerung
betrachtet.

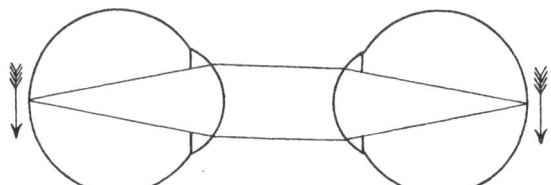

Abb. 11. Spiegeln im aufrechten Bilde. Arzt und Patient sind emmetrop.
(Der Spiegel selbst ist in der Zeichnung weggelassen.)

Ferner kann man den Augenspiegel dazu benutzen, um Trübungen in den
brechenden Medien aufzudecken und ihre Lage zu bestimmen. Wir setzen hinter
das Loch des Spiegels ein Glas von 10 D konvex und nähern uns dem Auge des

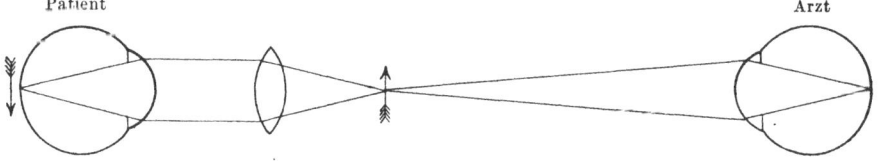

Abb. 12. Spiegeln im umgekehrten Bilde.

Patienten auf ungefähr 10 cm, indem wir Licht in die Pupille werfen. Dann
sind wir mit dem vorgesetzten Lupenglase gerade so eingestellt, daß wir in
der Brennweite der 10 D-Linse das Auge, vorzüglich den Pupillarrand der Iris,
bei mäßiger Vergrößerung scharf beobachten können. In der rot aufleuchtenden
Pupille heben sich alle Trübungen, seien sie nun in der Hornhaut, der vorderen
Kammer, in der Linse oder im Glaskörper gelegen, deutlich sichtbar als graue oder
schwarze Schatten ab. Mit einem kleinen Kunstgriff können wir auch sofort

feststellen, in welchem der genannten Teile des Auges die Trübung liegt. Wir benutzen dabei die Ebene der Pupille als Grundlage für unsere Untersuchung und fordern den Patienten auf, das Auge nach oben oder unten zu drehen, indem wir mit dem „Lupenspiegel" die Pupille und die von ihrem roten Grunde sich abhebenden Trübungen genau beobachten. Wir sehen dann bei Bewegungen des Augapfels, daß die in den einzelnen Ebenen liegenden Flecke sich ganz verschieden verhalten. Nehmen wir z. B. an, daß ein Auge auf der Hornhaut einen Fleck A, auf der vorderen Linsenkapsel eine Trübung B, nahe der hinteren Kapsel innerhalb der Linsenfasermasse eine Trübung C und im Glaskörper eine vierte, und zwar D, hat (Abb. 13), so kann es vorkommen, daß alle diese Anomalien bei geradeaus gerichtetem Blick nur als ein einziger Schatten erscheinen, wenn wir mit dem Lupenspiegel hineinleuchten. Alle Trübungen decken sich. Sobald wir aber nun dem Patienten die Weisung geben, nach oben zu blicken, dann werden wir sehen, daß in der rot aufleuchtenden Pupille jetzt 4 Trübungen erkennbar sind. Und zwar ist die Trübung A (Hornhaut) als am weitesten nach vorn von der Pupillenebene gelegene nach oben gegangen, die in der Pupillenebene liegende Trübung B hat ihren Ort im Verhältnis zum Pupillarrande nicht verändert, die hinter der Pupillenebene gelegene Trübung C ist ein wenig nach unten gesunken, und noch weiter nach unten ist die im Glaskörperraum befindliche Trübung D gewandert. Wir lernen also, daß die Trübungen um

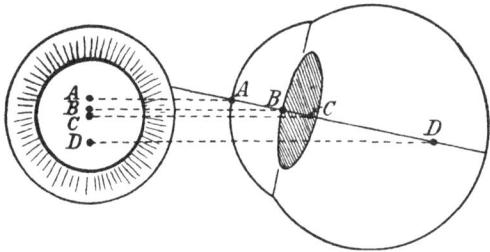

Abb. 13.   Verschiebuug von Trübungen bei Beobachtung
mit dem Lupenspiegel.

so weiter sich verschieben, je weiter sie von der Gegend der Pupillenebene entfernt sind, und daß alle vor ihr befindlichen Schatten mit der Bewegung des Auges gleichsinnig gehen, die hinter ihr liegenden entgegengesetzt. Glaskörpertrübungen können überdies noch eine Eigenbewegung gegenüber der Pupille aufweisen, wenn das Auge bereits wieder zur Ruhe gekommen ist.

Die **Skiaskopie** oder **Schattenprobe** ist eine Methode der objektiven Refraktionsbestimmung mit Hilfe eines durchlochten Planspiegels. Man beobachtet den Patienten mit dem Planspiegel wie beim Augenspiegeln, nur ohne Linse und aus einer Entfernung von etwas mehr als 1 m. Dann leuchtet die Pupille zunächst rot auf. Dreht man aber den Spiegel z. B. um seine vertikale Achse, so verschwindet seitlich der rote Schein, und es folgt ihm ein Schatten. Wandern Licht und Schatten im gleichen Sinne wie die Drehung des Spiegels geschah, so ist damit bewiesen, daß die aus dem Auge des Patienten austretenden Strahlen sich vor dem Eintritt in das Auge des Arztes nicht gekreuzt haben. Der Fernpunkt (s. S. 28 und 30) des untersuchten Auges liegt also mehr als 1 m von ihm entfernt. Wandern Licht und Schatten aber entgegengesetzt der Drehungsrichtung des Spiegels, so muß man sich dem Patienten so weit nähern, bis eben der „Umschlag" des „Wanderns" erfolgt. Diese Entfernung gibt die Lage des Fernpunktes des untersuchten Auges und damit den Grad seiner Kurzsichtigkeit an (z. B. bei „Umschlag" in 25 cm Abstand eine Myopie von $100:25 = 4$ D. Natürlich läßt sich mit der Schattenprobe so auch ein Astigmatismus (s. S. 34) feststellen, wenn nämlich das Wandern des Schattens bei vertikaler und horizontaler Spiegelbewegung in unterschiedlicher

Weise erfolgt. Bei übersichtigen Augen (s. S. 32) ist das „Mitwandern"
besonders energisch.

Unter *diaskleraler Durchleuchtung* versteht man eine Methode, bei welcher
das Licht mit einer besonderen Apparatur durch die Sklera ins Auge geworfen wird.
Bei intraokularen Geschwülsten, bei Blutungen im Glaskörper usw. treten am
Sitz krankhafter Prozesse Verschattungen auf, die man durch die Pupille beobachten kann.

Ferner gehört zur objektiven Untersuchung des Auges noch die Messung
des intraokularen Druckes mit Hilfe des Tonometers, die sog. *Tonometrie*
(s. S. 204).

Subjektive Untersuchungsmethoden.

Hier muß der Patient durch Angaben mitwirken. Sie betreffen
Prüfung der zentralen Sehschärfe, des Gesichtsfeldes, des Farbensinnes,
des Lichtsinnes. (Bezüglich Prüfung
der Augenbewegungen s. S. 194.)

Die Sehschärfe. Wir verstehen
darunter das Auflösungsvermögen der
Netzhaut und messen es durch den
kleinsten Winkel, unter dem zwei
Lichtpunkte eben noch getrennt wahrgenommen werden (Minimum separa-
bile). Infolge verschiedener physikalischer Momente, wie Pupillenweite,
sphärische Aberration, Astigmatismus
schiefer Büschel, chromatische Aberration, Randbeugung und TYNDALL-
Beugung wird ein leuchtender Punkt
auf der Netzhaut nicht punktförmig,

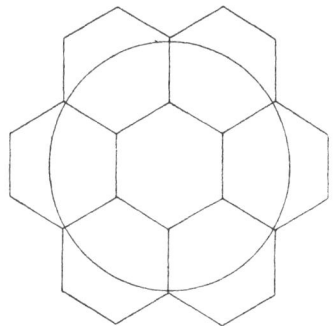

Abb. 14.   Zapfenraster und
Erregungsfläche (Kreis).

sondern stets als Fläche abgebildet *(Erregungsfläche)*. Dieser entspricht
eine *Empfindungsfläche*, die aber nicht immer von genau der gleichen
Größe wie jene ist. (Dabei spielt auch die Leuchtstärke eine Rolle.)

Die Zapfen bilden am Augenhintergrund, besonders an der Stelle des deutlichsten Sehens, einen aus 6seitig begrenzten Elementen recht regelmäßig zusammengesetzten „Raster". Obwohl die einzelnen Zapfen fast völlig gleich aussehen,
stellen sie funktionell vielleicht (!) drei ganz verschiedene Arten von Sinnes-
elementen dar. Man spricht deshalb auch von einem *Dreifachraster*. Nach neueren
Untersuchungen werden nun immer mindestens ein Zentralzapfen und die ihn
umgebenden 6 Randzapfen gleichzeitig gereizt (Abb. 14). Durch die erwähnte
Abbildungsweise würde also, auch wenn die einzelnen Zapfen funktionell verschieden sein sollten, trotzdem erreicht werden, daß jeder „Lichtpunkt" unter
allen Umständen farbrichtig erkannt wird.

Nach anderen Forschern hat die optimale Erregungsfläche nur einen Durchmesser von etwa 0,0005 mm. Diese Größe entspricht ungefähr dem Abstande
zweier Zapfen im Gebiete der Fovea centralis. Danach wären Größe und Abstand der Zapfen ziemlich genau dem optimalen Auflösungsvermögen des diop-
trischen Apparates angepaßt.

Wie dem auch sei, zwei Lichtpunkte werden jedenfalls als getrennt
erkannt, wenn sich die Empfindungsflächen eben berühren. Das ist im
allgemeinen der Fall, wenn die Punkte um mindestens *eine Winkelminute* voneinander entfernt sind.

Unsere Sehproben (Abb. 15) bestehen deshalb aus Zahlen, Buchstaben oder ähnlichen Figuren, deren einzelne Teile bei einer bestimmten Entfernung unter dem *Sehwinkel* von *einer* Winkelminute erscheinen (SNELLENS Prinzip). Neben den Figuren ist stets die Entfernung angegeben, in welcher sie gelesen werden· müssen. Die Untersuchung wird auf eine Entfernung von 5 oder 6 m durchgeführt, damit der Patient mit akkommodationslosem Auge liest. Wird nun ein Zeichen, das auf 10 m erkannt werden sollte, nur in einem Abstand von 5 m gelesen, so besteht eine Sehschärfe von 5/10 = 0,5. Wird aber in diesem Abstande die für 5 m bestimmte Reihe gelesen, so beträgt der Visus 5/5 = 1,0 (Visus = 5/5 oder S = 5/5). Bei Sehschärfen unter 5/50, d. h. also, wenn auch die 50-m-Reihe nicht entziffert wird, muß man die Sehprobe näher heranführen, z. B. auf 3 m (S = 3/50, S = 3,36 usw.). Oder man prüft, in welchem Abstande ausgebreitete Finger gezählt werden, z. B. ,,Finger in 2 m'' oder ,,Handbewegung in $^1/_2$ m'' usw.). Wird nur noch das Auftauchen von Licht bemerkt, das im Dunkelzimmer mit dem Spiegel ins Auge geworfen wird, so sprechen wir von ,,Lichtschein'' und, falls die Richtung des einfallenden Lichtes erkannt wird, von ,,richtiger Projektion''.

Gewöhnlich prüfen wir mit den Leseproben die Sehschärfe der Fovea centralis: also die *zentrale Sehschärfe*. In vielen Fällen aber, z. B. bei einem Ausfall der Stelle

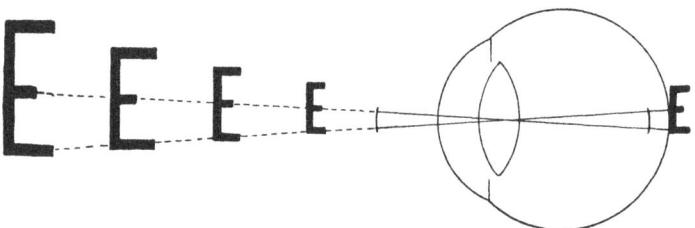

Abb. 15.   Konstruktion der Sehproben.

des deutlichsten Sehens, ist auch die Leistung exzentrischer Netzhautteile von Interesse; wir sprechen dann von *peripherer Sehschärfe*. Diese sinkt schon normalerweise mit zunehmendem Abstande von der Netzhautmitte schnell, weil in der Peripherie für mehrere Sehelemente immer nur *eine* gemeinsame Nervenfaser zur Fortleitung des Lichtreizes zur Verfügung steht, während in der Fovea centralis jeder Zapfen seine eigene Ableitung in einer besonderen Faser besitzt (,,Vertikalableitung'', s. S. 124). Überdies vergrößert sich der Zapfenraster anatomisch und funktionell nach der Netzhautperipherie zu, und endlich enthält die Netzhaut bekanntlich in diesen Teilen auch nicht mehr nur Zapfen, sondern in wechselndem Ausmaß auch Stäbchen, also Elemente, die am Tagessehen nicht teilnehmen, sondern erst mit Eintritt der Dämmerung ihre Funktion aufnehmen können.

Für die Nähe benutzt man Drucksätze, die angenähert nach demselben Prinzip gearbeitet sind. Die gebräuchlichsten sind die von BIRKHÄUSER und die von NIEDEN. Ein gesundes Auge muß die Probe NIEDEN Nr. 1 in 40 cm Abstand lesen können, NIEDEN Nr. 7 in 100 cm Abstand.

Das Gesichtsfeld stellt den Umfang desjenigen Bezirkes der Außenwelt dar, welcher sich bei ruhig gehaltener Blickrichtung auf dem Augenhintergrund so abbildet, daß er zum Bewußtsein des Patienten gelangt· Würde das Auge durch seine Umgebung nicht behindert sein, so würde es ein kreisförmiges Gesichtsfeld haben. So aber wird beim Blick geradeaus ein Teil des Gesichtsfeldes von dem Orbitalrand und der Nase abgeblendet. Ein normales Gesichtsfeld gestaltet sich daher in der Form der Abb. 16 und 17 (S. 20).

Wie man sieht, deckt sich das Gesichtsfeld beider Augen zum größten Teil, nur temporal bleibt ein sichelförmiger Bezirk übrig, den jedes

Auge allein zu bestreiten hat. Um diesen ist das Gesichtsfeld eines einseitig Erblindeten verkürzt. Mit den Außengrenzen meint man das Gesichtsfeld für Weiß. Das Gesichtsfeld für Blau und Gelb endet nasal zwischen 40 und 50°, temporal zwischen 50 und 70°; das für Rot und Grün nasal zwischen 25 und 35°, temporal zwischen 30 und 50°. Benutzt man Farben verschiedener Sättigung, z. B. ein Grün, das weniger gesättigt ist als das Rot, dann erscheint die Grüngrenze natürlich entsprechend enger als die Rotgrenze des Gesichtsfeldes.

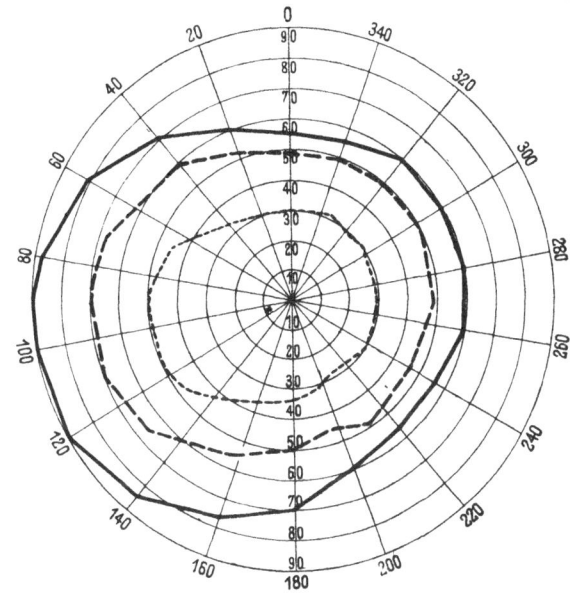

Abb. 16. Gesichtsfeld des linken Auges.
———— Schwarzweißgrenze, ———— Blaugelbgrenze, - - - - - Rotgrüngrenze.
Auch bei allen folgenden Gesichtsfeldabbildungen dieses Buches sind die Farbgrenzen durch die gleiche Zeichengebung gekennzeichnet.

Über die Grenzen können wir uns grob orientieren, wenn wir dem Patienten ein Auge zubinden und mit dem anderen Auge gegenüber unser Auge in einem ungefähren Abstande von 30 cm fixieren lassen. Wir nähern dann irgendwelche Objekte größerer oder kleinerer Art von der Peripherie aus unserem eigenen, von dem Patienten fixierten Auge und fordern ihn auf zu sagen, wann er den Gegenstand erscheinen sieht. Genauere Werte erzielt man mit den Perimetern. Sie bestehen aus Halb- oder Viertelkreisbogen, die um eine Achse drehbar sind, und auf denen weiße oder farbige Marken verschiedener Größe hin- und hergleiten. In der Achse liegt der Fixationspunkt, welchen das Auge des Patienten aus einer Entfernung von gewöhnlich 30 cm festhalten muß.

Der Farbensinn. Wir unterscheiden an jeder Farbe: Ton, Sättigung und Helligkeit. Die Zahl der vom normalen Auge wahrnehmbaren Farben beträgt mehrere Tausend. Die wichtigsten Farben sind Rot, Grün, Gelb, Blau, Weiß und Schwarz. Rotsinn und Grünsinn erscheinen in eigenartiger Weise miteinander verkoppelt, ebenso der Blau- und Gelbsinn und der Schwarz- und Weißsinn. Betrachten wir ein prismatisches Spektrum, das uns ein System derjenigen elektromagnetischen

Schwingungen verschiedener Wellenlänge vermittelt, die unser Auge sehen kann (etwa von 800—400 $\mu\mu$), so können wir darin etwa 130 verschiedene Töne wahrnehmen, deren Unterschiede vor allem von der Wellenlänge abhängen. Die meisten dieser Färbentöne können nicht nur durch Licht einer bestimmten Wellenlänge (homogenes Licht), sondern auch durch eine *Mischung von Lichtern* mehrerer unterschiedlicher Wellenlängen erzeugt werden. Der Versuch zeigt nun, daß dabei zur Herstellung *aller* Töne des Spektrums die Mischung von drei passend

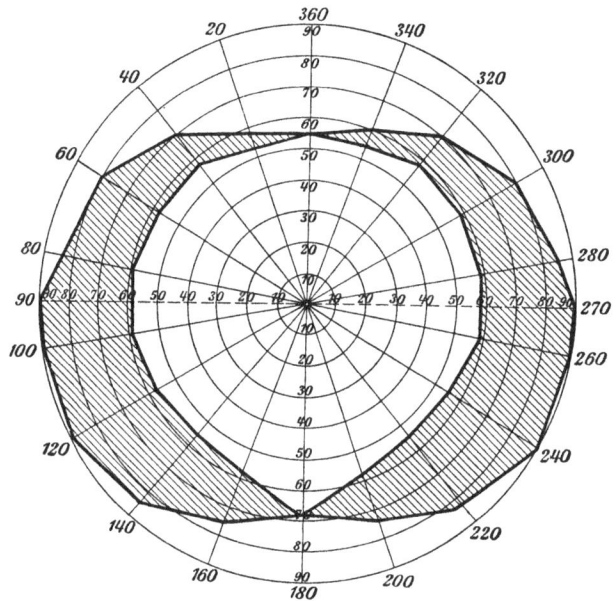

Abb. 17. Binokulares Gesichtsfeld.

gewählten Lichtern erforderlich, aber auch ausreichend ist, je eines langwelligen, mittleren und kurzwelligen Lichtes: z. B. „rot", „gelbgrün", „blau". Wir sprechen deshalb von einer dreikomponentigen Gliederung des Sehorgans bzw. von einem trichromatischen Farbensystem.

Es gibt nun aber auch Augen, bei welchen angeboren alle Töne des Spektrums bereits durch eine Mischung von nur *zwei* Lichtern, einem langwelligen und einem kurzwelligen, hergestellt werden können. Das wäre dann ein dichromatisches System. In diesen Fällen liegt durch Ausfall einer der drei Komponenten eine Reduktion des Farbensinnes, eine sog. partielle Farbenblindheit vor (Reduktionssystem). Je nachdem, ob die erste, langwellige, die zweite, mittlere oder die dritte, kurzwellige Komponente fehlt, sprechen wir von *Protanopie, Deuteranopie* oder *Tritanopie*. Alle drei Gruppen von Farbenblinden können im Spektrum nur zwei bunte Töne unterscheiden, die erste und zweite Gruppe nur Gelb und Blau — sie sind also *rotgrünblind*, die dritte nur Rot und Grün, diese ist also *blaugelbblind*. Protanope und deuteranope

Rotgrünblindheit unterscheiden sich unter anderem dadurch, daß vom Protanopen das langwellige (für uns „rote") Ende des Spektrums viel dunkler gesehen wird als vom Deuteranopen oder Normalen. Beide Formen der Rotgrünblindheit verwechseln Rot, Orange, Gelb und Gelbgrün miteinander und „Urrot" und „Urgrün" mit Grau.

Wir kennen außer diesen dichromaten Farbenblinden auch Personen, die zwar wie die Normalen 3 Lichter nötig haben, um lückenlos eine Gleichung mit allen Tönen des Spektrums herzustellen, aber dazu ein *anderes Mischungsverhältnis* der verschiedenen Lichter fordern. Wir sprechen dann von *anomaler Trichromasie*,

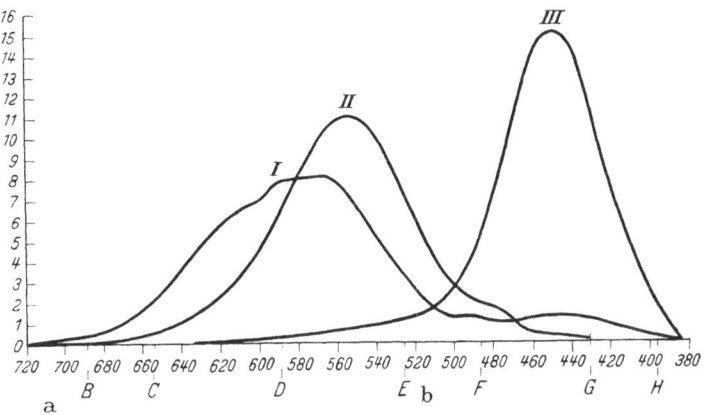

Abb. 18. Die Eichwertkurven des normalen trichromatischen Sehorganes. Durch Mischung dreier homogener Lichter, eines langwelligen (z. B. „roten"), eines Lichtes mittlerer Wellenlänge (z. B. „grünen") und eines kurzwelligen Lichtes (z. B. „violetten") lassen sich alle Farbentöne des Spektrums erzeugen. Trägt man die für eine Gleichung mit einem beliebigen Vergleichslichte (die Wellenlängen der hier gewählten Vergleichslichter sind auf der Abszisse eingetragen) erforderlichen Mengen der drei Versuchs- oder „Eichlichter" als Ordinaten ein, so entstehen drei Kurven *(I, II, III)*, die sog. Eichwertkurven. Sie charakterisieren das normale, „trichromatische" Sehorgan. Beim Protanopen fehlt die erste Komponente *(I)*, beim Deuteranopen die zweite *(II)*, so daß jeweils nur zwei Komponenten übrig bleiben. Hier spricht man deshalb von *di*chromatischen Sehorganen oder „Zweifarbensystemen".

denn auch diese Augen haben keinen normalen Farbensinn, sondern einen *andersartigen* (Alterationssystem), der in der Regel zugleich unterwertig ist. Je nachdem, welche der drei Komponenten die Anomalie aufweist, handelt es sich um *protanomale, deuteranomale* oder (sehr selten!) *tritanomale Trichromasie*. Die Protanomalie wird auch als „Rotschwäche", die Deuteranomalie als „Grünschwäche" bezeichnet.

Endlich gibt es noch Sehorgane, die im Spektrum nur *einen* Farbenton verschiedener Helligkeit unterscheiden: *Monochromasie*. Diese Augen sind *total farbenblind*. Bei den angeborenen Formen handelt es sich um einen Ausfall der Zapfenfunktion. Sie weisen deshalb meist noch andere Störungen auf: „Tagblindheit" (Nyktalopie) bei normaler Dunkelanpassung (vgl. Abb. 20, S. 21), Lichtscheu, Herabsetzung der Sehschärfe auf 5/50 bis 5/20, Zentralskotom, Augenzittern. Die Helligkeitsverteilung im Spektrum gleicht der beim normalen Nachtsehen (d. h. Rot wird dunkel, Blau aber hell gesehen).

Übersicht über die angeborenen Formen des Farbensinnes:
1. Normale Trichromasie, normaler Farbensinn.
2. Anomale Trichromasien:

    a) Protanomalie, „Rotschwäche",
    b) Deuteranomalie, „Grünschwäche",
    c) Tritanomalie, „Blauschwäche", sehr selten.
3. Dichromasien:
    a) Protanopie, Rotgrünblindheit, 1. Form,
    b) Deuteranopie, Rotgrünblindheit, 2. Form,
    c) Tritanopie, Blaugelbblindheit.
4. Monochromasie, angeborene totale Farbenblindheit.

Außer den angeborenen Störungen des Farbensinnes, die etwa 8% der Männer und 1% der Frauen betreffen, kommen bei vielen Erkrankungen, vor allem des Sehnerven und der Netzhaut, *Farbensinnstörungen erworben* vor. Sie können am Perimeter das ganze Gesichtsfeld oder nur umschriebene Teile desselben betreffen. Im klinischen Teil sind derartige Gesichtsfelder abgebildet. Der *Art* nach handelt

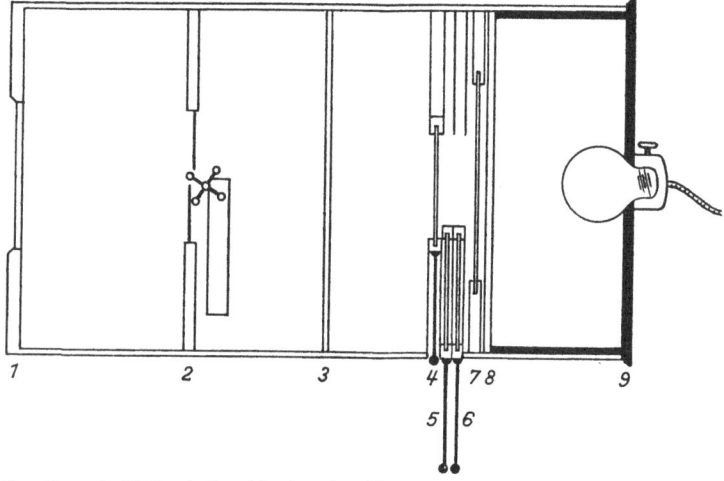

Abb. 19. Querschnitt durch das Adaptometer (ENGELKING und HARTUNG). *1* Leuchtfläche, *2* verstellbare Blende, *3* Milchglasscheibe, *4—5* Graufilter, *6* Metallblende, *7* Blaufilter, *8* Milchglasscheibe, *9* Glühbirne im Einsatz.

es sich entweder um *Reduktionsformen* der normalen Funktion („Reduktionssysteme"), um *Alterationen* („Alterationssysteme", z. B. bei Netzhauterkrankungen) oder um *pathologische Absorption* bestimmter Lichter, wodurch dann auch ein abnormes Farbensehen zustande kommt („Absorptionssysteme", bei Gelbfärbung der Linse, bei sog. Farbigsehen = Chromatopsie usw.).

Die Untersuchung des Farbensinnes geschieht bei *angeborenen* Störungen mit Verwechslungsfarben, meist in Form der „pseudoisochromatischen Tafeln" (NAGELS, STILLINGS, ISHIHARAS Tafeln).

Aus einem scheinbar regellosen Gemisch farbiger Flecke heben sich bei diesen Proben für den Farbentüchtigen Zahlen in einer bestimmten Farbe von einem andersfarbigen Grunde ab. Da aber die verschiedenen Farbflecke so gewählt sind, daß sie dem Farbenblinden *gleich hell* erscheinen, kann dieser die Zahlen nicht lesen, da er den Unterschied der *Farben* nicht wahrnimmt (daher: *pseudo-isochromatische* Tafeln).

Die meisten Patienten dieser Art haben von ihrem Fehler keine Ahnung und lassen sich oft nur schwer davon überzeugen; andere versuchen ihn zu verbergen (Dissimulation).

Wer die Proben nicht richtig lesen kann, ist aber *„farbenuntüchtig"*, d. h. ungeeignet für Berufe, die einen normalen Farbensinn verlangen (Lokomotivführer, Bahnbeamte, Seeleute, Flieger usw.). Die genauere Diagnose wird vom Fachmann mit Hilfe eines besonderen Spektralapparates (NAGELS Anomaloskop) ermittelt.

Die für den Arzt wichtigeren *erworbenen* Farbensinnstörungen zeichnen sich meistens dadurch aus, daß sie entsprechend dem Sitz der Erkrankung regionäre Unterschiede im Gesichtsfeld aufweisen. Man prüft sie deshalb durch Untersuchung des Gesichtsfeldes. Dabei gilt es zunächst, die Außengrenzen für Weiß, Blau-Gelb und Rot-Grün

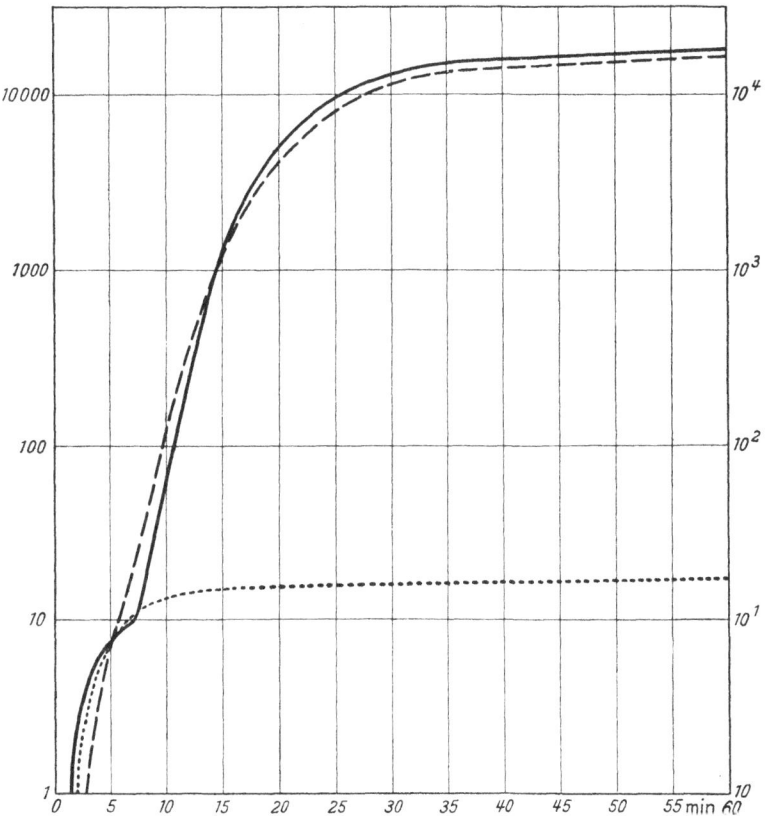

Abb. 20. Der Verlauf der Dunkeladaptation beim Normalen (———), bei der angeborenen totalen Farbenblindheit (— — —) und bei der angeborenen Hemeralopie (- - - - -). Die Abszisse gibt die Dauer der Adaptation in Minuten, die Ordinate die Empfindlichkeit an. Je höher die Empfindlichkeit, desto niederer die Schwelle.

festzustellen, die nicht immer gleichmäßig verändert zu sein brauchen, sodann aber auch Ausfälle *innerhalb* des Gesichtsfeldes, sog. *Skotome* (s. z. B. S. 119, 152, 208 usw.).

Unter **Lichtsinn** verstehen wir die Empfindlichkeit des Sehorgans in bezug auf Erkennung von Hell und Dunkel. Hierfür gibt es kein absolutes Maß; denn die Höhe der Lichtempfindlichkeit der Netzhaut ist fortgesetzten Schwankungen unterworfen, weil das Auge sich ununterbrochen an das ihm dargebotene Licht anpaßt (adaptiert). So spricht man von *Helladaptation* und andererseits von *Dunkeladaptation*.

Bietet man einem Auge, das längere Zeit grellem Licht ausgesetzt war, im Dunkelzimmer matt beleuchtete Scheiben zur Erkennung dar, dann wird ein solches Auge zunächst versagen. Es war helladaptiert und muß sich zuvor an das Dunkel gewöhnen. Seine Reizschwelle, d. h. die zur Erregung seiner Netzhaut nötige Lichtintensität, ist hoch. Andererseits ist ein im Dunkeln gehaltenes Auge kraft seiner Dunkeladaptation fähig, schon ganz schwaches Licht zu unterscheiden. Seine Reizschwelle ist niedrig. Zwischen der höchsten Reizschwelle nach Helladaptation und der niedersten nach Dunkeladaptation durchläuft das Auge alle Phasen der Adaptation. Man kann sie mit Hilfe besonderer Apparate (Adaptometer, Photometer) messen, indem man in zeitlichen Intervallen den Lichtsinn des in Adaptation befindlichen Auges prüft. Das Prinzip ist stets das gleiche: Eine in der Leuchtkraft stark variable Lichtquelle beleuchtet eine Fläche bestimmter Größe. Zunächst wird sehr schwaches Licht benutzt; dieses wird dann allmählich so lange verstärkt, bis der Patient den Lichtschimmer der beleuchteten Fläche erkennt; diese Lichtstärke wird an einer Skala abgelesen (Abb. 19). Wiederholt man die Prüfung des Schwellenwertes in regelmäßigen Abständen, so erhält man durch Eintragung in ein graduiertes Schema die sog. *Adaptationskurve* (Abb. 20).

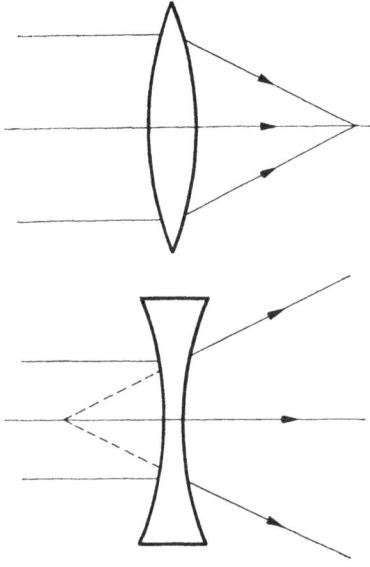

Abb. 21. Strahlengang beim Sammelglas: Parallel einfallende Strahlen vereinigen sich im Brennpunkt. Strahlengang beim Zerstreuungsglas: Parallel einfallende Strahlen zerstreuen sich so, als ob sie aus einem vor der Linse gelegenen Punkte (dem Brennpunkte) kämen.

Die Netzhaut weist zwei getrennte Lichtsinnorgane auf, den Tages- oder Zapfenapparat, der zugleich das Farbensehen vollzieht, und den farbenblinden Dämmerungs- oder Stäbchenapparat. Der erstere stellt seine Funktion ein, wenn die Beleuchtung unter 1/20—1/50 Lux sinkt. Der Dämmerungsapparat ist in seiner Empfindlichkeit von der Regeneration des bei Helligkeit zerstörten Sehpurpurs abhängig. In der Dunkelheit geschieht die Regeneration des Sehpurpurs — und die ihr entsprechende Dunkeladaptation der Netzhaut in ungefähr 50 Min. Da die Fovea centralis keine Stäbchen besitzt, hat die Netzhaut im Dunkeln zentral einen blinden Fleck (außer dem durch den Sehnerveneintritt bedingten). Die Lichtempfindlichkeit des dunkeladaptierten Auges ist peripher größer als parazentral. Erkrankungen der Netzhautperipherie sind deshalb oft mit Nachtblindheit verknüpft (*Hemeralopie*, s. z. B. Pigmentdegeneration der Netzhaut, S. 136 und 218).

Refraktion und Akkommodation.

Die **Brechkraft (Refraktion)** eines optischen Systems, einer Linse, einer Linsenkombination und also auch des menschlichen Auges wird in Dioptrien ang geben. Als Einheit derselben (= 1 Dioptrie) bezeichnen wir diejenige Brechkraft, bei der parallel einfallende Strahlen in 1 m Abstand zur Vereinigung gelangen, der Brennpunkt also in 100 cm Abstand liegt. Beträgt die Brennweite einer Linse 50 cm, so besitzt sie eine Stärke von $100:50 = 2\,\mathrm{D}$, beträgt sie 25 cm, so $100:25 = 4\,\mathrm{D}$ usw. Bei *konvexen Linsen* (Abb. 21) sammeln sich die

Strahlen hinter der Linse im Brennpunkt. Solche Linsen heißen deshalb Sammelgläser oder Plusgläser. Bei den *Konkavgläsern* wird das Licht zerstreut, und zwar so, als ob es von einem vor der Linse — in negativer Richtung — gelegenen Brennpunkte ausginge: Zerstreuungslinsen oder Minusgläser. Je näher der negative Brennpunkt der Linse liegt, desto stärker ist das Zerstreuungsglas; die Bezeichnung findet ebenfalls in Dioptrien statt, z. B. —4 D sph., wenn der Brennpunkt 25 cm vor der Linse liegt.

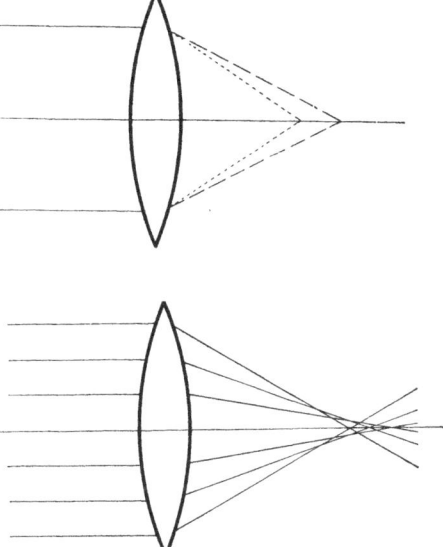

Außer den Sammel- und Zerstreuungslinsen, die als sphärische Gläser bezeichnet werden, benutzt der Augenarzt noch *Zylindergläser*. Das sphärische Glas bricht in jeder Achse gleich, es ist achsensymmetrisch. Das zylindrische ist so geschliffen, daß es nur in *einer* Achse bricht, während die darauf senkrechte (in den Probiergläsern durch eine strichförmige Marke bezeichnet) die Strahlen ungebrochen durchläßt. Zum Beispiel bricht ein Zylinderglas von 2 D konvex, wenn es mit seiner Achse auf das Zifferblatt einer Uhr in der Richtung der 12 zur 6 gelegt wird, in dieser Richtung die Strahlen nicht, wohl aber

Abb. 22. Chromatische Aberration. Wird gemischtes „weißes" Licht durch eine Sammellinse gebrochen, so vereinigen sich die kurzwelligen (z. B. blauen) Strahlen eher als die langwelligen (z. B. roten). Der Brennpunkt beider Strahlenarten liegt also an verschiedenen Stellen der optischen Achse — chromatische Aberration. — Sphärische Aberration: Die Randstrahlen des gewöhnlichen Sammelglases werden stärker gebrochen, vereinigen sich eher auf der optischen Achse als die achsennahen Strahlen. Die Brennpunkte beider liegen also an verschiedenen Stellen — sphärische Aberration.

die Strahlen, die in der Richtung der 3 zur 9 durchgehen; ein sphärisches Glas bricht aber die Strahlen gleichmäßig, mögen sie durchgehen, in welcher Richtung sie wollen.

Die Abb. 23 und 24 zeigen die von Brillengläserfassungen umgrenzten Ausschnitte eines Konvexzylinders und Konkavzylinders. Die Brillengläserrahmen sind so auf die Zylindergläser gelegt, daß die (nicht brechende) Achse senkrecht, auf 90° steht. Soll die Achse in schräger oder in horizontaler Richtung vom Optiker gefaßt werden, dann gibt man die Winkelgrade an, rechts (vom Arzt aus) mit 0° beginnend und über den oberen Kreisbogen weiterzählend links mit 180° endend. Dieses Berechnungsschema wird als „Tabo"-Schema bezeichnet (auch „Oca" genannt).

Früher verwendete man *in den Brillen* allgemein Gläser, die ganz symmetrisch geformt waren, sog. Bigläser (vgl. Abb. 25, S. 25). Diese weisen aber viele

Unvollkommenheiten auf, z. B. sphärische Aberration, chromatische Aberration (Abb. 22) und den „Astigmatismus der schiefen Büschel". Das Auge ist ja beim Sehen in dauernder Bewegung, soll aber dennoch auch bei seitlichen Blickrichtungen die Gegenstände deutlich wahrnehmen. Eine gute Brille muß all diesen komplizierten Verhältnissen Rechnung tragen. Aus diesem Grunde werden die neueren Brillengläser meist durchgebogen. Man unterscheidet (in steigender Qualität): *Bigläser, periskopische Gläser* (Innenseite —1,5 D bis —1,75 D). *Halbmuschelgläser* (Innenseite —6,0 D) und *punktuell abbildende Gläser* (Innenseite —7,0 D). Punktuell abbildende Stargläser verlangen noch kompliziertere Schliffe.

Endlich benutzt der Augenarzt auch noch *Prismengläser*, die das Bild lediglich nach der brechenden Kante zu ablenken, sowie Kombinationen der erwähnten Gläser.

Neuerdings sind auch Gläser konstruiert worden, die man unmittelbar auf das Auge legen kann, sog. *Haftgläser*. Die Abb. 26 zeigt die wichtigsten Formen. Derartige Gläser können bei gewissen Augenkrankheiten, wie z. B. unregelmäßigem

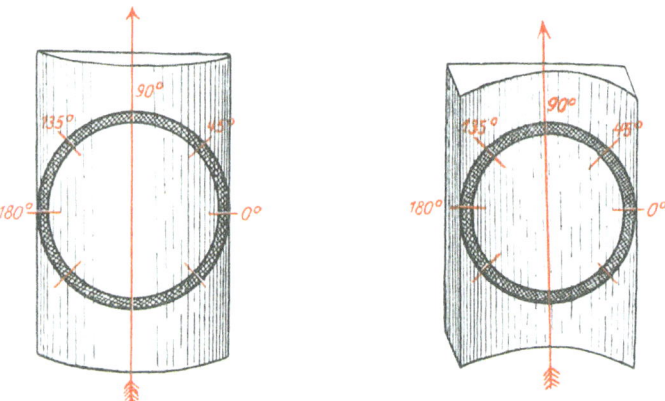

Abb. 23. Konvexzylinder.   Abb. 24. Konkavzylinder.
Roter Pfeil: Achse des Zylinderglases. Eine Brillenglasfassung ist auf die Zylinder gelegt. Die Zahlen geben die Grade der Fassung an. Die Gläser würden in der Richtung von 90° gefaßt sein.

Astigmatismus des Keratoconus (S. 90) von Vorteil sein oder für Gelegenheiten, wo das Tragen einer Brille nicht möglich ist, z. B. auf der Bühne. Haftgläser werden aber keineswegs von allen Augen vertragen.

Bei dieser Gelegenheit sollen auch sogleich die wichtigsten *Schutzbrillen* genannt werden. Wir unterscheiden:

1. Gläser zur Abblendung des gewöhnlichen (gemischten) Tageslichtes: Graue, braune, grüne Gläser verschiedener Absorptionsstärke.

2. Ultraviolette Strahlen absorbierend: z. B. Ultrasingläser.

3. Ultraviolettes und gemischtes Licht gleichzeitig absorbierend: Zeiß-Umbralgläser (25, 50, 75% abs.). Hallauer Gläser verschiedener Absorptionsstärke.

4. Ultrarotes Licht absorbierend: Uropunktalgläser.

5. Gläser, die bestimmte Farben auswählen: Geaphotgläser.

Die Refraktion des menschlichen Auges (sein Brechungszustand) ist ein Ausdruck für seine Gestalt als optischer Apparat. Das Auge wird dabei als im Ruhezustand befindlich betrachtet, also unter Ausschaltung der Akkommodation.

Für die Wirkung parallel einfallender Strahlen ergeben sich dann von vornherein drei Möglichkeiten (Abb. 27): Entweder ist das Auge so geformt, daß parallel einfallende Strahlen sich auf der Netzhaut vereinigen. Dann liegt diese also in der Hauptbrennebene des von Hornhaut, Kammerwasser und Linse gebildeten optischen Systems

(Emmetropie, Normalsichtigkeit). Oder die Strahlen vereinigen sich vor der Netzhaut *(Myopie, Kurzsichtigkeit)*, oder sie gelangen überhaupt nicht zur Vereinigung, weil die Netzhaut vor der Hauptbrennebene liegt *(Hypermetropie, Übersichtigkeit)*.

Soll auf der Netzhaut ein klares Bild weit entfernter (Abstand > 6 m) Gegenstände entstehen, dann muß die Netzhaut in der Hauptbrennebene des optischen Systems liegen. Abweichungen von diesem

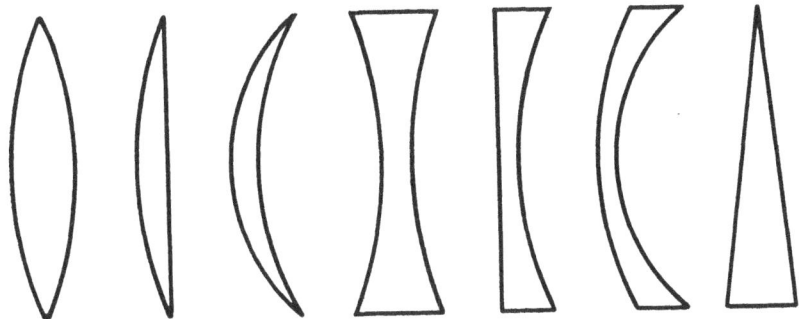

Abb. 25. Verschiedene Arten von Brillengläsern. Von links nach rechts: Bikonvexglas, Plankonvexglas, konkavkonvexes Glas, Bikonkavglas, Plankonkavglas, konvexkonkaves Glas, Prismenglas.

Zustande, der im mathematisch-physikalischen Sinne als normal gilt, können bedingt sein durch zu schwache oder zu starke Brechkraft des Systems *(Brechungsametropien)*, oder dadurch, daß die Achse des Auges zu lang *(*Langbau oder *Achsenmyopie)* oder zu kurz (Kurzbau

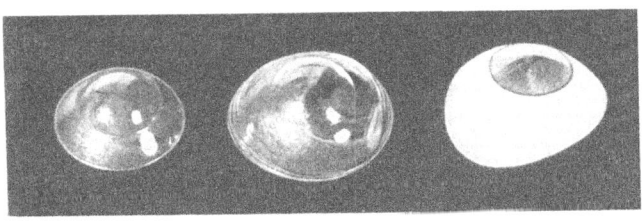

Abb. 26. Drei Formen von Haftgläsern. Links: geschliffenes Haftglas der Firma Zeiss. Mitte: Haftglas von MÜLLER-WELT. Rechts: Haftglas von MÜLLER, Wiesbaden.

oder *Achsenhypermetropie)* ist. Im allgemeinen sind die letzteren Zustände schuld an der Anomalie. Die durchschnittliche Achsenlänge des normalen Auges beträgt 24 mm. Aber auch wenn das Auge den physikalischen Ansprüchen nicht genau entspricht, kann es klinisch völlig gesund sein. Ein großer Teil der Refraktionsanomalien, vor allem die geringeren Grade der Myopie und Hypermetropie können noch als „normale Zustände" anerkannt werden, wenn sie auch für bestimmte Zwecke das Tragen von Brillen bedingen. Kurven, die die Häufigkeitsverteilung dieser beiden Brechungszustände wiedergeben, lassen das ohne weiteres erkennen (Abb. 30). Man sieht nämlich, daß die Fälle von Hypermetropie und Myopie ohne sonstige organische Veränderungen

sich symmetrisch um den idealen Brechungszustand einer Hypermetropie von 0,5 D gruppieren und also gleich häufig vorkommen.
Sie stellen vererbbare Abweichungen vom Idealzustande, Anomalien dar,
aber keine Krankheiten. Anders liegen die Verhältnisse, wenn man auch
diejenigen Formen von Kurzsichtigkeit hinzunimmt, die myopische
Augenhintergrundsveränderungen wie Conus myopicus (s. S. 30) u. dgl.
aufweisen (diese Gruppe ist in der Abbildung durch Schraffierung kenntlich gemacht). Dann ist die Myopie häufiger als die Hypermetropie.

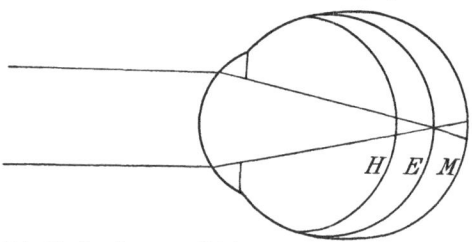

Bei diesen überzähligen
Fällen handelt es sich also
offenbar um etwas Beson-
deres, nämlich um Myopie
als Krankheit (s. S. 31).

Der Grad einer Bre-
chungsanomalie wird eben-
so wie die Stärke einer
Glaslinse in Dioptrien angegeben. Grobschematisch
kann man sagen: wir be-

Abb. 27. Brechung parallelstrahligen Lichtes im hypermetropen, emmetropen und myopen Auge.
H Hypermetropie, *E* Emmetropie, *M* Myopie.

zeichnen den Grad der Ametropie nach der Dioptrienzahl des voll-
korrigierenden Glases (vgl. auch S. 27 u. 34).

Die einzelnen Refraktionsarten.

Emmetropie. Parallel einfallende Strahlen vereinigen sich auf der
Netzhaut und liefern so scharfe Bilder. Der Fernpunkt liegt im Unend-
lichen. Das Auge taugt vorzüglich zum Sehen in die Ferne (Abb. 28).
Zum Sehen in die Nähe bedarf es der Anspannung der inneren Augen-
muskeln, durch welche eine stärkere Wölbung und damit Erhöhung der
Brechkraft der Linse herbeigeführt wird (Akkommodation, S. 39).
Das Auge braucht nur im Alter (wegen der Presbyopie s. S. 40) ein
Hilfsglas, und zwar zum Nahesehen.

Myopie. Parallele Strahlen werden *vor* der Netzhaut, also im
Glaskörperraum, zu einem scharfen Bilde vereinigt. Das Auge hat
eine im Verhältnis zur Brechkraft der Medien zu große Längsachse
(Abb. 29, *A*). Je kurzsichtiger das Auge ist, desto weiter liegt der
Schnittpunkt der Strahlen von der Netzhaut entfernt, desto größer
werden die an Stelle eines scharfen Bildes auf der Netzhaut abgebildeten
Zerstreuungskreise.

Nur Strahlen, die divergent von einem bestimmten Punkte, dem
Fernpunkte, aus auf die Hornhaut auftreffen, werden auf der Netzhaut
zu einem scharfen Bilde vereinigt (Abb. 29, *B*). Je länger das Auge ist,
d. h. je höher die Kurzsichtigkeit, desto näher vor dem Auge liegt
dieser fernste Punkt, der noch deutlich erkannt werden kann: *Der Fernpunkt des myopischen Auges befindet sich in endlichem Abstande!*
Nach der Lage dieses Fernpunktes bezeichnen wir nun auch den Grad
der Myopie. Vereinigen sich z. B. die von der Netzhaut zurückgeworfenen

und aus dem Auge austretenden Strahlen in 25 cm Abstand — Fernpunkt —, so besitzt dieses eine Myopie von 4 D (bei einer Lage des
Fernpunktes in 10 cm Abstand = 10 D usw.). Andererseits: Werden

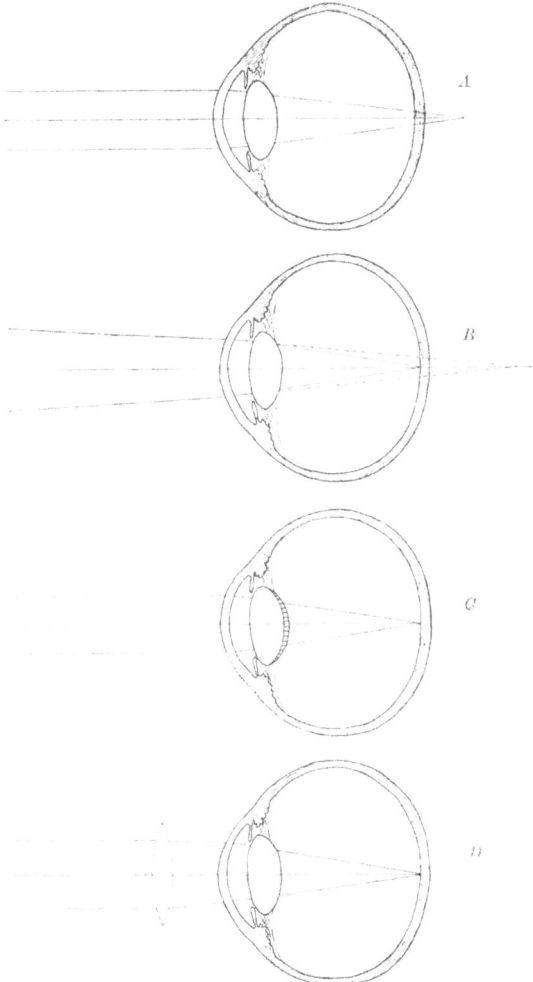

Abb. 28. Emmetropie (Normalsichtigkeit). *A* parallel einfallende Strahlen vereinigen sich auf der
Netzhaut. Netzhaut in der Brennebene. Fernpunkt im Unendlichen; *B* aus endlichem Abstand
einfallende Strahlen bilden auf der Netzhaut Zerstreuungskreise (Vereinigungspunkt hinter der
Netzhaut); *C* durch stärkere Wölbung der Linse (Akkommodation) können auch aus endlichem
Abstand einfallende Strahlen auf der Netzhaut vereinigt werden; *D* bei fehlender Akkommodation
kann diese durch ein entsprechendes Sammelglas vor dem Auge ersetzt werden.

bei einer Myopie aus der Ferne parallel ankommende Strahlen durch
ein vor dem Auge befindliches Zerstreuungsglas von 4 D gerade so
zerstreut, als ob sie aus dem Fernpunkt des Auges kämen, so geben
sie auf der Netzhaut ein scharfes Bild, und das Auge besitzt also eine
Myopie von 4 D (Abb. 29, *C*). Der Myope verfügt beim Sehen in die

Ferne ohne Glas meist nur über eine bedeutend herabgesetzte Sehschärfe, und der Versuch zu akkommodieren würde die Myopie natürlich noch verstärken; er kann aber in der Nähe, genauer: in der Fernpunktsebene ohne Akkommodation lesen und braucht also auch im Alter dann kein Leseglas.

Die *Korrektion der Myopie* erfolgt durch Konkavgläser, da wir den Patienten in die Lage bringen wollen, in die Ferne deutlich sehen,

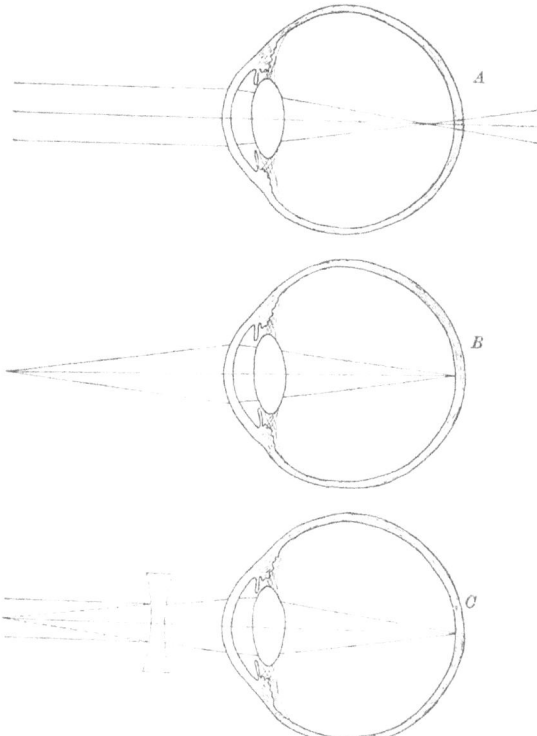

Abb. 29. Myopie (Kurzsichtigkeit). *A* parallel einfallende Strahlen vereinigen sich vor der Netzhaut. Die Netzhaut liegt hinter der Brennebene; *B* von der Netzhaut nach außen geleitete Strahlen vereinigen sich in endlichem Abstand vor dem Auge im Fernpunkt; *C* durch ein Konkavglas vor dem Auge, dessen (negativer) Brennpunkt im Fernpunkt gelegen ist, werden parallel einfallende Strahlen so gebrochen, daß sie sich auf der Netzhaut vereinigen (Korrektion der Myopie durch Zerstreuungsglas).

d. h. parallele Strahlen zu einem scharfen Bilde auf seiner Netzhaut vereinigen zu können. Diese Anforderung ist dann erfüllt, wenn man dem Auge ein Zerstreuungsglas vorsetzt, welches die Parallelstrahlen so auseinanderbricht, als ob sie aus der Fernpunktebene des Auges herkämen.

Kehren wir wieder zu unserem Beispiel des Auges von 4 D Myopie zurück (Abb. 29, *C*). Wir sahen, daß sein Fernpunkt in 25 cm Abstand vor dem Auge liegt. Jetzt setzen wir dem Patienten zunächst 1 D konkav vor; das Glas bricht die parallelen Strahlen so auseinander, als wenn sie aus 1 m Entfernung herkämen. Damit kann der Patient noch nicht viel besser sehen; denn er behält noch 3 D

Myopie übrig. Sein Fernpunkt rückt von 25 cm in 33,3 cm Abstand. Ein Glas von 2 D konkav verschafft ihm schon bessere Bilder aus der Ferne. Sein Fernpunkt rückt weiter ab in 50 cm Abstand; denn noch sind ihm 2 D Myopie unkorrigiert geblieben. Mit 3 D bessert sich seine Sehschärfe weiter; er vermag nun schon in 1 m Abstand alles deutlich zu sehen. Mit 4 D ist sein korrigierendes Glas erreicht. Seine ganze Myopie ist ausgeglichen; er ist in die Lage des Emmetropen versetzt, dessen Fernpunkt in unendlicher Ferne liegt. Die seinem Auge vorgeschalteten 4 D konkav haben eine negative Brennweite von 25 cm. Sie brechen die parallelen Strahlen so auseinander, als wenn sie aus der Ebene herkämen,

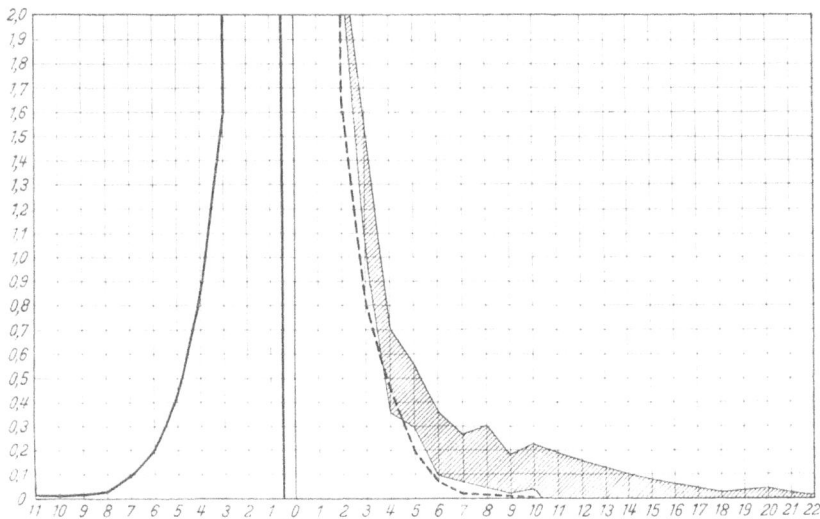

Abb. 30. Häufigkeit der Hyperopie (+) und der Myopie (—) (nach BETSCH und SCHEERER). Myopie ist häufiger als Hyperopie. Zieht man jedoch von der Gesamtzahl der Fälle von Kurzsichtigkeit diejenigen ab, bei denen sich Augenhintergrundsveränderungen wie Conus usw. finden (schraffierte Zone), so deckt sich die entstehende Kurve (untere ausgezogene Linie) fast genau mit dem Spiegelbilde der für die Hyperopie geltenden Linie (gestrichelte Kurve); d. h. Hyperopie und Myopie ohne Komplikationen sind gleich häufig, wenn man sich die Symmetrieachse nicht bei 0 (= Emmetropie), sondern bei + 0,5 D, denkt. „Normal" ist also strenggenommen dieser geringe Grad von Hyperopie. Der schraffierte Bezirk bezeichnet die Häufigkeit der Fälle von Myopia maligna.

in der der Patient schon ohne Gläser deutlich sieht, das ist der Abstand von 25 cm. Gehen wir weiter und setzen wir einem jüngeren Patienten nun eine Linse von 5 D konkav vor das Auge, so wird er auch mit dieser gut in die Ferne sehen können. Wir dürfen ihm aber das Glas nicht verschreiben; denn das Glas ist zu „scharf", das Auge ist überkorrigiert. Die Anzahl von Dioptrien, um die wir ein kurzsichtiges Auge überkorrigieren, kann der Patient zwar ausgleichen, indem er durch Akkommodation seine Linsenbrechkraft entsprechend steigert. Er kann die Überkorrektion des Zerstreuungsglases durch Wölbung seiner Linse auslöschen. So addiert sich in unserem Beispiel zu der vorgesetzten —5,0 D + 1,0 D durch Akkommodation und damit wird die Korrektion wieder auf —4,0 D gebracht. Wir würden also mit einem zu starken Glase den Akkommodationsmuskel des Kurzsichtigen dauernd belasten, was zu Ermüdungserscheinungen Anlaß gibt (akkommodative Asthenopie).

Aus dieser Tatsache ziehen wir den wichtigen Schluß, daß man *bei Korrektion der Myopie stets das schwächste Glas wählen muß, mit dem der Patient für die Ferne auskommt.*

Die höheren Grade der Myopie über ungefähr 15 D hinaus kann man nur selten voll auskorrigieren. Erstens werden die Gläser zu schwer, und zweitens geben sie an den Rändern infolge der prismatischen Wirkung Zerstreuung des Lichtes in Regenbogenfarben. Wenn angängig, korrigiere man jedoch eine Kurzsichtigkeit stets voll aus, auch unter Berücksichtigung eines etwaigen Astigmatismus (s. S. 34). Es könnte

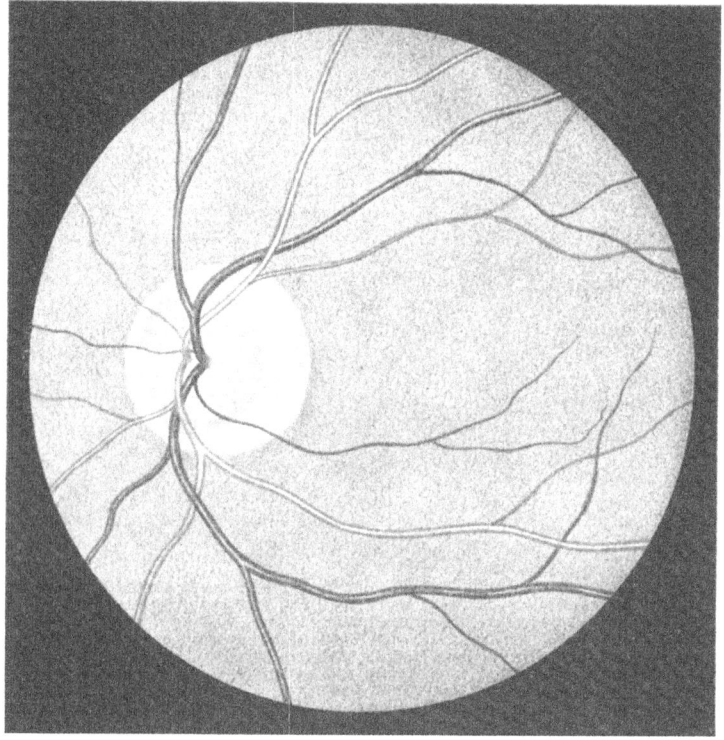

Abb. 31. Myopie. Conusbildung temporal (im Bilde rechts) von der Papille.

sein und ist auch behauptet worden, daß eine zur Schularbeit und Nahebeschäftigung verschriebene voll korrigierende Brille das Weiterschreiten der Myopie zwar nicht verhindere, aber in Schranken halte.

Die Anlage zur Kurzsichtigkeit ist meist angeboren und von hereditären Einflüssen abhängig, obwohl auch das später myope Auge bei der Geburt zunächst noch übersichtig zu sein pflegt. Ob diese Disposition noch durch äußere Bedingungen (angestrengte Naharbeit) in ihren Auswirkungen begünstigt wird, ist fraglich. Jedenfalls ist die Lehre von der „Schulmyopie“, d. h. der Entwicklung der Myopie durch die mit den Schuljahren verknüpfte Naharbeit in ihrer ursprünglichen Form nicht aufrecht zu erhalten. Die geringen Grade der Kurzsichtigkeit bedeuten, wie bereits oben erwähnt, als solche keine Erkrankung des Auges, wenn auch das Erscheinungsbild ohne scharfe Grenze in diejenigen Zustände übergeht, welche das Eintreten gewisser Augenleiden (zentrale Aderhautveränderung, Netzhautablösung) entschieden begünstigen. Von der sog. Schulkurzsichtigkeit, die mit Vollendung der körperlichen Entwicklung, also mit dem

Beginne der zwanziger Jahre, keine Fortschritte mehr zu machen pflegt (daher auch stationäre Myopie genannt), ist die progressive Form, die deshalb auch *Myopia maligna* genannt wird, zwar nicht nach Maßgabe der Höhe der Dioptrienzahl aber doch generell zu trennen (Abb. 30).

Bei der *progressiven Myopie* oder *Myopia maligna* liegt wahrscheinlich eine erhöhte Dehnbarkeit des Augapfels vor, jedenfalls schreitet sie ganz unabhängig von aller Naharbeit während des ganzen

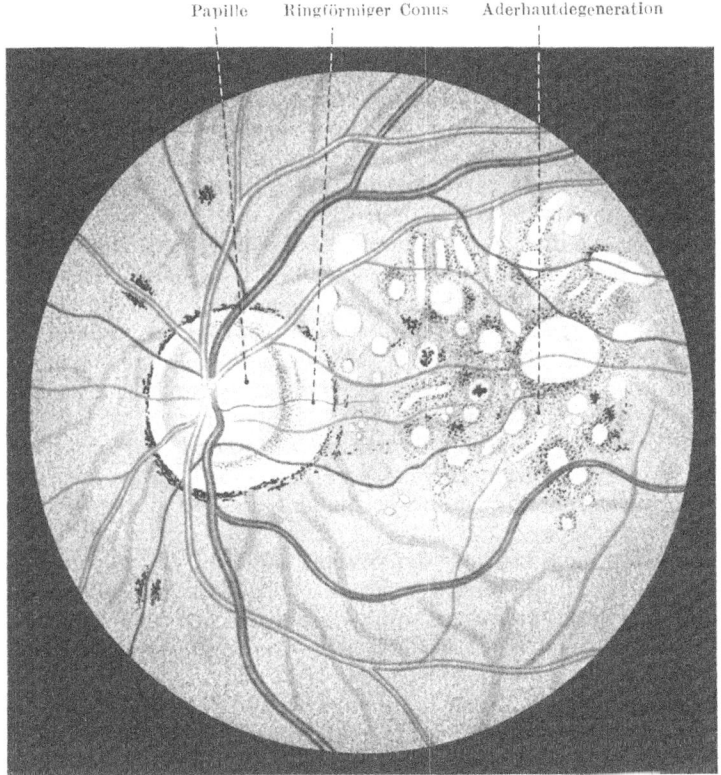

Abb. 32. Myopia maligna. Ringförmiger Conus und zentrale Degeneration der Aderhaut (Rißbildung).

Lebens unaufhaltsam fort. In der Mehrzahl der Fälle erreicht diese Form der Myopie schließlich hohe Grade (15 D und mehr — exzessive Myopie). Fast stets ist sie mit objektiv nachweisbaren *Augenhintergrundsveränderungen*, oft auch mit anderen ernsten Begleiterscheinungen verknüpft, die bei fortschreitender Streckung der Augenachse mit der Zeit zunehmen.

Zunächst rückt die Umgrenzung der Aderhaut von dem temporalen Umfange der Sehnervenscheibe ab. Dadurch wird eine weiße Sichelbildung schläfenwärts von der Papille *(temporaler Conus)* zwischen dieser und dem Beginn des roten Aderhautfundus sichtbar (Abb. 31). Bei weiterer Dehnung des hinteren Augenpoles greift die Zurückziehung der Aderhaut ringförmig um die Papille herum (ringförmiger Conus). Schließlich können ausgedehnte weiße Flächen rings um die Papille dem Bild das Gepräge geben, fälschlich Staphyloma posticum genannt. Vielfach ist der ganze Fundus mehr oder weniger aufgehellt, myopische *Rarefikation der Aderhaut*. Kommt es zu einer wirklichen Ausbuchtung des Auges am hinteren Pol, so spricht man von einem *Staphyloma post. verum*.

Ferner können Einrisse in der gedehnten Aderhaut zwischen Papille und Hintergrundsmitte auftreten. Besonders häufig ist die Stelle des deutlichsten Sehens von den Dehnungsvorgängen betroffen, Blutungen in die Aderhaut, unter und in die Netzhaut stellen sich ein. Manchmal bildet sich dann in der Macula eine derbe schwarze Pigmentwucherung aus (Fuchsscher *Fleck*); endlich entstehen mehr oder weniger ausgebreitete atrophische, unregelmäßig begrenzte Herde (myopisch-atrophische Aderhaut).

Selbstverständlich wird dadurch die davorliegende Netzhaut ihrer Ernährung beraubt. Infolgedessen schließt sich eine Degeneration der Sinnesepithelien der Maculagegend an, die das zentrale Sehen schädigt (*myopisches Macularleiden*, Abb. 32). Eine andere Gefahr droht der Netzhaut durch die Möglichkeit einer Ablösung (s. Abb. 131). Eine verhängnisvolle Rolle spielt dabei die Streckung der Augenachse, insofern dadurch einerseits das Glaskörpergerüst zerstört wird und eine mit dem Auftreten von Trübungen verbundene Verflüssigung des normalerweise gallertigen Glaskörpers zustande kommt, andererseits in der Peripherie der Netzhaut cystoide und andere Degenerationsherde entstehen.

Eine eigentliche Heilung der Myopia maligna gibt es nicht. Das Macularleiden und die sonstigen Fundusveränderungen kann man mit Kurzwellen, die Glaskörpertrübungen außerdem mit subconjunctivalen Kochsalzinjektionen (2%) sowie örtlichen und allgemeinen Jodgaben behandeln.

Hypermetropie. Parallele Strahlen kommen auf der Netzhaut nicht zur Vereinigung, weil ihr Schnittpunkt erst hinter die Netzhaut fallen würde (Abb. 33, *A*). Die Längsachse ist im Verhältnis zur Brechkraft der brechenden Medien zu kurz. Das hypermetrope Auge ist auf Strahlen eingestellt, welche konvergent auf das Auge fallen (Abb. 33, *B*), als wenn sie sich in einem Punkte vereinigen wollten, der sich hinter dem Auge befindet. Der Fernpunkt des übersichtigen Auges liegt also in negativer Richtung. Wählen wir ein Sammelglas, welches die parallelen Strahlen so zusammenbricht, daß sie diesem Fernpunkte zustreben, dann korrigieren wir die Hypermetropie aus (Abb. 33, *D*).

In jugendlichen Jahren, solange die Linse noch genügend nachgiebig ist, kann der Patient die im Verhältnis zur Länge der Augenachse zu schwache Leistung der brechenden Medien dadurch wettmachen, daß er das brechende System durch Akkommodieren verstärkt. Ja, er ist an diese Notwendigkeit so gewöhnt, daß er davon gar nicht lassen kann, wenn man ihm auch die passenden Konvexlinsen vorsetzt. Hat z. B. ein Zehnjähriger eine Hypermetropie von 4 D, so wird er mit Leichtigkeit seine Linse um 4 D mehr wölben können. Für die Nähe braucht er dann allerdings schon 7 D (s. Akkommodation

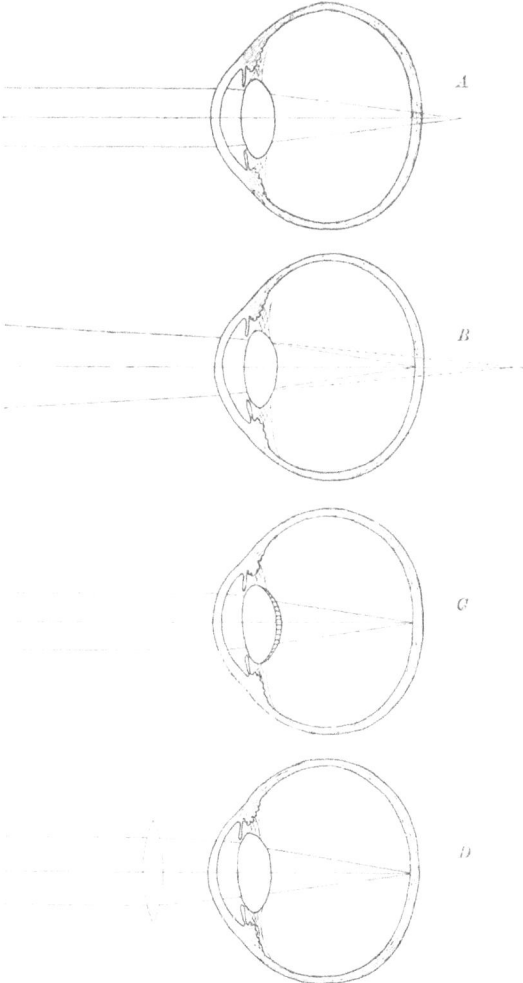

Abb. 33. Hypermetropie (Übersichtigkeit). *A* parallel einfallende Strahlen vereinigen sich hinter der Netzhaut. Die Netzhaut liegt vor der Brennebene; ferne Gegenstände werden vom ruhenden Auge unscharf gesehen; *B* von der Netzhaut nach außen geleitete Strahlen verlassen das Auge divergent. Fernpunkt „jenseits des Unendlichen", gleichsam hinter dem Auge; *C* parallel einfallende Strahlen können durch stärkere Wölbung der Linse (Akkommodation) auf der Netzhaut vereinigt werden; *D* bei fehlender Akkommodation kann diese durch Vorsetzen eines entsprechenden Sammelglases ersetzt werden (Korrektion der Hypermetropie durch Konvexglas).

S. 39) und wird unter Umständen dabei bereits Schwierigkeiten bekommen (akkommodative Asthenopie).

Wenn wir jetzt daran gehen, die Übersichtigkeit des 10jährigen Patienten mit Gläsern auszukorrigieren, so beginnen wir wieder mit Vorsetzen von 1 D, und zwar konvex. Der Übersichtige, der unter Umständen schon ohne Glas in die Ferne deutlich sieht, wird auch mit diesem Glase gut sehen können; auch ein Glas von

2 D nimmt er vielleicht an, ein Glas von 3 D jedoch nicht mehr. Er verwirft das Glas und erklärt, daß er mit diesem Glase nicht mehr die Sehproben erkennen könne. Wie ist dies zu erklären, obgleich er 4 D Hypermetropie hat und doch eigentlich volle 4 D annehmen müßte? Die Ursache liegt in der dauernden Anspannung der Akkommodation, von der er sich als von einer Gewohnheit nicht freimachen kann. Als wir ihm 2 D vorsetzten, vermochte er zwar seine Akkommodationsspannung um 2 D herabzusetzen, ein Glas von 3 D hätte aber eine weitere Entspannung um 1 D gefordert, und hierzu war er nicht fähig. Erst, wenn wir die Akkommodation durch Homatropin lähmen, wird der Patient seine vollen 4 D angeben.

Wir erfahren dadurch also, daß bei Jugendlichen nur ein Teilwert der Hypermetropie mit Hilfe der Brillenuntersuchung in Erscheinung tritt, und daß ein anderer Teilwert verheimlicht wird, und sehen den *totalen oder absoluten Wert der Hypermetropie*, den wir nur am atropinisierten Auge feststellen können, zerfallen in den *manifesten* (angegebenen) und den *latenten* (verheimlichten) Teil.

Je älter der Patient wird, desto geringer wird infolge Abnahme der Akkommodationsfähigkeit der latente Wert, bis schließlich mit vorgeschrittenem Alter der manifeste Wert gleich dem absoluten wird (etwa im 3. Lebensjahrzehnt), der Patient also seine Hypermetropie bei Vorsetzen von Brillengläsern voll angibt.

Gesetzt den Fall, unser Patient mit 4 D Hypermetropie wäre ungefähr 45 Jahre alt, so daß ihm das Akkommodieren schon etwas schwer fiele, so würden wir wahrscheinlich finden, daß der Patient ohne Glas nicht wie der 10jährige für die Ferne volle Sehschärfe hat, sondern höchstens halbe. Ihm sind die vorgesetzten 4 D eine willkommene Hilfe; nun hat er volle Sehschärfe. Nehmen wir jetzt ein Glas von 5 D, so wird der Patient dieses verweigern; denn wir haben ihn durch Überkorrektion seiner Hypermetropie um 1 D zu einem Myopen von 1 D gemacht, und ein Myop hat eben nicht die Möglichkeit, in die Ferne deutlich zu sehen.

Aus alledem ergibt sich, daß wir *dem Übersichtigen im Gegensatz zum Kurzsichtigen nie schaden können, wenn wir ihm das höchste Glas geben, welches er für die Ferne annimmt; im Gegenteil, das höchste Glas ist das richtige, weil es ihm den Zwang nimmt, seine Akkommodation übermäßig anzustrengen.* Das hindert nicht, daß wir jugendlichen Hypermetropen bisweilen nur die manifeste Übersichtigkeit auskorrigieren, damit sie ohne Mühe Naharbeit verrichten können; denn wir müssen eben mit dem Akkommodationstonus rechnen. Etwas ganz anderes ist es allerdings, wenn es gilt, durch Auskorrektion der Hypermetropie auf das Einwärtsschielen bessernd einzuwirken. Dann gleichen wir den totalen unter Atropin bestimmten Wert aus (s. S. 188).

Die Hypermetropie, die in ähnlicher Weise wie die gewöhnliche Myopie auf einer vererbbaren Anlage beruht (Abb. 30), macht in niederen Graden keine Augenhintergrundsveränderungen; bei höherer Übersichtigkeit kommen oft Bilder zustande, die eine Neuritis nervi optici, ja sogar geringe Stauungspapille vortäuschen können, *Pseudoneuritis hypermetropica*. Die Ursache der Hypermetropie sowie dieser eigentümlichen Erscheinungen ist ganz unklar. Wir wissen nur, daß auch hier erbliche Einflüsse mitspielen.

Der Astigmatismus. Wir haben bislang nur die Möglichkeit erörtert, daß das Auge im Verhältnis zur Brechkraft seines optischen Systems zu lang oder zu kurz gebaut ist. Es ist aber noch denkbar, daß das optische System in sich fehlerhaft gebaut ist, so daß eine punktförmige Vereinigung parallel einfallender Strahlen überhaupt nicht zustande kommt. Das System hat also keinen Brennpunkt bzw. eine geordnete Brennebene. Wir sprechen deshalb von *Astigmatismus* (= Brennpunktlosigkeit).

Dieser Zustand kann auf verschiedene Weise zustande kommen. Erstens durch eine ganz unregelmäßige Form der Hornhautwölbung, z. B. nach Hornhautgeschwüren oder Hornhautverletzungen sowie beim Keratoconus (s. S. 90). Dann zeigt die Hornhaut schon in dem

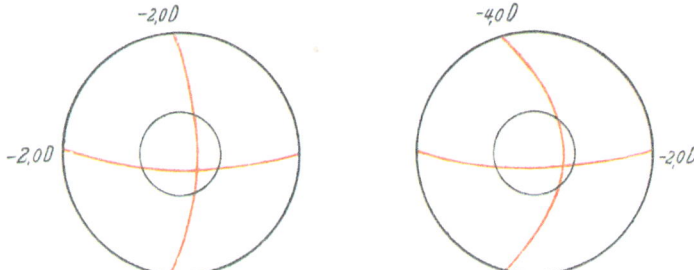

Abb. 34. Achsensymmetrisch gewölbte Hornhaut eines Auges von 2,0 D Kurzsichtigkeit. Die Krümmung des vertikalen und horizontalen Meridians ist gleich. Ein sphärisches Glas von —2,0 D behebt den Fehler.
Abb. 35. Astigmatisch gewölbte Hornhaut. Der vertikale Meridian ist stärker gekrümmt als der horizontale. Der Brechungszustand beträgt in der Vertikalen —4,0 D, in der Horizontalen —2,0 D. Es besteht ein zusammengesetzter myopischer Astigmatismus (S. 36). Das ausgleichende Glas ist: —2,0 D sphärisch kombiniert mit —2,0 D zylindrisch, Achse horizontal (0°).

einzelnen durch ihre Mitte gehenden Schnitt (Meridian) Abweichungen von der Kreislinie; der Hornhautradius ändert sich fortgesetzt in ein und demselben Meridian, und so erfolgt eine unregelmäßige Brechkraft des Systems: *Unregelmäßiger Astigmatismus.* Auch fehlerhafte Wölbung der Linsenflächen oder Lageveränderungen der Linse *(Linsenastigmatismus)*, ja sogar Unregelmäßigkeiten der Gestaltung des hinteren Augenpoles, also der Sklera und der Retina *(Astigmatismus fundi)*, können zu ähnlichen optischen Folgeerscheinungen führen. Der *Astigmatismus irregularis* ist durch Gläser nicht oder jedenfalls nicht ideal auszugleichen.

Bei der zweiten Form, dem *regelmäßigen Astigmatismus*, herrscht insofern Regelmäßigkeit, als die Hornhaut in den einzelnen Meridianen eine kreisförmige Wölbung aufweist. Das gilt wenigstens für die optisch allein wichtigen mittleren Teile. Zwei verschiedene, aufeinander senkrecht stehende Meridiane aber, z. B. der horizontale und der vertikale Meridian, haben verschieden große Radien (Abb. 34 und 35).

Legen wir vor eine solche Hornhaut eine spaltförmige Blende, so daß wir die einzelnen Meridiane gesondert untersuchen können, und drehen wir den Spalt in den einzelnen Richtungen wie eine Kompaßnadel, dann werden wir ganz verschiedene Refraktionszustände feststellen, z. B. in vertikaler Richtung eine Myopie von —4,0 D, in horizontaler eine solche von nur —2,0 D. Die Differenz der Refraktion beider

Meridiane zeigt den Grad des Astigmatismus an, also hier einen solchen von 2 D (Abb. 35).

Ein astigmatisches Auge vermag weder fern noch nahe gelegene Gegenstände völlig deutlich zu erkennen, weil die von den einzelnen Meridianen entworfenen Bilder in verschiedenen Brennebenen liegen, also kein geordnetes Gesamtbild ergeben. So würde in dem gewählten Beispiel (Abb. 35) der vertikale Meridian geeignet sein, Objekte in 25 cm Entfernung (Myopie 4 D) scharf abzubilden, während der horizontale (Myopie 2 D) auf eine Ebene eingestellt ist, die einen Abstand von 50 cm hat. Ein Punkt wird deswegen niemals auf der Netzhaut wieder zu einem Punkte, sondern wegen der daneben zustande kommenden Zerstreuungskreise höchstens zu einem Strich.

Im Gegensatz zum *unregelmäßigen* Astigmatismus ist der *regelmäßige* leicht korrigierbar.

Dazu sind aber Zylindergläser nötig, die die Eigenschaft haben, nur in einer Achse zu brechen (s. S. 24). Bewaffnen wir das z. B. gewählte Auge (Abb. 35) zunächst mit einem sphärischen Glase von —2,0 D, so wird die falsche Brechung im horizontalen Meridian ganz, die im vertikalen aber bis auf einen Rest von —2,0 D ausgeglichen. Legen wir noch ein Zylinderglas von —2,0 D hinzu und drehen seine Achse (s. Abb. 24, S. 24) so, daß sie horizontal (0°) zu liegen kommt, dann bleibt der horizontale Meridian mit —2,0 D auskorrigiert, und dazu ist der vertikale mit —4,0 D versehen, also ebenfalls ausgeglichen. Zur Zylinderkorrektion gehört eine gründliche Erfahrung. Sie wird deshalb in der Regel dem Augenarzt vorbehalten bleiben.

Wir unterscheiden: 1. den einfachen — myopen oder hypermetropen — Astigmatismus. Typus: Eine Achse emmetrop, die darauf senkrechte myop oder hypermetrop. Der Ausgleich erfolgt durch ein einfaches Zylinderglas ohne Zuhilfenahme anderer Gläser. Weist der vertikale Meridian die stärkere Wölbung auf, was die Regel ist, so spricht man von einem Astigmatismus regularis ,,nach der Regel'', ist der horizontale Meridian stärker gewölbt, von einem Astigmatismus regularis ,,gegen die Regel''.

2. Den zusammengesetzten — myopen oder hypermetropen — Astigmatismus. Typus: Beide Achsen sind verschiedengradig myop oder hypermetrop. Der Ausgleich erfolgt durch ein sphärisches Glas und einen dazu geschliffenen Zylinder im Sinne der Myopie oder Hypermetropie (z. B. —2,0 D sphzyl. —2,0 D Achse 0°).

3. Den gemischten Astigmatismus (Astigmatismus mixtus). Typus: Eine Achse bricht myop, die andere hypermetrop. Der Ausgleich kann durch ein Glas erfolgen, das auf der einen Fläche einen hypermetrop-zylindrischen, auf der rückwärtigen einen myop-zylindrischen Schliff hat. Die Achsen beider Zylinder stehen senkrecht aufeinander.

Die objektive Refraktionsbestimmung.

Hat man die Refraktion mit Hilfe von Leseproben und Gläsern ermittelt, so war das eine ,,subjektive'' Refraktionsbestimmung. Man kann aber auch ohne Beihilfe des Patienten den Brechungszustand objektiv feststellen. Wir besitzen dafür mehrere Methoden. Die wichtigste ist die mit Hilfe des Augenspiegels. Die Untersuchung kann im aufrechten Bilde mit dem Refraktionsspiegel oder als Schattenprobe (Skiaskopie) mit dem Planspiegel vorgenommen werden.

Die erste Methode erfordert große Übung im Spiegeln und wird deshalb dem Augenarzt vorbehalten bleiben. Ihr Prinzip beruht darauf, daß man nur dann ein scharfes Bild des Augenhintergrundes der untersuchten Person erlangen kann,

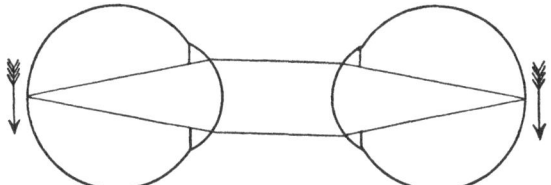

Abb. 36. Spiegeln im aufrechten Bilde. Arzt und Patient sind emmetrop.

wenn man im *aufrechten Bilde* spiegelnd die aus der Pupille des Patienten heraustretenden Strahlen zu einem scharfen Bilde auf dem eigenen Augenhintergrund vereinigen kann (Abb. 36). Ist der Untersuchte normalsichtig, dann treten die

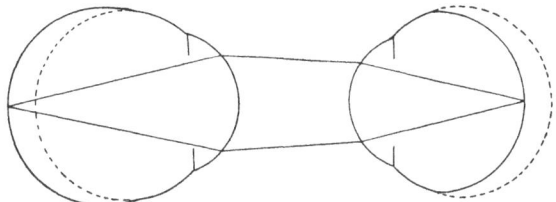

Abb. 37. Spiegeln im aufrechten Bilde, wenn der Arzt hypermetrop und der Patient in gleichem Maße myop ist.

Strahlen parallel aus. Wenn der Arzt ebenfalls normalsichtig ist und beide Personen nicht akkommodieren, so sind die Bedingungen für das Zustandekommen des deutlichen Bildes gegeben. Ist der Patient jedoch kurzsichtig (Abb. 29),

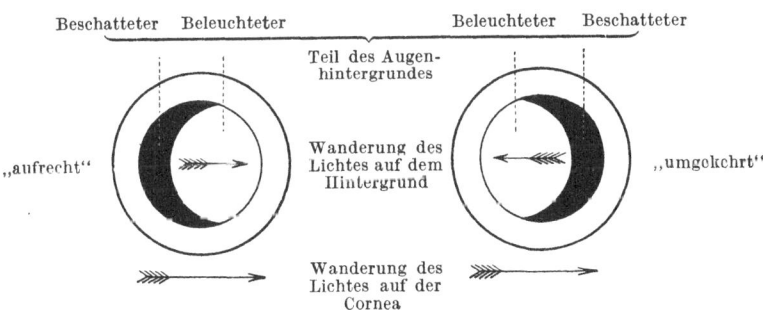

Abb. 38. Schattenprobe (Skiaskopie).

dann kommen die Strahlen von dem beleuchteten, nun als Lichtquelle selbst wirkenden Augenhintergrundbezirk des Patienten in einem konvergenten Lichtkegel heraus, mit dem der Normalsichtige nichts anfangen kann; denn dieser Lichtkegel entwirft ein Bild im Glaskörper und nicht auf der Retina des Arztes. Sobald aber nun der Arzt (mit Hilfe besonderer Einrichtungen des „Refraktionsspiegels") Konkavgläser vor seinen Spiegel setzt, wird er schließlich ein Glas finden, welches den konvergenten Strahlenkegel des kurzsichtigen Patientenauges so auseinander bricht, daß der Strahlengang parallel wird. Jetzt ist wieder die Möglichkeit gegeben, daß der Arzt ein scharfes Bild des Augenhintergrundes des Patienten erhält. Er braucht nun bloß die Nummer des vorgesetzten (und zwar

schwächsten!) Glases abzulesen, mit dem er den Augenhintergrund des Patienten
deutlich sah, und hat dadurch die Refraktion des Patienten bestimmt und das
Glas gefunden, welches ihn für die Ferne auskorrigiert und ihm verschrieben
werden kann. Handelt es sich hingegen um ein übersichtiges Patientenauge,
so verlassen die Strahlen dieses wiederum nicht parallel, dieses Mal aber divergent.
Divergente Strahlen schneiden sich aber überhaupt nicht im Auge eines emmetropen
Arztes, sondern liefern ein Bild, das hinter seiner Netzhaut liegt. Nunmehr setzt
der Arzt so lange an Brechkraft zunehmende Sammellinsen vor, bis er ein deutliches
Bild bekommt, und zwar gilt die höchste Dioptrienzahl; denn es liegt ja Hypermetropie vor (s. S. 32). Hat der Arzt allerdings selbst eine Refraktionsanomalie
(Abb. 37), so muß er den Grad seiner Kurzsichtigkeit oder Übersichtigkeit mit
umgekehrtem Vorzeichen dem Patienten anrechnen. Ist der Arzt z. B. 3 D übersichtig und erhält er von dem Augenhinter-
grund des Untersuchten trotzdem ein deutliches Bild, dann weiß er, daß der Patient
eine Kurzsichtigkeit von 3 D hat usw.

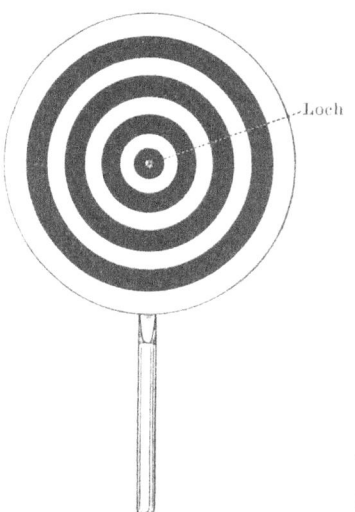

Leichter zu erlernen ist die Methode der *Skiaskopie* (Schattenprobe).
Ich gebe im folgenden die einfachste
Deutung, indem ich gleichzeitig auf
die Schilderung der einzelnen Refraktionszustände S. 26 verweise.

Wir wissen, daß der Fernpunkt eines
kurzsichtigen Auges von 2 D in 50 cm vor
diesem Auge liegt. Es ist dieses der Punkt,
der die Spitze des aus dem kurzsichtigen
Auge austretenden konvergenten Strahlenkegels bildet. Hier schneiden sich die aus
der Pupille kommenden Strahlen. War in
einem Abstande von 40 cm das austretende
Bild noch „aufrecht", so schlägt es in 50 cm
Entfernung zum „umgekehrten" um, weil
sich die Strahlen hier kreuzen. Als Kriterium
für „aufrecht" und „umgekehrt" gilt, ob das

Abb. 39. Scheibe von PLACIDO.

Licht auf dem roten Fundus bei Drehung
des Spiegels um seine vertikale Achse in derselben Richtung wie auf der Hornhaut wandert oder entgegengesetzt (Abb. 38). Wir prüfen dies daran, an welcher
Seite der Pupille zuerst der rote Augenhintergrundreflex erlischt, die Pupille
wieder schwarz wird und somit ein Schatten auftritt. Nun könnte man im besagten
Falle so vorgehen, daß man sich dem Auge so lange nähert, bis aus dem umgekehrten Bilde das aufrechte wird, und die Distanz mißt, in der der Wechsel
eintritt. Dann hat man den Fernpunkt des Auges und gleichzeitig die Höhe der
Myopie festgestellt; in unserem Falle 50 cm, d. h. 100:50 = 2 D. Wir können
aber genau so gut in einer gleichbleibenden Entfernung von 1 m untersuchen
und durch Vorhalten von Gläsern vor das Auge des Patienten seine Refraktion
so lange beeinflussen, bis der Wechsel im Strahlengang gerade in 1 m vor ihm
statthat. Die Nummer dieses Glases stellen wir fest und müssen nun nur noch die
willkürlich eingenommene Untersuchungsentfernung von 1 m in Anrechnung
bringen; denn wir wollen den Patienten nicht auf eine Sehentfernung von 1 m,
sondern für das Sehen in weite Fernen auskorrigieren. So müssen wir die willkürlich eingeführte Distanz von 1 m Fernpunkt (= Fernpunkt eines kurzsichtigen
Auges von 1 D) dadurch in Anrechnung bringen, daß wir zu dem gefundenen Wert
des vorgesetzten Glases den Wert von —1,0 D hinzufügen. War das gefundene
Glas in unserem Falle —1,0 D, so ist eben die wirkliche Kurzsichtigkeit —2,0 D.

Schlug das Bild vom aufrechten zum umgekehrten erst um, wenn man die
Refraktion des Auges um 4 D konvex verstärkte, dann handelt es sich um eine
Übersichtigkeit, und zwar von +4—1 = +3 D.

Auch den Astigmatismus (s. S. 34) kann man mit der Skiaskopie bestimmen, indem man die aufeinander senkrecht stehenden, voneinander in der Brechkraft abweichenden Hornhautmeridiane mit der Spiegeldrehung einzeln ableuchtet.

Zu den objektiven Untersuchungsmethoden gehört auch die Feststellung des Astigmatismus durch Ablesen von der Hornhaut. Der einfachste Apparat ist die Scheibe von PLACIDO (Abb. 39). Eine von schwarzen und weißen Ringen eingenommene Scheibe von ungefähr 20 cm Durchmesser trägt wie der Augenspiegel in der Mitte ein Loch, durch welches der Arzt hindurch sieht. Man stellt nun den Patienten mit dem Rücken nach dem Fenster auf und nähert sich mit der Scheibe der Hornhaut des Auges so, daß die Kreise auf der Hornhaut ein verkleinertes Spiegelbild geben. Hat die Hornhaut keinen Astigmatismus, so ist das Spiegelbild der Kreise völlig rund, andernfalls bei regelmäßigem Astigmatismus oval, bei unregelmäßigem verzerrt.

Der Augenarzt benutzt kompliziertere Instrumente, sog. Ophthalmometer (nach JAVAL oder HAAG-STREIT). Es sind Fernrohrapparate, die auf ein Hornhautbildchen eingestellt werden, das durch besondere Einrichtungen verdoppelt sichtbar wird. Seine Größe kann außerdem gemessen werden. Bei Drehungen der Bilder um die Achse des Fernrohres zeigen diese, wenn Astigmatismus vorliegt, in den verschiedenen Meridianen eine verschiedene Größe. Sie wird an einer Änderung des Abstandes der verdoppelten Bilder erkennbar und am Gradbogen des Instrumentes ohne weiteres in Dioptrien des Astigmatismus ablesbar.

Die Akkommodation.

Ein emmetropes Auge ist, wie wir gesehen haben, in der Lage, parallelstrahliges Licht zu einem scharfen Bilde auf der Netzhaut zu vereinigen. Paralleles Licht entsenden *die einzelnen Punkte* der Sonne und der von ihr beleuchteten in weiter Entfernung (d. h. mehr als 6 m) liegenden Dinge der Außenwelt. Soll ein emmetropes Auge aber Gegenstände betrachten, die in endlicher Entfernung vor ihm liegen, so würden diese kein scharfes Bild auf der Netzhaut erzeugen; denn jeder einzelne Punkt eines Gegenstandes in endlichem Abstande entsendet divergente Strahlenkegel, für welche das optische System des Auges nicht genügend stark wirkt; die Strahlen würden erst hinter der Netzhaut zur Vereinigung kommen und daher in der Netzhautebene nur Zerstreuungskreise abbilden (Abb. 40). Der Anforderung, das optische System entsprechend der Nähe des fixierten Gegenstandes in der Wirkung zu verstärken, dient der Akkommodationsmechanismus, indem er eine stärkere Krümmung der Linsenflächen herbeiführt.

Die Linse ist in der Jugend ein elastischer Körper, welcher die Tendenz hat, sich der Kugelgestalt zu nähern. Mit zunehmendem Alter nimmt diese Fähigkeit allmählich ab, der Kern wird mehr und mehr sklerotisch, und endlich, etwa vom 60. Lebensjahre an, kann die Linse ihre Form nicht mehr selbständig ändern. Aber auch solange die Linse noch elastisch ist, wird sie im Ruhezustand des Auges an einer Formveränderung durch die sie einschließende Linsenkapsel gehindert welche durch ihr Aufhängeband, die Zonula, zwischen den Fortsätzen des Corpus ciliare so in Spannung gehalten wird, daß sie vorn und hinten die Linse abplattet (s. die Ansicht der Linse und des Corpus ciliare von rückwärts auf Abb. 4, S. 4, sowie das plastische Bild der Linse mit der Zonula auf Abb. 2, S. 1). Und zwar hängt die Spannung der Linsenkapsel davon ab, ob die Fortsätze des Corpus ciliare einen erweiterten oder verengerten Ring miteinander bilden. Im Ruhezustand ist der Ring weit und dadurch die Spannung der Kapsel straff, die Linsenwölbung entsprechend flach, die Brechkraft der Linse gering. Im Corpus ciliare ist aber eine doppelte Muskulatur vorhanden. Ein sphincterartig wirkender Ringmuskel verengert die Weite des von den Fortsätzen umschriebenen Kreises, und gleichzeitig sorgt eine am Kammerwinkel entspringende und in der Aderhaut inserierende Längsmuskulatur dafür, daß durch Verschmälerung der sagittalen Fläche an der Wurzel des Corpus ciliare die Fortsätze sich strecken und ihre Spitzen sich gegenseitig nähern. Durch Erschlaffen des Aufhängebandes bekommt die

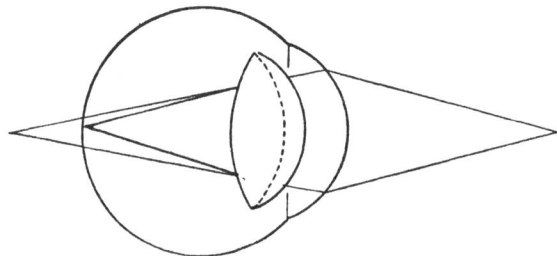

Abb. 40. Akkommodation.
Schwarz: Strahlengang bei ruhender, rot: Strahlengang bei angespannter Akkommodation.

Linse etwas Spielraum (Abb. 41). Hintere und vordere Linsenfläche wölben sich stärker. Da die Linse wegen des gallertartigen Glaskörpers nach hinten nicht Raum gewinnen kann, so tritt ihre Vorderfläche etwas nach vorn, die vordere Augenkammer wird also flacher. Die vermehrte Linsenwölbung hat eine erhöhte Brechkraft zur Folge. Dadurch wird das Auge für die Nähe eingestellt. Gleichzeitig zieht sich die Pupille etwas zusammen (Naheinstellungsreaktion), wodurch die Tiefenschärfe vermehrt und die deutliche Abbildung naher Gegenstände erleichtert wird.

Die Ciliarmuskulatur wird vom Oculomotorius innerviert. Somit kann ein Versagen des Akkommodationsmechanismus zwei verschiedene Gründe haben: Lähmung des zum Ciliarmuskel gehörenden Astes des Oculomotorius und Erstarrung der Linse.

Die letztere Ursache tritt mit fortschreitendem Alter schon physiologisch in die Erscheinung. Wir sprechen deshalb von *Alterssichtigkeit* oder *Presbyopie.* Diese ist also nichts anderes als die Folge der zunehmenden Verhärtung der Linse, welche mit dem Verlust der nötigen Elastizität verknüpft ist. Die Kontraktionsfähigkeit der Ciliarmuskulatur und die Funktion des Oculomotorius bleiben auch im alternden Auge normal; aber die Linse kann auch beim Schlaffwerden der Kapsel im Aufhängebande ihre Wölbung nicht mehr vermehren, weil sie einen immer größer werdenden harten Kern in sich schließt (s. S. 166).

Dieser Sklerosierungsprozeß der Linse, der in jedem Auge bereits seit den ersten Lebensjahrzehnten nachweisbar ist, pflegt sich beim Normalsichtigen ungefähr mit dem 45. Lebensjahre störend bemerkbar zu machen. Er kann die um

3 D verstärkte Wölbung der Linse beim Lesen in 33 cm Abstand zwar gerade noch aufbringen, bekommt aber bei längerer Naharbeit ein dumpfes Druckgefühl in der Stirn und in den Augen, weil er die Linse nur bei sehr angestrengter Kontraktion des Ciliarmuskels noch zur Naheinstellung zwingen kann (akkommodative Asthenopie). Man muß daher ungefähr mit dem 45. Lebensjahre denjenigen emmetropen Patienten, die viel Naharbeit leisten müssen, durch eine „Lesebrille" helfen; und zwar gibt man einem Patienten von 45 Jahren etwa 0,75 D konvex, mit 50 Jahren $+1,5$ D, mit 55 Jahren $+ 2,0$—2,5 D und mit 60 Jahren und mehr $+ 3,0$ D. Mit $+ 3,0$ D kann der Normalsichtige auch ohne Zuhilfenahme der Akkommodation in 33 cm Entfernung scharf sehen; mithin ist dann der höchste Wert der Altersbrille gewöhnlich erreicht. Bei manchen Patienten tritt aber im 7. Lebensjahrzehnt eine weitere Veränderung der Linse ein, durch die deren Brechkraft etwas vermindert wird, so daß das Auge, auch wenn es vorher normal war, jetzt hypermetrop wird (senile Hypermetropie). In solchen Fällen muß dann natürlich auch das Nahglas weiter verstärkt werden.

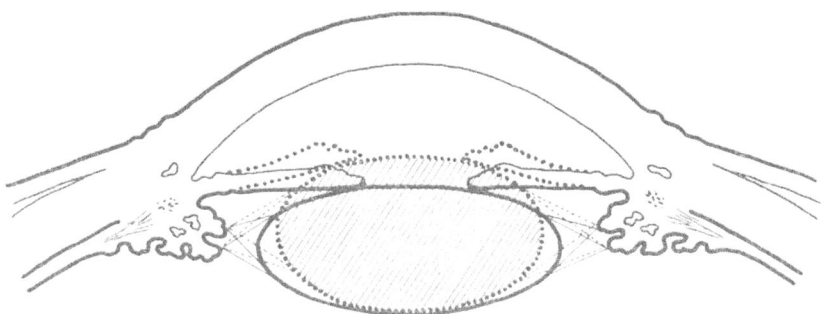

Abb. 41. Schema des Akkommodationsvorgangs.
Ausgezogene Linien: ruhendes Auge. Punktiert: akkommodierendes Auge.

Der Übersichtige, welcher schon für die Ferne akkommodieren muß, um deutlich sehen zu können (s. S. 33), muß natürlich viel früher als der Normalsichtige zur Lesebrille greifen, wohingegen der Kurzsichtige auch im Alter seinem in endlicher Entfernung vor dem Auge liegenden Fernpunkte entsprechend keiner Lesebrille bedarf, sofern seine Kurzsichtigkeit 3 D und mehr beträgt.

Das Versagen des Ciliarmuskels, die *Akkommodationslähmung*, kann zentralen oder peripheren Ursprungs sein. Eine Störung in der Kernregion des Oculomotorius, wie sie infolge von Tabes oder Lues cerebri, seltener infolge anderer Leiden des Zentralnervensystems beobachtet wird, macht zumeist nur eine einseitige Akkommodationsparese. Sie kann isoliert oder mit einer Lähmung des Sphincter pupillae oder mit Paresen der äußeren, vom Oculomotorius versorgten Augenmuskeln (Levator palpebrae sup., Rectus medialis, superior, inferior, Obliquus inferior) kompliziert auftreten.

Eine doppelseitige Akkommodationsparese tritt hie und da etwa 4 Wochen *nach überstandener Diphtherie* auf. Der Sphincter pupillae pflegt dabei nicht gelähmt zu sein *(isolierte postdiphtherische Akkommodationslähmung)*. Die Lähmung verschwindet meist, ohne ernstliche Folgezustände zu hinterlassen. Therapeutisch verordnet man für einige Wochen eine Lesebrille. Ähnliche Lähmungen beobachtet man auch im Verlaufe der Encephalitis lethargica.

Auch bei Botulismus (Fleischvergiftung) wird eine Lähmung der Akkommodation gefunden, dann gewöhnlich verbunden mit einer gleichen Störung seitens des Sphincter pupillae.

Periphere Akkommodationsparesen entstehen durch Erkrankungen des Corpus ciliare und des Oculomotorius sowie durch Tollkirschenvergiftung (Atropa belladonna) oder örtliche Anwendung von Atropin usw. Endlich auch durch Verletzungen, z. B. Kontusionen des Bulbus, wobei auch die Pupille mehr oder weniger gelähmt sein kann.

Asthenopie. Beschwerden, die durch *erhöhte Ermüdbarkeit* bei Naharbeit auftreten, bezeichnen wir als *Asthenopie* (im Gegensatz zur *Amblyopie*, unter der man Sehschwäche durch herabgesetzte Sehschärfe versteht). Nach den verschiedenen Ursachen, durch die sie zustande kommt, unterscheiden wir folgende Formen:

1. Akkommodative Asthenopie. Hier ist der Akkommodationsmechanismus aus einem der oben erwähnten Gründe unzulänglich.

2. Muskuläre Asthenopie. Für die Naharbeit ist nicht nur eine ausreichende Akkommodation erforderlich, sondern auch eine dem Abstand des fixierten Gegenstandes entsprechende Konvergenz. Beim Gesunden besteht eine gut dosierte Verknüpfung von Akkommodation und Konvergenz. Bei Heterophorien (s. S. 187), Refraktionsanomalien, bei allgemeinen Erschöpfungszuständen, in der Rekonvaleszenz, aber auch ohne erkennbare Ursachen kann nun eine erhöhte Ermüdbarkeit des Konvergenzaktes auftreten, die durch Verschwommensehen oder Doppelbilder sehr störend wirken kann. Richtige Gläserkorrektion, richtige Zentrierung der Gläser, nötigenfalls Prismenverordnung sind Vorbedingung der Heilung. Diese ganze Therapie muß dem Augenarzt vorbehalten bleiben.

3. Nervöse Asthenopie. Auch Neurastheniker, Hysteriker und sonstige Psychopathen klagen über quälende Beschwerden bei Naharbeit, die sich aber nicht aus den unter 1. und 2. beschriebenen Veränderungen herleiten lassen. Vielmehr bestehen organisch völlig normale Verhältnisse. Hier dürfen wir eine nervöse Erschöpfbarkeit der Funktion des Nahsehens annehmen. Die Behandlung muß — nach sorgfältiger Normalisierung der akkommodativen und muskulären Verhältnisse — auf den Allgemeinzustand des Kranken eingehen.

Die Erkrankungen der Lider.

Die Lider enthalten von vorn nach hinten folgende Schichten: Die äußere Haut mit ihren Hautdrüsen (Schweißdrüsen und Talgdrüsen) und Härchen, den ringförmigen Schließmuskel (Orbicularis oculi), die leicht gewölbte Platte des Tarsusknorpels mit den acinösen MEIBOMschen Talgdrüsen und endlich innen die mit dem Lidknorpel fest verwachsene Lidbindehaut (Conjunctiva tarsi). Aus dem vorderen Teile des Lidrandes ragen die *Cilien* hervor, mit modifizierten Schweißdrüsen (MOLLsche Drüsen) sowie Talgdrüsen (ZEISSsche Drüsen) in ihrer Nachbarschaft. Zwischen Orbitalrand und Lidknorpel spannt sich die Fascie des Septum orbitale aus, welches das orbitale Fettgewebe zurückhält und schützt. Am oberen Rande des Oberlidknorpels inseriert mit breiter Sehne der vom Oculomotorius innervierte Levator palpebrae superioris, der über dem Rectus superior durch die Orbita nach hinten zum knöchernen Rande des Canalis opticus zieht.

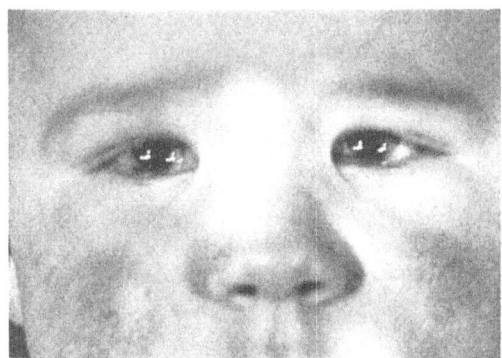

Abb. 42. Kongenitaler Epicanthus medialis, sog. Mongolenfalte.

Er ist der aktive Lidheber. Bei Lähmung des Levator palpebrae hängt das Oberlid herab (Ptosis); diese kann angeboren oder erworben sein. Die Beseitigung geschieht durch Operation, am besten, indem man von der Bindehaut aus die Sehne des Levator palpebrae aufsucht und

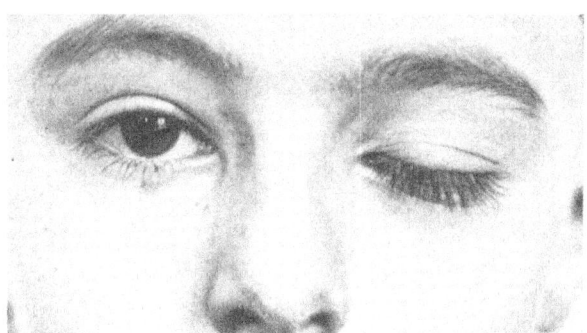

Abb. 43. Kongenitale Ptosis des linken Oberlides mit vollständigem Ausfall der Funktion des Levator palpebrae superioris.

verkürzt (Levatorvorverlagerung nach v. BLASKOVICS). Man kann aber auch von einem Schnitt in der Augenbrauengegend aus eine narbige Verbindung zwischen Lidhaut und M. frontalis anzulegen versuchen (Ptosisoperation nach HESS).

Im Ober- und Unterlid findet sich ferner je ein vom Sympathicus innervierter glatter Muskel (M. capsulo-palpebralis, Pars superior und inferior), der im Oberlid als MÜLLERscher Lidmuskel bekannt ist (Abb. 44). Seine zarten Bündel folgen hier dem Verlaufe des Levator.

Diesen Muskeln liegt die Offenhaltung der Lidspalte ob. Bei Lähmung des Halssympathicus ist deshalb die betreffende Lidspalte enger

(Ptosis). Gleichzeitig besteht Pupillenverengerung (Miosis), und das Auge ist durch Lähmung der glatten Muskulatur der Orbita etwas nach hinten gesunken (Enophthalmus). *Ptosis, Miosis* und *Enophthalmus* bilden den HORNERschen *Symptomenkomplex.*

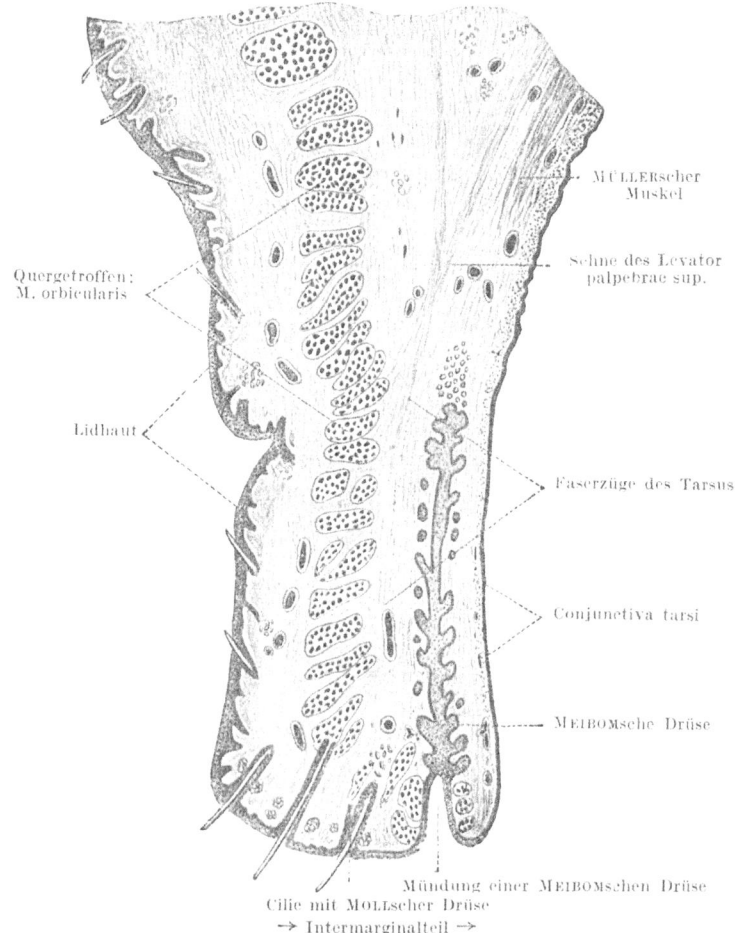

Abb. 44. Schnitt durch das Oberlid. (Nach H. SATTLER.)

Als Schließmuskel der Lider wirkt der vom Facialis innervierte M. orbicularis oculi. Lähmung bewirkt Klaffen der Lidspalte und Schlußunfähigkeit der Lider *(Lagophthalmus)*. Dabei hängt das Unterlid nicht nur herab, sondern ist oft auch nach außen gekippt (schlaffes Ectropium). Die Beseitigung ist wegen des mangelnden Schutzes der Hornhaut vor Fremdkörpereinwirkung und Austrocknung (*Keratitis e Lagophthalmo*, s. S. 99) nötig. Sie geschieht durch Verengerung der Lidspalte mittels Tarsorrhaphie (s. S. 49).

Durch den eigentümlichen Bau der Lider können sowohl Hauterkrankungen als auch Bindehauterkrankungen auf das Lid übergehen.

Ein besonders wichtiger Teil des Lides ist sein freier Rand, wichtig als Begrenzung der Lidspalte und als Träger der Wimpern (Abb. 44). Seine vordere Kante ist leicht abgerundet und bildet den Übergang in die Lidhaut, die hintere ist scharf geschnitten und legt sich beim Lidschluß fest auf die Kante des anderen Lides. Zwischen vorderer und hinterer Lidkante erstreckt sich der schmale *intermarginale Teil*, dessen völlig ebene Beschaffenheit das Dichthalten des Lidschlusses gegenüber der Tränenflüssigkeit gewährleistet. Obendrein wird dieser Teil von dem Sekret der MEIBOM*schen Drüsen* eingefettet, deren Ausführungsgänge hier münden

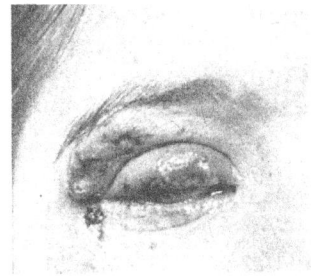

Abb. 45. Luischer Primäraffekt am Oberlid.

und die beim umgeklappten Lide als gelbe Striche durch die Bindehaut und den Tarsus hindurchschimmern.

Die *Erkrankungen der Lidhaut* weichen nicht besonders von denjenigen der Gesichtshaut ab; nur ist bemerkenswert, daß dank der losen Anheftung der Haut auf der Oberfläche des Tarsus schon harmlose Entzündungen auffallende

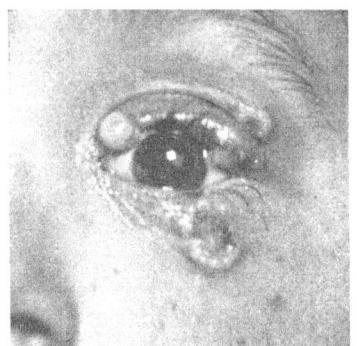

Abb. 46. Vaccinepusteln beider Lider, von Impfstellen am Arm übertragen.

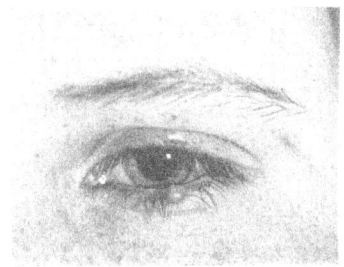

Abb. 47. Molluscum contagiosum des Unter- und Oberlides, eine Viruserkrankung, die auch an anderen Stellen der Lidhaut vorkommt.

Ödeme hervorrufen können. Wir beobachten *Hautausschläge*, sog. „*Ekzeme*" und Dermatitiden auf dem Boden der Seborrhoe (Abb. 74 u. 76), der exsudativen Diathese, allergischer Prozesse, ferner Exantheme, Erysipele, Lupus, luische Primäraffekte. Durch zufällige Übertragung von Impfstellen aus entstehen bei Säuglingen, aber auch bei Erwachsenen, Vaccinepusteln, die genau denen am Arm gleichen; bevorzugt ist der Lidrand (Abb. 46). Aber auch die Hornhaut kann in Form bösartiger Geschwüre beteiligt werden.

Im Zusammenhang mit einer herpetischen Erkrankung des ganzen ersten Trigeminusastes kommt es auch auf der Haut des Oberlides zu den typischen Erscheinungen des *Herpes zoster*. Entsprechend der Ausbreitung des Nerven bestehen Sensibilitätsstörungen. Im Bereich des Oberlides, der Stirnhaut und weiter nach hinten bis in die behaarte Kopfhaut hinein zeigen sich bläschenförmige Hautabhebungen, die bald eintrocknen und sich mit Krusten bedecken, aber auch gangränös werden können. Nicht selten ist auch die Hornhaut in Form einer *Keratitis herpetica* beteiligt *(Herpes zoster ophthalmicus)*. Bei Ergriffensein des 2. Astes finden sich die Veränderungen auf Unterlid und Wange. Therapeutisch sorgt man für Einpuderung oder Salbenbedeckung und Warmhaltung der erkrankten Hautstellen. Innerlich Antineuralgica (Aspirin, Gardan usw.).

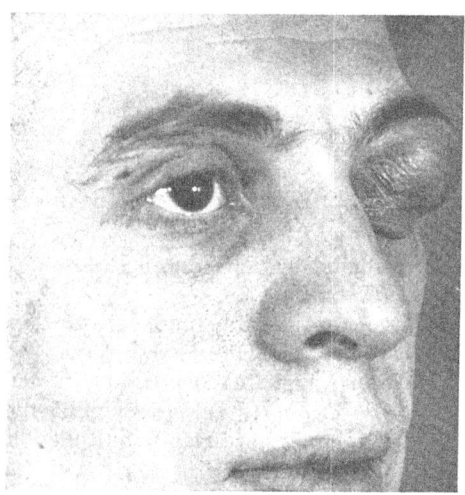

Abb. 48. Oberlidabsceß links.

Sekretverhaltungen der MEIBOMschen Drüsen erzeugen das *Hagelkorn (Chalazion)*. Dieses lagert als chronisch-entzündlicher harter indolenter Knoten im Tarsus, ohne äußerlich erkennbare Entzündungserscheinungen zu machen. Es entwickelt sich im Laufe von Monaten unter Umständen bis zu Haselnußgröße und kann manchmal nach dem Bindehautsack durchbrechen, wo dann granulierende Wucherungen entstehen. Die Behandlung besteht in Ausschälung mitsamt dem Drüsenbalg von der Bindehaut aus. Gleichzeitig empfiehlt sich mecha·nisches Ausmelken der übrigen MEIBOM-Drüsen.

Im Gegensatz zum Chalazion entsteht das *Gerstenkorn (Hordeolum)* als eine akute Entzündung einer Hautdrüse, z. B. der MOLLschen oder ZEISSschen Drüsen infolge Infektion mit Streptokokken oder Staphylokokken. Es ist von heftigen und schmerzhaften Anschwellungen begleitet, das ganze Lid ist gerötet, ödematös und am Ort der Infektion sehr berührungsempfindlich. Bald erfolgt eitrige Einschmelzung und Entleerung, meist nach der äußeren Haut zu: *Hordeolum externum*. Entwickelt sich der entzündliche Prozeß, z. B. bei Ausbreitung in einer MEIBOMschen Drüse, mehr nach der Bindehaut zu, so spricht man von einem *Hordeolum internum*. Die Erweichung kann durch heiße Umschläge beschleunigt werden; dann Incision. Nachbehandlung zur Verhütung neuer Infektionen mit gelber Augensalbe. Nächstverwandt mit dem Hordeolum, aber von größerer Ausdehnung und tiefergreifenden Veränderungen sind der *Lidfurunkel* und *Lidabsceß*.

Entzündliche Anschwellungen des Oberlides nahe dem oberen äußeren Umfange der Augenhöhle erwecken den Verdacht auf eine

Affektion der Tränendrüse, solche unterhalb des inneren Lidwinkels auf *Tränensackphlegmone* (S. 55).

Chronisch entzündliche Veränderungen des Lidrandes treten besonders auf dem Boden der Seborrhoe, der Skrofulose oder bei Refraktionsanomalien auf. Im Gefolge chronischer Entzündungen der Bindehaut, besonders bei jenen Formen, die durch den Bacillus Morax-Axenfeld verursacht sind (s. S. 60), beobachten wir eine Rötung der Lidhaut am äußeren und inneren Winkel *(Blepharitis angularis).*

Sehr häufig ist eine chronische Entzündung des Lidrandes, die außer einer leichten Rötung nur kleine abschilfernde Schüppchen zwischen den Cilien erkennen läßt: *Blepharitis squamosa.* Als Ursache kommt vor allem eine Seborrhoe in Betracht.

In anderen Fällen ist der Lidrand verdickt, teilweise mit eingetrockneten Borken belegt, die Wimpern sind miteinander verklebt: *Blepharitis ciliaris* oder, wenn die Borken kleinen Geschwürchen um den Austritt der Cilien entsprechen: *Blepharitis ulcerosa.* Bei längerem Bestehen kommt es zu teilweisem Verlust der Wimpern *(Madarosis)* und zu einer Abrundung der hinteren Lidkante, wodurch der Lidschluß unvollkommen wird und Tränenträufeln eintritt *(Epiphora).* Die Tränen können dann nicht mehr durch die Tränenpünktchen (s. S. 53) abgeführt werden, sie stauen sich hinter dem Unterlide und bewirken mit der Zeit ein Nachgeben und Auswärtskehren desselben *(Ectropium).* Außerdem begünstigen Lidrandentzündungen das Auftreten von Hordeolum und Chalazion.

Auch *falsche Stellung der Wimpern* ist oft Folge von Entzündungen der intermarginalen Teile des Lides. Abgesehen davon, daß durch Erkrankung der Haarbälge die Wimpern verkümmern und ausfallen, bekommen sie auch leicht eine falsche Richtung. Diesen Mißwuchs der Cilien bezeichnen wir als *Trichiasis.* An Stelle nach außen gekehrt einen Schutz für die Hornhaut zu bilden, erscheinen sie nach einwärts gerichtet, so daß sie auf der Hornhaut schleifen und hier Substanzverluste erzeugen können. Manchmal finden wir auch angeboren die Wimpern in mehreren Reihen hintereinander angeordnet vor *(Distichiasis congenita),* wobei die rückwärtigen ebenfalls auf der Cornea kratzen.

Als Behandlung der Blepharitis ciliaris empfiehlt sich peinliche Pflege des Haarbodens durch sorgfältiges Entfernen der an den Wimpern haftenden eingetrockneten Sekretkrusten und Einsalben mit gelber Augensalbe (Hydr. praecip. flav. 0,2 — Vaselin. American. alb. ad 10,0) oder mit Noviformsalbe (Noviform. 0,5 — Paraff. liquid. 0,5 — Vaselin. ad 10,0). Ist der Haarbalg krank, was man an einem lockeren Sitzen der Wimpern und schwarzen Kolben am Wurzelende erkennt, dann werden die Cilien mit der Pinzette herausgezogen, damit die Salbeneinwirkung auf dem Haarboden besser zur Geltung kommt. Auch eine trachomatöse Bindehauterkrankung kann auf den Lidrand insofern übergreifen, als der in den Tarsus einwuchernde Prozeß eine Verkrümmung und Abrundung des intermarginalen Teiles zur Folge hat.

Wir unterscheiden zwei *Stellungsanomalien der Lider:* das Ectropium und das Entropium.

Ectropium des unteren Lides. Bei alten Leuten sinkt das Unterlid häufig infolge der Schlaffheit der Haut und der Muskulatur herab (Ectropium senile, Abb. 49).

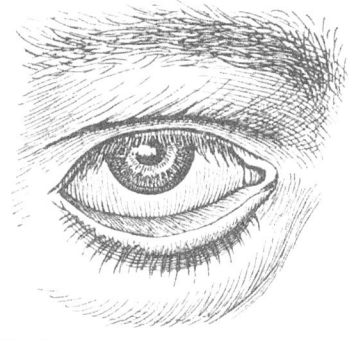

Ebensogut kann aber eine Facialisparese die Schuld am Zustandekommen der Lidauswärtskehrung tragen (s. S. 99). Dann fehlt dem Auge durch Lähmung des Orbicularis oculi die Schlußfähigkeit, den Lidern die Straffheit, und die angesammelten Tränen bewirken ein Umkippen. Das fortwährende Herablaufen der Tränen verursacht leicht eine Reizdermatitis der Haut des Lides und der Wange. Die den Unbilden der Luft ausgesetzte Bindehaut des Unterlides zeigt

Abb. 49. Seniles Ectropium des Unterlides.

nicht allein starke Rötung, sondern auch auffallende Verdickung und rauhe Beschaffenheit. Sie ähnelt mehr und mehr der äußeren Haut, wird spröde und rissig.

Die bisher erwähnten Formen sind *schlaffe* Ektropien. Durch vernarbenden Lupus, durch Verbrennungen und Verätzungen der Gesichtshaut entstehen ausgedehnte Hautnarben mit Verlängerungen und Auswärtswendung der Lider *(Narbenectropium,* Abbildung 50).

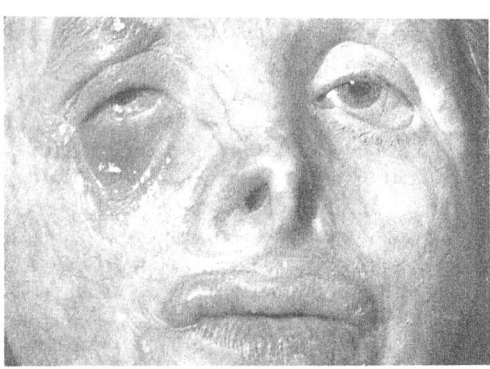

Den Gegensatz zum Ectropium bildet die *Einwärtskehrung des Lidrandes (Entropium).* Sie kommt am unteren wie am oberen Lide vor und ist immer mit Reiben der Cilien verbunden, weshalb die Hornhaut im Bereiche der schleifenden

Abb. 50. Narben-Ectropium beider Unterlider bei Lupus vulgaris.

Wimpern Trübungen und oberflächliche Substanzverluste, ja Geschwürsbildungen davonträgt (Abb. 51). Dem senilen Ectropium entspricht ein aus gleichen Ursachen entstehendes Umkippen der Lider nach innen, das jetzt aber zu Krampfzuständen im M. orbicularis führt *(Entropium spasticum).* Ein *Narbenentropium* kommt zustande, wenn sich die dem Tarsus fest verbundene tarsale Bindehaut narbig verkürzt. Dann krümmt sich der Tarsus nußschalenförmig nach innen, und die Cilien reiben auf der Cornea. Dies geschieht z. B. im Verlaufe des Trachoms, nach Diphtherie der Bindehaut, Verbrennungen und Verätzungen.

Ectropium und Entropium lassen sich zumeist nur durch operative Eingriffe zurückbringen. Beim schlaffen Ectropium fußen die Methoden

auf dem Plane, durch Verkürzung des Lides in der Horizontalen eine bessere Straffung des Lides zu erreichen. Die einfachste Operation ist die dreieckige Excision am äußeren Lidwinkel (s. Abb. 52). Auch kann man nach SZYMANOWSKY-KUHNT die Lidhaut dadurch spannen, daß man sie durch einen intermarginal geführten Lanzenschnitt am temporalen Lidwinkel vom Tarsus abpräpariert und in einen temporal geschaffenen Hautdefekt einnäht (Abb. 53). Gleichzeitig wird dann zur Verkürzung des Tarsusblattes aus diesem an der Mitte des Unterlides eine entsprechende Keilexcision vorgenommen. Liegt ein Narbenectropium vor, so müssen zunächst die Narben gelöst und abpräpariert werden. Das Lid wird dann aus-
gebreitet und der entstehende Hautdefekt plastisch gedeckt, z. B. durch Epidermisübertragung nach THIERSCH.

Das senile, spastische Entropium wird durch die Ausschneidung eines je nach Schwere der Stellungsanomalie breiter oder schmäler gewählten Hautbezirks längs des freien Lidrandes unter Mitnahme der Orbicularisfasern beseitigt. Die vertikal liegenden Nähte verkürzen das Lid in der Senkrechten und richten es da-durch auf. Vielfach wird auch eine Entfernung des Cilienbodens

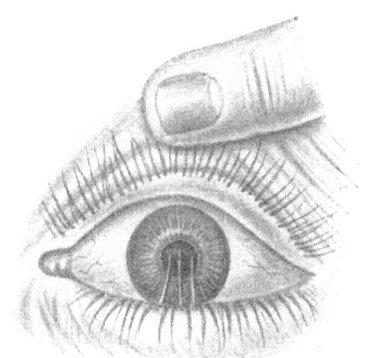

Abb. 51. Entropium des Unterlides. Drei Wimpern schleifen auf der Hornhaut und erzeugen eine zarte Hornhauttrübung.

(nach FLARER) vorgenommen oder, bei einzelnen reibenden Cilien die elektrolytische Entfernung derselben. Beruht das Entropium auf dem Vorhandensein von Narbensträngen in der Bindehaut, so müssen diese Narben (evtl. unter Implantation von Lippenschleimhaut) beseitigt werden. Beim trachomatösen Narbenentropium wird auch die Entfernung des verkrümmten Tarsusknorpels geübt.

Im Laufe von Lidranderkrankungen kann es auch zu *abnormer Verlängerung oder Verkürzung der Lidspalte* kommen. Im ersten Falle klafft die Lidspalte übermäßig, so daß leicht Fremdkörper hineingeraten, im zweiten ist die Spalte zu einem schmalen Schlitz verengt *(Blepharophimose)*, so daß man den dann meist vorhandenen Bindehautkatarrhen nicht erfolgreich beikommen kann. Der Zustand kann sich bei Kindern im Anschluß an lange anhaltenden Lidkrampf ausbilden. *Die Erweiterung der Spalte* wird auf das normale Maß zurückgeführt, indem man einen entsprechenden Streifen am oberen und unteren Lidrand unmittelbar am äußeren Lidwinkel wegnimmt und durch Suturen die gegenüberliegenden Wundflächen vereinigt: *Tarsorrhaphie*. Bei der Operation gegen die Blepharophimose *(Verengerung)* wird durch einen Scherenschlag die äußere Lidcommissur durchtrennt *(Canthoplastik)*. Die Bindehaut wird daraufhin so mit der zugehörigen

Haut des Lides vernäht, daß eine Wiedervereinigung der Wundränder unmöglich ist.

Geschwülste der Lider. Es kommen mannigfaltige *gutartige und bösartige Geschwülste* vor. Unter den *gutartigen* sei das *Xanthelasma* genannt, das vor allem bei Frauen in den mittleren Jahren in Form symmetrisch angeordneter, leicht prominenter, landkartenförmig begrenzter, gelber Flecke am Ober- und Unterlid auftritt. Durch oberfläche Exstirpation kann diese kosmetisch störende Geschwulst leicht bekämpft werden. Doch können sich gleiche Herde an benachbarten Stellen der Haut neu bilden und große Ausdehnung erreichen.

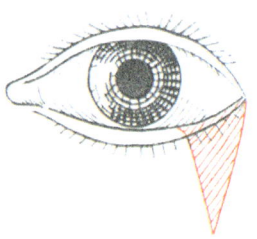

Abb. 52. Ectropiumoperation durch keilförmige Excision.

Häufig sind auch *Angiome*. Die Hämangiome sind oft recht schwer zu beseitigen. Diathermiestichelung, Vereisung mit Kohlensäureschnee, unter Umständen auch Strahlenbehandlung oder Exstirpation kommen therapeutisch in Betracht.

Endlich sind Fibrome (Abb. 54), Milien, Atherome und *Dermoidcysten* zu erwähnen. Letztere sind unter der Lidhaut verschieblich als derbe, plastische, scharf begrenzte Tumoren tastbar.

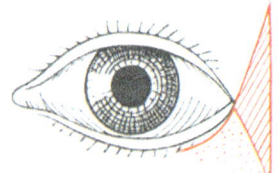

Abb. 53. Ectropiumoperation. (Nach SZYMANOWSKY-KUHNT.) Die Lidhaut wird an der temporalen Seite im Bereiche der punktierten Partie vom Lidrand und dem Lidknorpel abpräpariert und in eine Tasche eingepflanzt, die durch Wegnahme eines dreieckigen Gebietes der Schläfenhaut gebildet wird.

Bösartige Geschwülste entwickeln sich mit Vorliebe an der Lidkante oder auf der Haut der Lider selbst. Es handelt sich um langsam wachsende Carcinome (Basalzellenkrebse oder Cancroide), die zu Ausdehnung und Zerfall neigen, meist aber keine Metastasen machen.

Sie erfordern stets eine sorgfältige operative Entfernung. Lag der Tumor nur im Hautblatte, so können die dabei entstehenden Hautdefekte durch Verschiebungen von Hautpartien aus der Nachbarschaft gedeckt werden (*fingerförmige Lappen* nach FRICKE oder *Bogenlappen* nach IMRE). Bisweilen aber müssen auch ganze Lidteile ersetzt werden. Dann ist auch ein Ersatz der Lidplatte erforderlich, welche dem Lide erst seinen Halt gibt. Zweckmäßig ist da die *Implantation von Ohrknorpel*, wobei sich z. B. die Methode von LÖWENSTEIN bewährt hat. Man schneidet aus dem vorderen Helix einen dreieckigen Lappen heraus, der aus Kopfhaut der Ohrwurzel, Ohrknorpel und Innenhaut des Helix besteht und herausgenommen wie ein Stück Unterlid aussieht. Der Lappen wird so eingenäht (s. Abb. 56, *A*, *B*, *C*), daß die Kopfhaut die äußere Lidhaut, die Ohrinnenhaut die Bindehaut bildet.

Im Anschluß an Verbrennungen und Verätzungen und überhaupt dann, wenn die Conjunctiva bulbi und die gegenüberliegende Conjunctiva tarsi granulierende Wundflächen tragen, kommt es leicht zu Verwachsungen beider Bindehautblätter *(Symblepharon)*. Die Folge ist die Bildung von brückenförmigen Strängen, welche die Bindehauttasche durchziehen und die Beweglichkeit des Augapfels mehr oder weniger behindern (Abb. 57 und 58). Ist nur die Gegend der Lidkante mit der gegenüberliegenden Bindehaut verwachsen, so spricht man von einem *vorderen Symblepharon*, bei Verwachsung der der Übergangsfalte entsprechenden Bindehaut von *hinterem*, bei ausgedehnteren Flächen

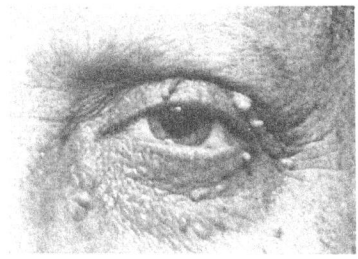

Abb. 54. Multiple Fibrome und Fibroma pendulans beider Lider.

eventuell von *totalem Symblepharon*. Die Beseitigung erfordert plastische Operationen, oftmals unter Verwendung von Lippenschleimhaut.

Die Erkrankungen der Tränenorgane.

Die Tränen werden von den (tubulösen) *Tränendrüsen* geliefert, beim Lidschlag nach dem inneren Lidwinkel hin gespült, hier von den am oberen und unteren Lide gelegenen Tränenpünktchen aufgenommen und durch die Tränenkanälchen in den in der Fossa lacrimalis gelegenen *Tränensack* weiter geleitet, der mit dem Ductus naso-lacrimalis unter der unteren Muschel in die Nase mündet (Abb. 59). Die Beförderung der Tränenflüssigkeit geschieht teils durch Capillarattraktion von seiten der Tränenpünktchen, ferner aber durch eine Art Pumpmechanismus. Beim Lidschluß, der durch Kon-

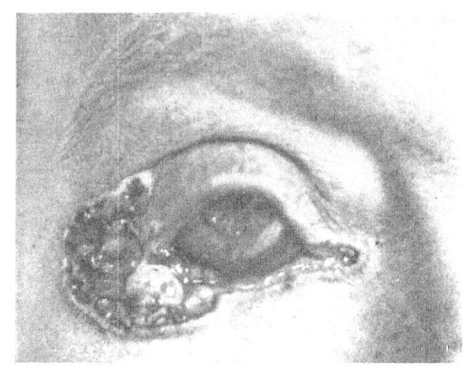

Abb. 55. Basalzellencarcinom des rechten Unterlides, ausgehend vom äußeren Winkel, aber bereits bis zum Canthus internus weitergewuchert.

traktion des M. orbicularis oculi geschieht, wird nämlich das mediale Lidbändchen, das vor dem Tränensack am Knochen inseriert, angespannt. Dabei erweitert sich der Tränensack etwas und saugt Tränenflüssigkeit an. Öffnet sich das Auge, so erschlafft das Bändchen, und die Saugwirkung hört auf.

Zwei Tränendrüsen sind jederseits vorhanden. Die eine (orbitale) liegt unmittelbar hinter und unter dem äußeren oberen knöchernen Rande der Augenhöhle. Sie ist haselnußgroß, während die palpebrale Drüse sich aus mehreren kleinen Läppchen zusammensetzt, die als Buckelchen hinter dem oberen Rande der Lidplatte des Oberlids sichtbar

werden, wenn man das Lid stark umstülpt und mit einer Pinzette die
Übergangsfalte etwas vorzieht. Innerviert werden die Drüsen von

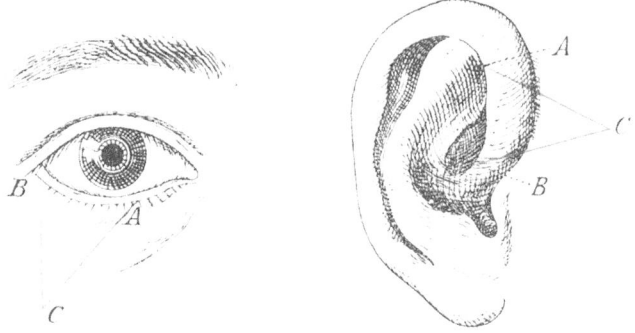

Abb. 56. Lidplastik. (Nach LÖWENSTEIN.)

Zweigen des Facialis, die sich dem Trigeminus beigesellen. Außerdem
verfügt der Bindehautsack noch über vereinzelte kleine akzessorische

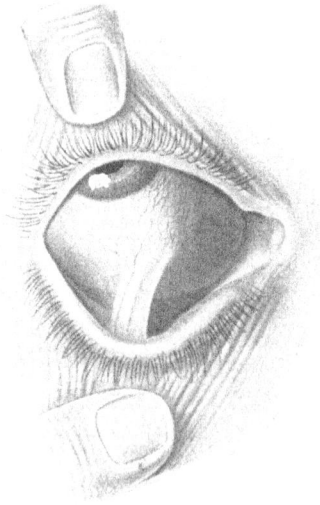

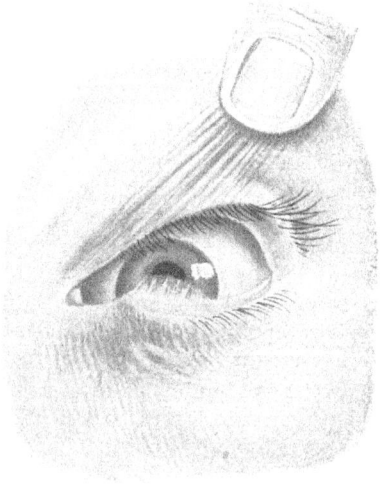

Abb. 57. Brückenförmiges Symblepharon,
das den unteren Abschnitt der Conjunctiva bulbi mit der Innenfläche des unteren
Lides verbindet. Der Narbenzug war im
Anschluß an eine Verbrennung entstanden.

Abb. 58. Breitbasig der unteren Hornhaut-
hälfte aufsitzendes Symblepharon (nach
einer Verätzung).

Tränendrüschen in der oberen und unteren Übergangsfalte, so daß
selbst die Wegnahme der beiden größeren Drüsen die Feuchtigkeit
des Auges nicht zum Versiegen bringt. Man kann daher in Fällen von
sehr lästigem Tränen unter Umständen erst die Exstirpation der palpebralen und, wenn dies nichts nützt, auch der orbitalen Drüse vornehmen.

Tränenträufeln (Epiphora) tritt ein, wenn unter psychischem oder örtlichem Reize mehr Tränen abgesondert werden als abgeführt werden können. (Psychisches Weinen, Epiphora bei Bindehautentzündung, bei Erkrankungen des Bulbus, bei Blendung.) Außerdem kommt aber auch bei nicht gesteigerter Tränensekretion eine Epiphora zustande, wenn ein Hindernis in der Tränenabfuhr vorliegt. Als solches kennen wir Stellungsanomalien des unteren Lides derart, daß der untere Tränenpunkt nicht mehr dem Augapfel zugekehrt ist, sondern nach auswärts

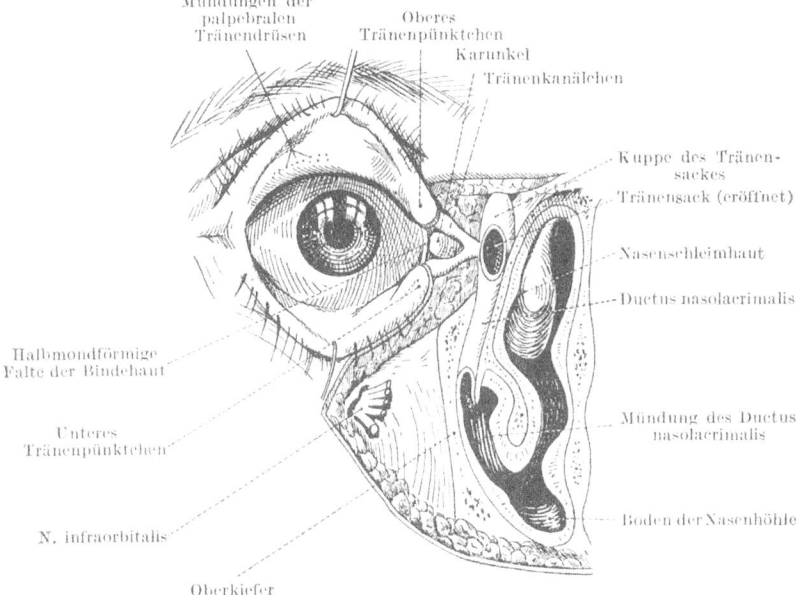

Abb. 59. Die Tränenableitung. (Nach CORNING.)

sieht. Dann häufen sich die Tränen hinter dem unteren Lidrand an und perlen über die Wange. Ihre Schwere bringt schließlich das untere Lid zur Auswärtskehrung (Ectropium s. S. 48, Abb. 49), wodurch das Übel noch verstärkt wird. Ferner können Verschlüsse der Tränenpünktchen, Stenosen, Verwachsungen, Fremdkörper oder sonstige Weghindernisse in den Tränenkanälchen vorhanden sein. Die häufigste Ursache der Behinderung der Abfuhr der Tränen in die Nase sind indessen Strikturen im Ductus nasolacrimalis. Sie kommen bei Erkrankungen der Nase und ihrer Nebenhöhlen sowie bei entzündlichen Prozessen im Periost der Wandung zustande.

Normal ist die Tränenabfuhr nur, wenn sie ganz gleichmäßig von selbst erfolgt. Spontane Durchgängigkeit der Tränenwege ist daran erkennbar, daß ein in den Bindehautsack verbrachter Tropfen Fluorescein später in der Nase nachweisbar ist. Geringe Weghindernisse lassen sich beim Durchspülen mit der stumpfen Spritze überwinden. Erscheint trotz Stempeldruck keine Flüssigkeit in der Nase, so besteht eine absolute

Stenose. Meist sind entzündliche oder narbige Prozesse an der Nasenschleimhaut die Ursache der Stenose, wenn diese im Ductus nasolacrimalis gelegen ist. Es gibt aber auch angeborene Verschlüsse der

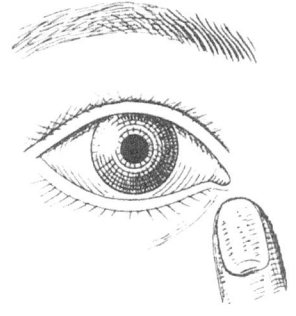

Tränenwege. Meist bildet hier nur ein zar-
tes Häutchen das Hindernis, das mit der
Sonde leicht endgültig gesprengt werden
kann.

Verwachsungen im Tränenkanälchen
zwischen Tränenpünktchen und Sack werden durch Sondieren oder Schlitzen der
Röhrchen beseitigt. Ebenso können manche
Strikturen im Tränennasengang mit der
stumpfen Sonde oder einem dreikantigen
Messerchen überwunden werden. Lange
fortgesetzte regelmäßige Sondierungen
müssen dann aber den geschaffenen Weg
offenhalten.

Abb. 60. Ausdrücken des
Tränensacks.

Entleert sich beim Druck auf die Fossa lacrimalis bzw. den Tränensack (am inneren unteren Umfange des Orbitalrandes unmittelbar unter

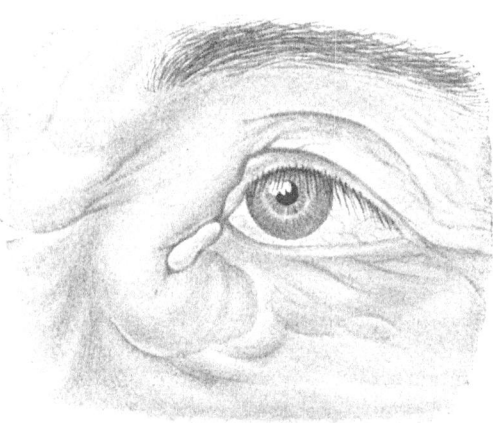

dem inneren Lidwinkel,
Abb. 59) Eiter, so liegt
eine Tränensackeite-
rung vor *(Dakryocysto-
blennorrhoe)*. Der mit
angestautem Inhalt ge-
füllte Tränensack hebt
sich manchmal auch als
ein Buckelchen in der
Haut ab. Entweder ist
das infolge einer Strik-
tur des Tränennasen-
gangs im Sack zurück-
gehaltene Tränensekret
mit der Zeit infiziert
worden, oder eine pri-
märe Entzündung der
Wandungen des Sacks

Abb. 61. Tränensackphlegmone mit Tränensackfistel,
aus der ein Eitertropfen quillt. (Nach HAAB.)

ist die eigentliche Ursache gewesen. Bei der chronischen Tränen-
sackentzündung findet man im Eiter fast ausnahmslos *Pneumokokken*,
jene der Hornhaut und bei perforierenden Wunden dem Augeninneren
so sehr gefährlichen Keime (Abb. 66, S. 61). Die Möglichkeit einer
Schädigung schwerster Art liegt also stets vor und erfordert unser
Eingreifen. Drängt die Gefahr (bei Ulcus corneae serpens, s. S. 84,
oder vor intraokularen operativen Eingriffen), so erreichen wir die
schnellste Ausrottung der Pneumokokkenquelle durch die Exstirpation
des Tränensacks.

Mit diesem Eingriff ist natürlich der Verzicht verbunden, daß die Tränen in die
Nase abgeleitet werden. Bessere Erfolge erzielt man in dieser Hinsicht durch das

Anlegen einer neuen Verbindung zwischen Tränensack und Nase unter Durch bohrung des Knochens zwischen Tränensack und Nasenraum *(Dakryocystorhino-stomie)*. Dadurch wird der Ductus nasolacrimalis umgangen. Man kann diese Operation von der äußeren Haut (Totɪ) oder von der Nasenschleimhaut aus (Haller, West) ausführen. Leider verlegt sich der neu geschaffene Abflußweg des Tränensackinhaltes ab und zu wieder durch Granulationsgewebe.

Geht die Erkrankung des Tränensacks von seiner Umgebung aus, dann muß unter Umständen eine Ausräumung der vorderen Siebbein-zellen, Abmeißelung cariöser Knochenstellen usw. Platz greifen.

Die gewöhnliche Tränensackeiterung ist eine chronische Erkrankung, die keine äußerlich sichtbaren Entzündungserscheinungen erkennen läßt und den Patienten zwar durch die Eiterung und das Tränen-träufeln, nicht aber durch Schmerzen belästigt. Bisweilen kommt es jedoch zu einer akuten Entzündung und zum Übergreifen der Erkran-kung der Tränensackwan-dung auf die Umgebung: Eine schmerzhafte hoch-rote entzündliche Er-hebung der Haut in der Gegend des Tränensacks kündet dann die *Tränen-sackphlegmone* an. War-me Umschläge bringen sie zurück; allerdings schließt sich eine even-tuell schon eingetretene

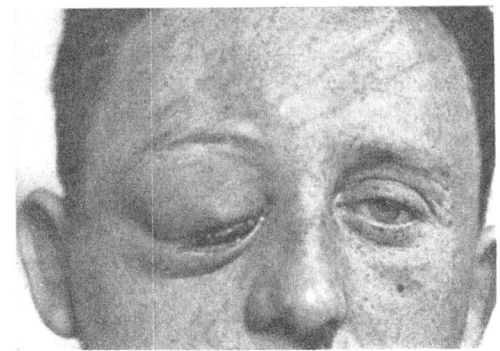

Abb. 62. Akute metastatische Dakryoadenitis.

Durchbruchsstelle des Eiters durch die äußere Haut *(Tränensackfistel)* kaum von selbst (Abb. 61). Auch bleibt nach Rückgang der Phleg-mone immer die zugrunde liegende Tränensackeiterung weiter bestehen. Wir müssen daher nach geschehener Abschwellung für Behebung der Dakryocystoblennorrhoe, nötigenfalls mit gleichzeitiger Excision der Fistel Sorge tragen.

Die Tränensackeiterung ist vorwiegend eine Erkrankung der älteren Leute. Findet man sie bei Jugendlichen, so muß immer auch an eine *tuberkulöse Ätiologie* gedacht werden.

Die Erkrankungen der Tränendrüse sind viel seltener als die des Sackes. Die *akute Dakryoadenitis*, die meist metastatisch bedingt ist, zeigt eine gerötete Vorwölbung der Haut über der Tränendrüse; läßt man den Kranken nach unten-innen blicken und zieht das Oberlid hoch, so erkennt man auch hier die Schwellung der Drüse. Eine Ver-wechslung mit entzündlichen Prozessen der Orbita ist möglich. Nicht selten tritt Abszedierung ein. *Chronische* Dakryoadenitis, oft tuber-kulöser Natur, kann tumorähnlich aussehen, auch symmetrisch auf-treten.

Als Mɪkulɪczsche *Erkrankung* ist eine gleichzeitige Anschwellung der *Tränendrüsen* und der Speicheldrüsen auf beiden Seiten bekannt. Die Lider sind dann in der Gegend des oberen äußeren Augenhöhlenrandes vorgewölbt. Die Lidhaut ist über den nicht geröteten, weichen Anschwellungen verschieblich. Es handelt sich um relativ gutartige lymphomatöse Geschwülste, manchmal auch um chronisch entzündliche Prozesse. Behandlung mit Röntgenstrahlen führt meist zur Heilung.

Sonst sind Tumoren der Tränendrüsen und des Tränensacks außerordentlich selten.

Die Erkrankungen der Bindehaut.

Normale Anatomie. Die Bindehaut ist die Fortsetzung der Haut des Gesichtes und der Lider. Man versteht ihre Bedeutung, wenn man die Entwicklungsgeschichte der Augenlider kennt. Diese werden aus zwei Ektodermwülsten gebildet, welche von der Stirn- und Wangengegend her aufeinander zu wachsen und in der späteren Lidspaltenzone mit ihren Kuppen ineinanderfließen. So entsteht eine im fetalen Leben völlig abgeschlossene Höhle: der Bindehautsack. Erst in den letzten Schwangerschaftsmonaten öffnet sich die Lidspalte wieder. Demnach bedeckt die Bindehaut die Hinterfläche der Lider *(Conjunctiva tarsi sup. und inf.)*, geht dann in die *obere* bzw. *untere Übergangsfalte (Conjunctiva fornicis)* über und liegt dem Augapfel als *Conjunctiva bulbi* auf (Abb. 63); aber sie überzieht nicht allein das über der Lederhaut liegende lockere episklerale Gewebe, sondern *auch die Oberfläche der Hornhaut* (Conjunctiva corneae). Allerdings rechnet man anatomisch das Hornhautepithel und die ebenfalls aus der Bindehaut hervorgegangenen vordersten Hornhautschichten zur Hornhaut selbst. In klinischer Beziehung gehört aber die Hornhautoberfläche zur Bindehaut; denn viele Bindehautaffektionen setzen sich auf die Hornhaut fort.

Auf der Lidhinterfläche ist die Conjunctiva (tarsi) fest und unverschieblich mit dem Tarsusknorpel verwachsen. Innerhalb des Bereiches der Übergangsfalte liegt die Bindehaut auf lockerem Stützgewebe. Man kann sie auch von der Sklera leicht mit einer Pinzette abheben, und nur am Limbus corneae geht sie wieder eine feste Verbindung mit der Unterlage ein, indem sie die schützende Decke der Hornhaut bildet.

Zahlreiche Becherzellen und einzelne akzessorische Tränendrüsen (KRAUSEsche Drüsen) sorgen für dauernde Befeuchtung. Unter dem Epithel finden sich schon normalerweise zahlreiche Lymphocytennester, die sich bei entzündlichen Prozessen (z. B. Trachom!) vermehren.

Die normale Bindehaut ist durchsichtig, feucht glänzend und glatt. Nur die Gegend der Übergangsfalten zeigt Wülste.

Während die Untersuchung der Innenfläche des unteren Lides durch einfaches Abziehen vom Augapfel ohne weiteres möglich ist, so daß z. B. dort sitzende Fremdkörper leicht entfernt werden können, bedarf das Umklappen des Oberlids einiger Geschicklichkeit. Soll es gelingen, so muß der Patient mithelfen, indem er stark nach unten schaut, damit das Lid sich streckt. Dann faßt man mit der linken Hand die Wimpernreihe, zieht sie nach abwärts und übt gleichzeitig mit dem Zeigefinger der rechten oder mit einem Glasstabe einen leichten Druck von oben auf die Gegend der Lidhaut aus, die dem oberen Rande des Lidknorpels entspricht. Das Lid kippt auf diese Weise von selbst um (Ektropionieren). Will man sich auch die obere

Übergangsfalte sichtbar machen, so setzt man einen DESMARRESschen Lidhalter von außen auf die Lidhaut und wälzt mit diesem das Lid nach außen. Hebelt man das umgestülpte Oberlid mit dem Lidhalter, dessen Stiel nun nach oben gerichtet wird, ab und läßt den Patienten nach unten blicken, so liegt jetzt der ganze Bindehautraum frei vor uns. Das Beherrschen dieser Technik ist wichtig, um Fremdkörper im Bindehautsack mit Sicherheit zu finden. Die gewöhnlichen kleinen Straßenstäubchen sitzen zwar meistens auf der Tarsushinterfläche im *Sulcus subtarsalis* und können leicht mit einem feuchten Wattebausch abgeputzt werden. Getreidegrannen aber, die Widerhäkchen besitzen, und ähnliche Fremdkörper arbeiten sich mit dem Lidschlag schnell hinauf in die obere Übergangsfalte.

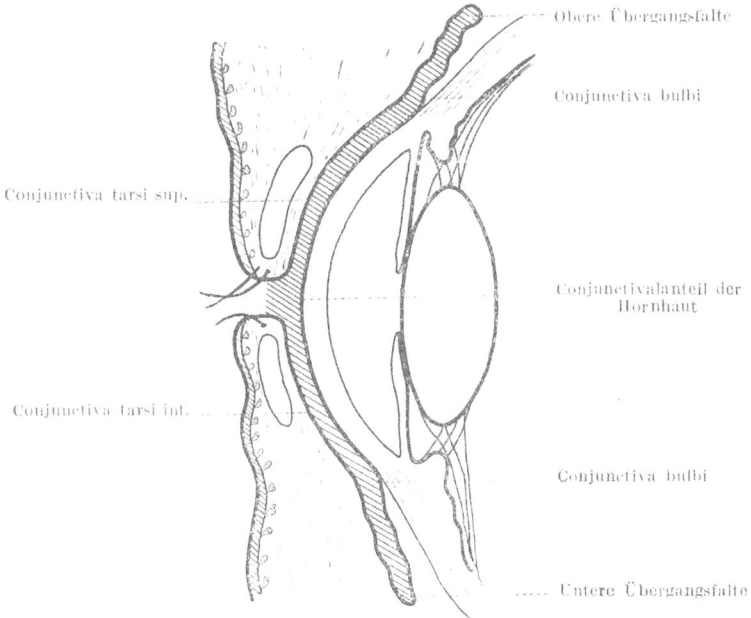

Abb. 63. Das Gebiet des Bindehautsacks auf dem Durchschnitt (schraffiert).

Übersieht man sie, so sind heftige Entzündungen der Bindehaut und womöglich der Hornhaut die Folge.

Die Entzündungen der Bindehaut. Die taschenförmige Anordnung der Bindehaut ermöglicht leicht das Festsetzen von Keimen, die entweder aus der Luft ins Auge fliegen, mit den Fingern hineingewischt werden oder dem Tränensack entstammen. Viel seltener gelangt das Virus aus der Blut- oder Lymphbahn in die Bindehaut. Andererseits unterliegt der Bindehautsack auch der Einwirkung mannigfacher chemischer und physikalischer Reize (Rauch, Staub, strahlende Energie, z. B. Höhensonne oder elektrischen Lichtbogen).

Allen Reizzuständen der Bindehaut ist die vermehrte Füllung der Bindehautgefäße gemeinsam. Wir sprechen von einer *conjunctivalen Injektion*.

Differentialdiagnostisch wird die *conjunctivale Injektion* oft mit der *ciliaren* verwechselt und andererseits die *Gefäßneubildung im Gebiete der Hornhaut* fälschlicherweise als Injektion aufgefaßt. Es gilt als Regel:

Eine Gefäßinjektion kann nur dort vorhanden sein, wo schon normalerweise Gefäße vorhanden sind. Diese schwellen an, wie bei jedem Ent-
zündungszustand. Da die gesunde Hornhaut aber gar keine Gefäße hat,
so muß es sich, sobald Gefäße innerhalb des Hornhautgebietes sichtbar
werden, um eine pathologische Neubildung, nicht um eine Injektion
präformierter Gefäße handeln. Wir sprechen deshalb nicht von einer
Injektion, sondern von einer *Vascularisation* der Hornhaut (s.
Abb. 81, S. 81).

   *Zwischen conjunctivaler und ciliarer Injektion besteht folgender Unter-
schied.* Im ersten Falle erweitern sich die ganz oberflächlich gelegenen
Bindehautgefäße, was daran kenntlich ist, daß man jedes einzelne Gefäß-
ästchen als hellrotes, scharf umrissenes Äderchen sieht, das sich von

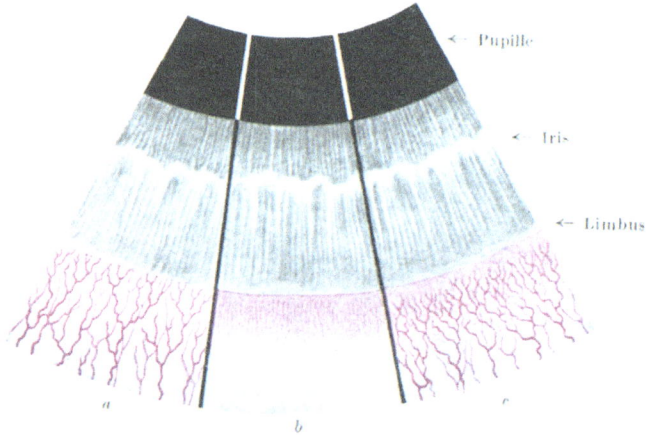

Abb. 64. Schema der conjunctivalen und ciliaren Injektion. *a* Conjunctivale Injektion, *b* ciliare
Injektion, *c* „gemischte" conjunctivale und gleichzeitig ciliare Injektion.

dem Untergrunde der weißen Lederhaut deutlich abhebt (Abb. 64, *a*).
Ist man im Zweifel, ob es oberflächliche oder tiefe Gefäße sind, dann
braucht man nur den Versuch zu machen, die Gefäße auf der Sklera
zu verschieben. Sie bewegen sich mit der Bindehaut hin und her. Bei
der ciliaren Injektion handelt es sich dagegen um die Füllung der tiefen
(ciliaren) Gefäße (s. S. 7, Abb. 5), die innerhalb der Lagen der Skleral-
lamellen verlaufen und daher in ihren Konturen nur ganz verwaschen
durchschimmern. Sie geben einen diffus bläulich-rötlichen Schein
(Abb. 64, *b*). Die ciliare Injektion läßt sich nicht in einzelne Äste
auflösen und ist unverschieblich. Vielfach sind conjunctivale und ciliare
Injektion zusammen vorhanden (*gemischte Injektion*, Abb. 64, *c*). Von
ernsterer Bedeutung ist stets die Füllung der tiefen Gefäße; denn sie
zeigt uns an, daß der Augapfel selbst, womöglich in seinen tieferen Teilen,
erkrankt ist, während die conjunctivale Injektion an sich nur ein mehr
oder weniger harmloses Leiden des äußeren Auges ankündigt. Allerdings
darf man nie unterlassen, auch die Hornhaut nach Erkrankungen abzu-
suchen; denn manche Hornhautaffektionen gehen, sofern sie oberflächlich sitzen, mit einer conjunctivalen Injektion einher und können, wenn

sie übersehen werden, zu Trübungen und Sehstörungen Anlaß geben. Das Hornhautepithel kann klinisch geradezu als ein Teil der Bindehaut aufgefaßt werden. Man spricht deshalb auch wohl von einer *Conjunctiva corneae*. Die Hornhaut beteiligt sich jedenfalls nicht selten an den Erkrankungen der Bindehaut, z. B. in Form der katarrhalischen Randgeschwüre.

Conjunctivitis simplex. Die *Bindehautentzündung* ist ein ungemein verbreitetes Leiden. Man spricht von einer *Conjunctivitis simplex*, sofern nicht Anzeichen einer Infektion oder schwereren Erkrankung vorhanden sind. Aufenthalt in staubiger Luft, also physikalische und chemische Prozesse, intensive Einwirkung von Wind und Wetter, zarte Beschaffenheit des äußeren Hautüberzugs des Körpers, Neigung zu Katarrhen der Schleimhäute, zu Skrofulose sind die Ursachen chronischer Bindehautreizungen. Oft sehen wir auch eine Rötung der Bindehaut auftreten, wenn falsche Brillengläser getragen werden. Bakterien brauchen nicht vorhanden zu sein. Bisweilen finden sich jedoch die als harmlose Schmarotzer bekannten *Xerosebacillen*. Natürlich gibt es auch bakteriell bedingte „einfache" Bindehautentzündungen. In anderen Fällen wiederum ziehen chronische Schwellungszustände der Nasenschleimhaut, Septumdeviationen und Polypen der Nase durch venöse Blutstauung die conjunctivalen Gefäße in Mitleidenschaft. Die von der Conjunctivitis simplex erzeugten Beschwerden bestehen in dem Gefühle der Trockenheit und des Reibens im Bindehautsack beim Lid-

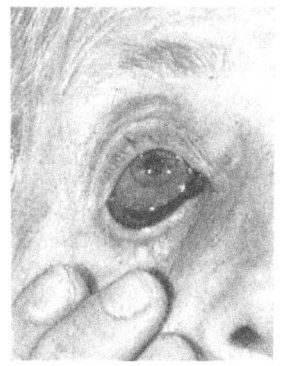

Abb. 65. Schwere Argyrosis (Versilberung) der Bindehaut nach zu langer Benutzung von Argentum nitricum.

schlage, als wenn etwas im Auge scheuerte, Fremdkörpergefühl. Dabei kommt es zu Tränen und Lichtscheu. Im allgemeinen sind die Klagen auch abhängig von dem nervösen Zustande der Patienten. Neurastheniker und Hysterische peinigen den Arzt mit immer neuen Beschwerden, trotzdem kaum die Anzeichen einer Reizung vorhanden sind, während robuste Menschen eine schwere Conjunctivitis mit sich herumtragen, ohne ein Wort zu verlieren.

Man verordnet Adstringentien zum Einträufeln. Beliebt ist das Zinksulfat (Zinc. sulf. 0,03; Resorcin 0,2; Aq. dest. ad 10,0). Für die Nacht kann man eine 3%ige Borsalbe einstreichen. Manche Fälle reagieren am besten auf eine sehr milde Behandlung, z. B. mit: Natr. biboracici 0,2; Acid. borici 0,2; Aq. dest. ad 10,0. Bei anderen bringt vorsichtiges Tuschieren der Bindehaut des Tarsus mit dem Alaunstift Linderung oder mit Argentum nitricum 1% (nachfolgende Neutralisation mit Kochsalzlösung). Auch kolloidale Silberlösungen (Targesin 3—5%) können angewandt werden. Zu vermeiden ist der längere Gebrauch des Argentum nitricum, weil das Silbersalz sich mit der Zeit in der Conjunctiva als schwarzer Niederschlag festsetzt und in Form einer graulichen Verfärbung der ganzen Bindehaut zu der sehr entstellenden *Argyrosis conjunctivae* (Abb. 65) Anlaß gibt, die unheilbar ist. In langwierigen Fällen schafft manchmal die Behandlung der Nase als des Ausgangspunktes der chronischen Conjunctivitis volle Heilung.

Die Diplobacillenconjunctivitis. Eine besondere, und zwar recht häufige Form der chronischen Bindehautentzündung ist dadurch ausgezeichnet, daß außer den gewöhnlichen Symptomen, wie Lichtscheu, Fremdkörpergefühl mäßige Sekretabsonderung und Rötung der Conjunctiva tarsi auch die Lidränder und besonders die Haut des äußeren und inneren Lidwinkels entzündlich gereizt sind: sog. Winkelrötung. Man spricht von einer *Blepharoconjunctivitis angularis*. Im Sekretabstrich finden sich plumpe gramnegative Doppelstäbchen (*Diplobacillus* MORAX-AXENFELD). Unbehandelt hat dieser sehr chronische Katarrh eine nur geringe Heilungstendenz, ist aber therapeutischen Maßnahmen gut zugänglich. Man verwendet im Anfang gern Tuschieren mit Arg. nitric. 1% oder tägliches Einträufeln von Greifswalder Farblösung. Klassisch ist eine energische Zinktherapie in Form von Tropfen, Salben und auch Umschlägen.

Nicht nur die Blepharoconjunctivitis angularis, auch viele andere Erkrankungen der Bindehaut und des Auges überhaupt sind durch Krankheitskeime verursacht. Die für die Augenheilkunde wichtigsten *Krankheitserreger* seien hier gesammelt angeführt (vgl. Abb. 66):

1. Grampositive Keime: Pneumokokken, Streptokokken, Staphylokokken, Diphtheriebacillen und die ihnen ähnlichen Xerosebacillen, Subtilis (Panophthalmie);

2. Gramnegative Keime: Gonokokken, Diplobacillen (MORAX-AXENFELD), KOCH-WEEKS-Bacillen, Influenzabacillen;

3. Nach GRAM nicht färbbar: Tuberkelbacillen;

4. Protozoen: Spirochaeta pallida (Lues);

5. Vira: Trachomvirus, Virus der Einschlußblennorrhoe, Herpesvirus, Varicellenvirus (Herpes zoster), Vaccinevirus, Virus des Molluscum contagiosum, Virus der sympathischen Ophthalmie (?).

Die akuten Bindehautentzündungen sind meist infektiöser Natur. Die durch Pneumokokken bedingte Form der *Conjunctivitis acuta* setzt meist plötzlich ein, kann mit erheblicher Rötung und Schwellung der Bindehaut verbunden sein (akuter Schwellungskatarrh); hie und da finden sich kleine Petechien auf der Conjunctiva bulbi. Die Hornhaut bleibt in der Regel unbeteiligt. Nach etwa 7—9 Tagen gehen die Erscheinungen wieder zurück, doch kann eine mäßige Reizung länger bestehen bleiben. Die Pneumokokken finden sich nur anfangs im Bindehautsekret. Auch bei der vielfach durch die gleichen Keime bedingten Tränensackeiterung rufen die in den Bindehautsack zurückquellenden Pneumokokken immer wieder Schübe akuter Entzündungen hervor. Bei selbst geringfügigen Verletzungen des Hornhautepithels kommt es dann zu dem gefürchteten Ulcus corneae serpens (s. S. 84). Man muß daher bei allen hartnäckigen Conjunctivitiden sowohl auf das Ergebnis des Ausstrichpräparates als auch auf den Zustand der Tränenwege achten.

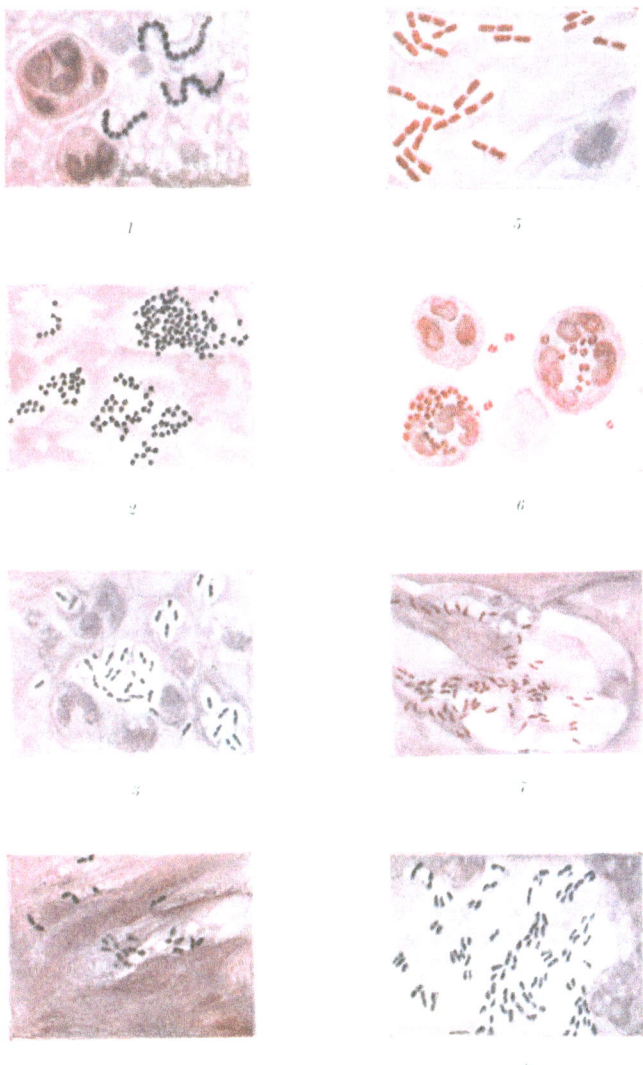

Abb. 66. Die wichtigsten Krankheitskeime. Dunkelviolett gefärbt die „grampositiven" Keime, rot gefärbt die „gramnegativen". *1* Streptokokken, in Ketten angeordnet. (Die Vergrößerung dieser Abbildung ist etwas stärker als die der übrigen Keime. Die Kokken selbst sind nicht größer als z. B. die Staphylokokken.) *2* Staphylokokken, in Haufen angeordnet. *3* Pneumokokken, Doppelkokken, die im Sekretausstrich nicht selten einen kleinen Hof aufweisen. *4* Xerosebacillen, harmlose Schmarotzer, oft noch plumper als hier wiedergegeben, oft den Diphtheriebacillen sehr ähnlich, mit denen sie auch die NEISSERsche Polkörperchenfärbung gemeinsam haben. Entscheidend ist in zweifelhaften Fällen der Tierversuch. *5* Diplobacillus Morax-Axenfeld, mit der Schmalseite gegeneinander gestellte Doppelkeime. *6* Gonokokken, semmelförmig angeordnete Doppelkokken, die vorwiegend intracellulär liegen. *7* KOCH-WEEKS-Bacillen, schlanke Stäbchen, oft viel graziler und länger als hier abgebildet. Die kürzere Form ist oft den verwandten Influenzabacillen sehr ähnlich. *8* Diphtheriebacillen, den Xerosebacillen oft sehr ähnlich (vgl. *4*). Drei weitere *infektiöse Bindehauterkrankungen* erfordern eine besondere Besprechung: das Trachom, die Blennorrhoe und die Diphtherie.

Stark ansteckend und deswegen hin und wieder Ursache epidemisch auftretender akuter Bindehautentzündungen ist die Infektion mit dem Bacillus Koch-Weeks. Sie verläuft meist harmlos, doch werden auch katarrhalische Randgeschwüre beobachtet.

Die *Behandlung* akuter Formen der Conjunctivitis bevorzugt wiederum die Anwendung adstringierender Tropfen und kühler Umschläge. Bei heftigen Erkrankungen, besonders solchen mit stärkerer Sekretion, kann man auch mit einem mit 2%igem Argentum nitricum getränkten Stieltupfer die umgeklappten Lider innen rasch bestreichen und den Überschuß mit Kochsalz neutralisieren, damit keine Schädigung der Hornhaut eintritt. Wohltuend empfindet der Patient meist

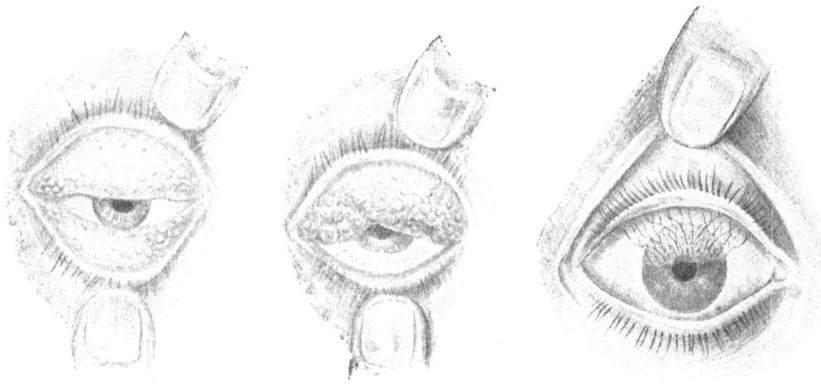

Abb. 67. Follikularkatarrh.   Abb. 68. Trachom mit vielen   Abb. 69. Pannus
                                     sulzigen Follikeln.   trachomatosus.

die Anwendung indifferenter Salben (Acid. bor. 0,2 — Vaselin. american. alb. ad 10 oder Noviform-Augensalbe 5%, Original HEYDEN 5,0).

Das Trachom (Granulose oder ägyptische Augenentzündung). Die aus Ägypten eingeschleppte Bindehautentzündung ist sicher übertragbar; ihr Erreger ist jedoch noch unbekannt. Man glaubte sie schon in gewissen Einschlüssen der Bindehautepithelzellen, den HALBERSTÄDTER-PROWACZEKschen Einschlußkörperchen gefunden zu haben, doch kommen diese auch bei einer besonderen Form der Blennorrhoea neonatorum, der sog. Einschlußblennorrhoe, sowie bei der „Bad-conjunctivitis" und bei Vaginalaffektionen vor. Wahrscheinlich ist der Erreger ein Virus.

Beim *Trachom* erfolgt die Ansteckung nie durch die Luft. Vorbedingung ist stets unmittelbare Übertragung von Auge zu Auge durch Sekret, vorzüglich bei gemeinsamer Benutzung von Handtüchern und Waschwasser. Im eingetrockneten Zustande scheint das Virus bald seine Infektiosität einzubüßen. Trachome im Narbenstadium sind kaum noch gefährlich, dagegen die frischen, mit Sekretion einhergehenden desto mehr.

Die Krankheit beginnt im allgemeinen zunächst als ein scheinbar unspezifischer Bindehautkatarrh. Dann treten die charakteristischen

„*Körner*" hinzu. Der Verlauf ist also ausnahmslos chronisch. Freilich beobachtet man häufig im Anfang auch akute Erscheinungen; doch sind die stürmisch einsetzenden Fälle oft durch Mischinfektionen mit anderen Keimen in ihrem Beginne verdeckt. Ein *akutes Trachom,* im Sinne eines plötzlichen Auftretens und raschen Verschwindens gibt, es jedenfalls nicht.

In den ausgesprochenen Fällen beherrschen das Krankheitsbild kleine, später auch größere, zum Teil sulzige Lymphfollikel (die „Körner" oder „Granula"), und daher hat die Krankheit ihren Namen *Granulose* oder *Körnerkrankheit. Es gibt aber auch Trachome ohne klinisch deutliche Follikel und andererseits Bindehautkatarrhe mit Follikeln, die mit Trachom gar nichts zu tun haben.*

. Die Bindehaut besitzt wie die anderen Schleimhäute einen drüsigen Apparat, indem Lymphfollikel in ihr Gewebe eingestreut sind. Normalerweise sind diese Follikel aber in die *glasklare* Bindehaut eingebettet und vorzugsweise nur dort ausgebildet, wo die Flüssigkeit im Bindehautsack sich am ehesten ansammelt. Deshalb finden wir sie in der ganzen Ausdehnung der Conjunctiva des unteren Lides und der unteren Übergangsfalte, dagegen an der Innenfläche des oberen Lides nur nahe dem inneren und äußeren Lidwinkel. Dagegen ist die Bindehaut in der Mitte des oberen Tarsus und die obere Übergangsfalte im allgemeinen von ihnen frei.

Schwellen die drüsigen Gebilde bei allgemeiner lymphatischer Diathese, bei Skrofulose oder auch bei leichten infektiösen Reizungen an, dann erscheint die Innenfläche der Lider dort, wo schon in normalen Zeiten die Follikel eben angedeutet sich abheben, von feinen Erhabenheiten eingenommen; die Bindehaut selbst behält aber durchaus ihr klares, nicht aufgelockertes Aussehen. Das ist das Bild der Conjunctivitis follicularis (Abb. 67), die vom Trachom scharf zu trennen ist und einen harmlosen Verlauf zeigt. Sie darf also nicht etwa als eine leichte Form von Granulose aufgefaßt werden, denn nie kommt es zum Platzen der Follikel und zur Narbenbildung. Auch finden sich keine Einschlüsse. Daß es sich hier wirklich um eine ganz andere, gutartige Erkrankung handelt, beweist endlich auch die Tatsache, daß die Weiterverimpfung von Material der follikulären Bindehautentzündung niemals Trachom erzeugt.

Zum *Trachom* gehört jedoch die mikroskopisch als diffuse Rundzelleninfiltration anzusprechende *Trübung, Schwellung und Rötung der befallenen Bindehautteile.* Das beste Kriterium bilden immer die durch die Bindehaut des oberen Lides normalerweise als gelbe Striche durchscheinenden MEIBOMschen Drüsen (s. S. 44). Sind sie trotz des Vorhandenseins von angeschwollenen Follikeln gut erkennbar, dann kann man Trachom in der Regel ausschließen. Andernfalls ist die Diagnose auf Trachom erlaubt. In manchen Fällen bleibt aber auch für den Geübten die Differentialdiagnose immer schwierig.

Wir haben somit zur *Diagnose des Trachoms* zwei Merkmale kennengelernt: die *trübe Schwellung des Gewebes und das Auftauchen neugebildeter Follikel an Stellen, die normalerweise keine führen* (Abb. 68).

Mit Vorliebe sitzen die Trachomgranula in der oberen Übergangsfalte, überziehen den Tarsus des oberen Lides und nehmen von oben
nach unten an Häufigkeit ab. An der Conjunctiva tarsi inf. kommen sie
auch vor, aber selten so zahlreich wie oben. (Bei der Conjunctivitis follicularis ist gerade das Umgekehrte der Fall.) Auf der Augapfelbindehaut
setzen sich Trachomfollikel kaum fest, eher noch auf der Karunkel und
der halbmondförmigen Falte (s. Abb. 59, S. 53). Dafür wird aber die
Hornhaut schon frühzeitig von der Erkrankung in Mitleidenschaft
gezogen, nicht durch eigentliche Follikelbildung, sondern den sog.
Pannus trachomatosus.

Wahrscheinlich durch Einwirkung des unbekannten Erregers, nicht,
wie man früher glaubte, infolge dauernden Reibens der mit Follikeln
besetzten rauh gewordenen Innenfläche des Oberlides, bildet sich ein
aus den Bindehautgefäßen hervorsprießender Überzug des oberen Horn-
hautrandes aus, der allmählich, begleitet von einer grausulzigen Trübung,
sich von oben her in die durchsichtige Hornhaut hineinschiebt (Abb. 69).
Die Gefäße bilden durch Anastomosen ein Netzwerk, bewahren dabei
aber immer die Richtung von oben nach unten. Anatomisch besteht
der Pannus aus einer Zellinfiltration zwischen Epithel und BOWMANscher
Membran der Hornhaut, in die die neugebildeten Gefäße einwuchern.

Diese zellige Durchsetzung läßt sich mikroskopisch in dem subepithelialen
Gewebe der Conjunctiva bulbi weiter verfolgen und stellt eine kontinuierliche
Fortsetzung des Prozesses der oberen Übergangsfalte dar.

Die in der Conjunctiva tarsi und den Übergangsfalten befindlichen
Follikel sind ebenfalls in eine Rundzelleninfiltration eingebettet. Sie
heben sich in ihr nicht durch Abgrenzung mit einer Membran, sondern
lediglich dadurch ab, daß an den betreffenden Stellen die Infiltration
intensiver wird. So erblickt man schon bei schwacher Vergrößerung im
Schnitt leicht erkennbare rundliche Zellherde, die allmählich eine dichtere Randinfiltration von einem helleren, spärlich färbbaren Zentrum
unterscheiden lassen. Das liegt daran, daß der Follikel mit der Zeit in
seinem Inneren „erweicht", womit klinisch seine Umwandlung von einem
härtlichen Knötchen in ein „sagokornartiges" weiches Gebilde zusammenhängt. Die zentral *einsetzende Erweichung des Follikels* leitet vielfach
eine Art Selbstheilung ein; denn durch Vergrößerung der Detritusmasse
arbeitet sich der gallertige Pfropf immer mehr nach der Oberfläche
durch, bis schließlich eine nur noch ganz dünne Gewebsbrücke ihn
bedeckt. *Endlich platzt der Follikel* und entleert so seinen Inhalt in den
Bindehautsack. Indessen reifen durchaus nicht alle Follikel bis zum
Bersten aus, die Mehrzahl verschwindet wieder und macht unmittelbar
einer bindegewebigen Umwandlung Platz. Auch die Entleerung der
Follikel wird zur Ursache für das Einsetzen von Narbenbildung.

Allmählich geht die Erkrankung in das Stadium des Narbentrachoms
über. Dieser Vorgang spielt sich aber nicht im ganzen Gebiete des
Bindehautsackes auf einmal ab, sondern ganz schubweise und in Inseln.
Frisch hervorsprießende Follikel und vernarbende Kraterchen finden
sich nebeneinander. *So ist gerade das durch viele Jahre hindurch, ja
unter Umständen zeitlebens immer erneute Hervorbrechen und Wieder-*

abnehmen der Krankheitserscheinungen für das Trachom typisch. Die Narben kommen dadurch zustande, daß Bindegewebszüge an die Stelle der geplatzten oder spontan zurückgebildeten Follikel treten, indem sich zunächst Granulationsgewebe entwickelt, welches später durch Organisation schrumpft. So trägt jeder durch Bindegewebe ersetzte Follikel dazu bei, daß ein Narbenzug an der Oberfläche der Bindehaut und damit an der Lidinnenfläche zur Geltung kommt. Das Vielfache dieser kleinen Vernarbungen bringt schließlich die Bindehaut einerseits zur Verödung und führt an-dererseits zu einer sehr charakteristischen *„nußschalenförmigen" Verkrümmung der Lider.* Wie die Sehne den Bogen, so spannt mit der Zeit die Summe der schrump-fenden Bindegewebszüge das Lid an seiner Innenfläche an, so daß es innen ausge-höhlt, außen verkrümmt erscheint. Es liegt nicht mehr der Hornhaut auf wie die Gelenkpfanne dem Gelenkkopfe, sondern es hebt sich in der Mitte von der Horn-haut ab, um namentlich in der Gegend des freien Lidrandes sich nach dem Auge einzustülpen. Dadurch entsteht ein En-tropium des Lidrandes, verbunden mit Schleifen der Wimpern auf der Hornhaut, eventuell auch fehlerhaftes Wachstum der Cilien (s. S. 47, Trichiasis). Die Folge hiervon sind oft *Hornhautgeschwüre,* die sehr langsam heilen und Narbentrü-bungen zurücklassen. Die Verödung der Bindehautoberfläche im Narbenstadium bringt schließlich auch die Benetzung des Bindehautsackes zum Versiegen. Des-

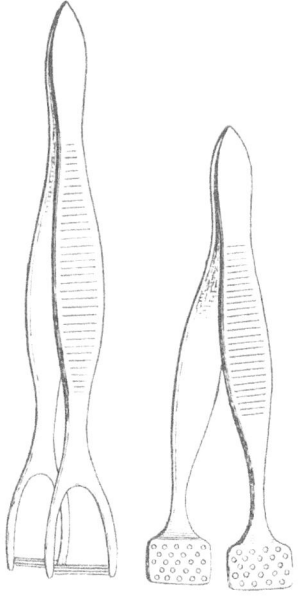

Abb. 70.
Rollpinzette.

Abb. 71.
Quetschpinzette.

wegen ist das trostlose Endstadium schwerer Trachome eine Eintrock.nung der Augapfeloberfläche (Xerosis; die dabei vorkommenden Xerose-bacillen sind harmlose Schmarotzer, aber nicht die Ursache der Ver-änderung); sie führt allmählich zu völliger Trübung der Hornhaut und Schrumpfung der Übergangsfalten, so daß die Lider unbeweglich wer-den. Ist der ganze Bindehautsack verödet, dann ist allerdings auch dem Weiterwuchern der Erkrankung ein Ziel gesetzt, das Trachom erlischt.

Das Trachom ist eine Weltseuche, die in manchen Ländern (Ägypten, Japan usw.) den überwiegenden Teil der Bevölkerung, ja 80—100% der-selben befällt und noch heute in vielen Fällen zur Erblindung führt.

Die Bekämpfung erstreckt sich vor allem auf die Prophylaxe. Sezernierende Trachome müssen isoliert und sämtliche Kranke auf die Gefahr für ihre Umgebung aufmerksam gemacht und zu größter Sauber-keit angehalten werden.

Die *Behandlung* ist für den Patienten, aber auch für den Arzt eine große Geduldprobe und nach Abschluß eines Heilverfahrens tritt nur

zu oft wieder ein Rückfall ein. Wir gehen am zweckmäßigsten wie
folgt vor. Frischere Trachome mit eben aufsprießenden Follikeln
werden täglich mit einem in Sublimatlösung 1:1000 getauchten Wattebausch nach Umwenden der Lider vorsichtig „abgerieben". Sehr zahlreiche und sulzige Follikel werden mittels besonders gearbeiteter Pin-
zetten ausgerollt (Abb. 70) oder ausgequetscht (Abb. 71); einzelne
mit einem Messerchen geöffnet. Der Zweck ist, den Follikelinhalt möglichst frühzeitig zum Austritt zu bringen, ehe er durch spontanes
Platzen zu ausgedehnten Narbenbildungen Anlaß gibt, und den Verlauf
des ganzen Prozesses abzukürzen. Nachbehandlung durch Tuschieren
mit Cuprum sulfuricum-Stift; später ist Massage mittels Kupferacetat-
salbe empfehlenswert.

Greift der trachomatöse Prozeß in die Tiefe, so daß er oberflächlichen
Behandlungsmethoden entzogen ist, dann kommt die *Ausschälung
des Tarsus* samt trachomatöser Bindehaut und die Deckung des Defektes
durch die hinübergezogene Bindehaut der oberen Übergangsfalte in
Frage. Namentlich wenn das Lid durch die narbigen Vorgänge in dem
Tarsus stark verkrümmt ist, leistet dieses Verfahren gute Dienste.
Aber auch andere operative Eingriffe kommen bei Narbenentropium
und bei Trichiasis in Frage.

Einen sehr erfreulichen Wandel in dem Erfolge unserer Bemühungen
zur Behandlung des Trachoms scheint die neuerdings eingeführte
interne Chemotherapie mit Sulfonamiden (Pyrimal, Cibazol) anzu-
bahnen.

Die Badconjunctivitis. Durch Ansteckung in Badeanstalten (Hallen-
schwimmbädern, stark besuchten Strandbädern am Ufer stehender
Gewässer) kommt eine akute Conjunctivitis zustande, die durch die
Ausbildung trachomähnlicher Follikel usw. manche Anklänge an das
Trachom zeigt. Sie hält in der Regel mehrere Monate an. Meist
verläuft sie einseitig. Bisweilen werden Anschwellungen der regio-
nären Drüsen beobachtet. Dennoch ist die Krankheit im Gegensatz
zum Trachom gutartig und führt nicht zu narbiger Schrumpfung
der Bindehaut. Auch bei dieser follikulären Bindehautentzündung
finden sich „Einschlußkörperchen". Man neigt der Ansicht zu, daß
die Quelle der Verunreinigung des Badewassers in einer „Einschluß-
körperchen-Erkrankung" der Genitalschleimhaut zu suchen ist. Sicher
gilt das ja für die unten (S. 69) zu besprechende *Einschlußblennorrhoe
der Neugeborenen*, die, auf die Bindehaut des Erwachsenen übertragen,
zu einer Erkrankung der Bindehaut führt, die der Badconjunctivitis
sehr ähnlich ist.

Die Gonoblennorrhoe der Bindehaut. Unter Blennorrhoe des Auges
(Augentripper) im engeren Sinne versteht man die Infektion der Bindehaut mit dem NEISSERschen Gonococcus.

Die Infektion tritt bei *Neugeborenen* durch Berührung der Augen
mit dem infizierten Vaginalsekret intra partum ein, bei *Erwachsenen*
durch zufälliges Hineinwischen. Schon in wenigen Stunden nach eingetretener Ansteckung bekommen die reichlich abgesonderten Tränen
eine Beimengung mit kleinen Eiterflöckchen. Das Sekret sieht bei

Neugeborenen zunächst oft eigentümlich weinfarben aus; nach Verlauf von 1—2 Tagen tritt dann die typische rein eitrige Absonderung auf, wobei der Eiter aus der Lidspalte hervorquillt (Abb. 72). Die Lider sind hochgradig ödematös geschwollen, so daß sie meist nicht spontan geöffnet werden können. Die Bindehaut ist dabei dunkelrot injiziert, wulstig aufgelockert und samtartig rauh. Die Entzündung dauert in der Regel mehrere Wochen.

Außerdem hat der Gonococcus die Fähigkeit, bei längerem Verweilen auf der Hornhaut das zuvor intakte Hornhautepithel zum Einschmelzen zu bringen und *Hornhautgeschwüre* zu erzeugen, die schnell in der Fläche und Tiefe fort-schreitend und endlich zu Perforation und Zerfall der ganzen Membran führen kön-nen. Hierin liegt die größte Gefahr; sie ist beim Neuge-borenen (Blennorrhoea neo-natorum) geringer als beim Erwachsenen (Blennorrhoea adultorum). Bei Besichtigung und Behandlung des Auges ist deshalb größte Vorsicht ge-boten, damit man nicht etwa mit dem DESMARRESschen Lidhalter, der zur Öffnung der Lider eingelegt wird, die Hornhaut berührt und ver-letzt. Während man beim Neugeborenen einige Sicher-heit übernehmen kann, daß eine Hornhaut, die beim Ein-

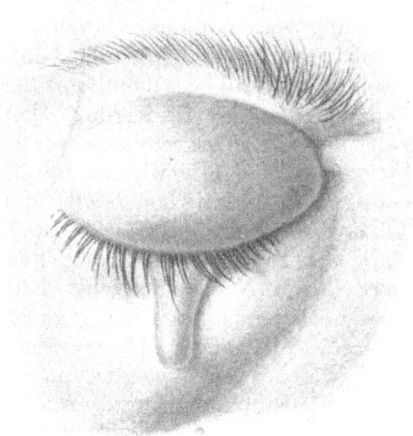

Abb. 72.   Blennorrhoea conjunctivae im Höhe-stadium. Lider geschwollen. Zwischen den Lidern quillt Eiter heraus.
(Nach einer Abbildung von WESSELY.)

tritt der Behandlung noch intakt ist, auch klar bleibt, ist die selbst kurze Zeit nach den ersten Symptomen der Erwachsenenblennorrhoe einsetzende Therapie keineswegs völlig Herrin der Lage. Auch bei sorgsamster Pflege kann manchmal die Beteiligung der Hornhaut nicht verhindert werden.

Die Verhütung der *Blennorrhoe der Neugeborenen* geschieht bekannt-lich durch Anwendung des CREDÉschen Verfahrens (Einträufeln eines Tropfens 1—2%igen Arg. nitr. oder einer anderen Silbersalzlösung auf die Bindehaut nach der Geburt); einen absoluten Schutz bietet diese Vorsichtsmaßnahme aber nicht.

Die *Behandlung* der ausgebrochenen Blennorrhoea neonatorum erfordert große Sorgfalt und Umsicht. Zunächst muß entschieden werden, ob nur ein Auge ergriffen ist oder beide. Im ersteren Falle schützt man das gesunde Auge durch ein aufgelegtes Uhrglas, das man ringsum mit Heftpflaster anklebt, so daß man ohne Verbandwechsel den Zustand dieses Auges überwachen kann. Bei der Blennorrhoe der Erwachsenen ist das leicht durchführbar. Beim Säugling soll man das gesunde Auge zwar auch abdecken, es aber vorsichtshalber bei jeder Behandlung nach Entfernen des Uhrglases besichtigen und prophylaktisch behandeln. Der praktische Arzt darf die Behandlung einer Gonoblennorrhoe nur übernehmen, wenn er imstande ist, Bindehaut und Hornhaut ohne Berührung oder Schädigung der letzteren zu besichtigen und die unten angeführten Maßnahmen genau durchzuführen. Unter allen Umständen aber gehören Fälle, die Hornhautgeschwüre oder sonstige Komplikationen aufweisen, in klinische Pflege des Augenarztes.

In jedem Stadium der Erkrankung ist die Anwendung sorgfältiger Ausspülungen des ganzen Bindehautsackes wichtig. Sie können mit warmem Borwasser oder mit einer ganz schwachen Lösung von Kaliumhypermanganicum (1:15000) oder auch mit warmer physiologischer Kochsalzlösung vorgenommen werden. Besteht im Anfang die Gefahr einer Nekrose der Bindehaut, wie das vor allem im Stadium der Anschoppung bisweilen der Fall ist, so muß mit der Anwendung von Argentum nitricum zunächst gewartet werden. Man benutzt derweil kolloidale Silberpräparate, z. B. Targesin 5%ig als Tropfen oder Salbe. Ist die profuse Eiterung im Gange, so wird die Conjunctiva tarsi mit 1—2%iger Argentum nitricum-Lösung behandelt. Man wendet dazu die Lider vorsichtig um, betropft oder bestreicht die Innenflächen mit der Argentumlösung und neutralisiert zum Schutze der Hornhaut den Überschuß sofort durch Nachspülen mit Kochsalzlösung. Diese Behandlung findet höchstens einmal am Tage statt. Zwischendurch benutzt man kolloidale Silberpräparate. Verklebte Lider darf man nie gewaltsam öffnen, weil bei dem etwaigen Vorhandensein von Hornhautgeschwüren das Auge leicht platzen kann. (Auch sollen die *eigenen* Augen durch eine Schutzbrille vor dem Hineinspritzen des angestauten Sekretes bewahrt werden.) Ferner muß man sein Augenmerk darauf richten, die Verklebung der Lidspalten durch eingedickten Eiter zu verhüten. Dies geschieht nicht nur durch regelmäßige Säuberung der Lidränder, sondern vor allem auch durch Anwendung von Salben nach der jeweiligen Behandlung.

Treten Hornhautgeschwüre auf, so muß die Pupille durch Scopolamin erweitert werden. Mit dem Rückgang der Eiterung und der entzündlichen Erscheinungen sonst pflegen die Hornhautgeschwüre sich zu reinigen und zu vernarben, doch erfordert die Nachbehandlung wegen der Gefahr ektatischer Narbenbildung (s. Staphyloma corneae S. 88), unter Umständen das Anlegen von Druckverbänden.

Beim Erwachsenen ist das souveräne Mittel das Kalium hypermanganicum. Sobald ein praktischer Arzt einen Fall von Blennorrhoe der Erwachsenen feststellt, ordne er sofort die sog. *großen Spülungen mit Kalium hypermanganicum* an. Man läßt aus einem 1 Liter fassenden Irrigator in schwachem Strome eine erwärmte, frisch bereitete Lösung von Kalium hypermanganicum 1:15000 langsam in die geöffnete Lidspalte laufen, wobei man durch Abziehen des oberen und unteren Lides dafür sorgt, daß die Flüssigkeit auch in die Buchten der Übergangsfalten eindringt, und peinlich die Berührung oder gar Beschädigung der Cornea durch die eingeführten Instrumente vermeidet. Die Methode ist einfach und von allen empfohlenen die unbedingt sicherste. Rasch versiegt der Eiterstrom und verlieren sich die Gonokokken aus dem Sekret. Die Spülungen können bis zu 4mal täglich angewandt werden. In der Zwischenzeit läßt man dauernd Umschläge mit der Lösung von Kalium hypermanganicum machen. Trotzdem besteht große Gefahr für die Hornhaut. Deshalb ist möglichst baldige Übernahme der Behandlung durch einen Facharzt notwendig.

Neben der lokalen Therapie wird die paraspezifische Behandlung mittels parenteraler Eiweißinjektionen, am besten von frisch sterilisierter, kurz abgekochter Vollmilch durchgeführt. Ihre Erfolge sind bei der Blennorrhoe der Erwachsenen oft verblüffend aber durchaus nicht sicher. Beim Neugeborenen sind sie umstritten.

Von vorzüglicher Wirkung ist auch die innere Anwendung von Penicillin oder chemotherapeutischen Mitteln aus der Gruppe der Sulfonamide (Cibazol, Albucid).

Nach Abheilen einer Blennorrhoe sieht man gewöhnlich der Bindehaut nicht das geringste an. Eine chronische Gonorrhoe der Bindehaut ähnlich der der Geschlechtsorgane gibt es nicht, doch kennen wir eine metastatische Subconjunctivitis und metastatische Iritis gonorrhoica. Hornhautaffektionen hinterlassen selbstverständlich Trübungen (Narben) in allen möglichen Formen.

Die Einschlußblennorrhoe. Ganz ähnlich wie die Gonoblennorrhoe verläuft auch die *Einschlußblennorrhoe* der Neugeborenen. Während aber die Gonorrhoe schon in den ersten Tagen nach der Geburt einsetzt, beginnt die Einschlußblennorrhoe meist etwas später, z. B. am 6. oder 7. Tage. Ihr klinisches Bild gleicht fast der Gonorrhoe, doch ist der Verlauf milder, und die Cornea ist kaum gefährdet. Im Sekret der Bindehaut findet man keine Gonokokken, dagegen im Epithelabstrich typische „Einschlüsse" wie bei Trachom und bei der Badconjunctivitis. Gelangt das Virus auf die Bindehaut des Erwachsenen, so kann es dort ein der Badconjunctivitis oder auch dem Trachom ähnliches Bild hervorrufen. Die Behandlung der Einschlußblennorrhoe der Neugeborenen schließt sich der der Gonorrhoe an.

Die Conjunctivitis diphtherica. Bei einer bestimmten Gruppe von Bindehauterkrankungen kommt es neben Rötung und Schwellung der Bindehaut zu entzündlichen *Membranbildungen*. Sie werden daher mit dem Sammelnamen *Conjunctivitis pseudomembranacea* belegt. Die Häute bestehen aus abgeschiedenem Fibrin. In leichteren Fällen haftet dieses Material nur oberflächlich auf der Bindehaut, so daß es ohne wesentlichen Gewebsverlust mit der Pinzette aufgehoben und abgezogen werden kann. Ernstere Folgen treten auf, wenn das Fibrin als ein geronnenes Netz in dem Gewebe selbst liegt, so daß man die Haut nicht entfernen kann, ohne Stücke der Conjunctiva mit abzureißen.

Die Fibrinausscheidung ist lediglich eine Reaktion der Bindehaut auf eine chemische Ätzwirkung. Man kann durch Auftropfen von Kalilauge in schwacher oder stärkerer Konzentration bei Versuchstieren alle Grade der Conjunctivitis pseudomembranacea nachahmen, genau so wie man auch durch das sterile Bouillonfiltrat virulenter Diphtheriebacillen eine nichtinfektiöse, aber doch von Bacillen ursprünglich herrührende Ätzwirkung an der Bindehaut setzen kann.

Die Ursache der Conjunctivitis pseudomembranacea ist also durchaus nicht einheitlich. Außer den Diphtheriebacillen (vgl. Abb. 66) kommen noch Streptokokken, Staphylokokken usw. in Frage. Die Infektion mit dem Diphtheriebacillus ist aber die gefährlichste. In zweifelhaften Fällen sichert das Ergebnis der Abimpfung die Diagnose der echten Diphtherie.

Im Vordergrunde des *klinischen Bildes* steht die Bildung der weiß-gelben schmierigen Membranen auf der geröteten Bindehaut der Lider. In leichten Fällen hinterläßt die abgezogene Membran eine blutende und aufgelockerte Bindehautoberfläche. In schweren ist das Gewebe teilweise bis tief in den Tarsus und die Übergangsfalte nekrotisch. Dann tritt auch eine venöse Stauung und pralle Anschwellung der Lidhaut hinzu, so daß das Öffnen der Lidspalte, noch mehr das Umstülpen der Lider behindert wird. Bei der Infektion mit Diphtheriebacillen gleichen die Bindehautherde oft denen, die wir von der Diphtherie der Tonsillen kennen.

Das aus der Lidspalte hervorquellende Sekret ist trüb wäßrig, durchsetzt mit kleinen Fetzen.

Bei echter Diphtherie liegt stets die Gefahr vor, daß die Hornhaut, von Toxinen der Bacillen angegriffen, eitrig zerfällt. Man darf deshalb in sichergestellten Fällen mit einer energischen Serumtherapie (4000 Immunitätseinheiten) nicht zögern. Auch

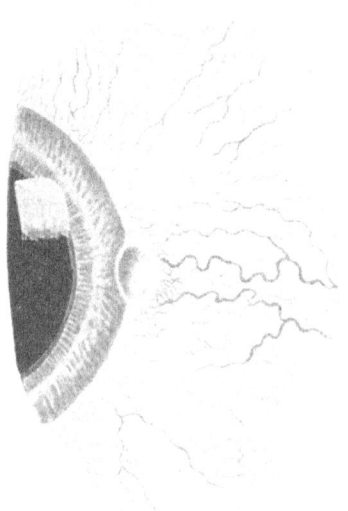

Abb. 73. Kleines Geschwürchen am Hornhautrand, hervorgegangen aus einer Randphlyktäne.

sonst droht dem Auge dadurch Schaden, daß derbe Vernarbungen und Verkrümmungen des Lides, sowie Brückenbildungen zwischen der Lidrückfläche und Bulbusvorderfläche (Symblepharon; s. Abb. 58, S. 52) nach Abstoßung der nekrotischen Flächen sich einstellen. Die örtliche Behandlung geschieht mit indifferenten warmen Spülungen, milden Salben und Wärmeapplikation. Die Anwendung von Argentum nitricum ist verboten! Als Nacherkrankung beobachtet man nicht selten die *postdiphtherische Akkommodationslähmung*, bei der isoliert die Akkommodation gelähmt ist, die Pupille aber normale Weite und Beweglichkeit aufweist (s. S. 41). Auch andere Augenmuskellähmungen können auftreten.

Die skrofulöse (phlyktänuläre) Bindehautentzündung. Skrofulöse Kinder erkranken häufig an einer typischen Bindehautentzündung, die durch das Aufschießen kleiner Erhabenheiten (Phlyktänen) gekenn-

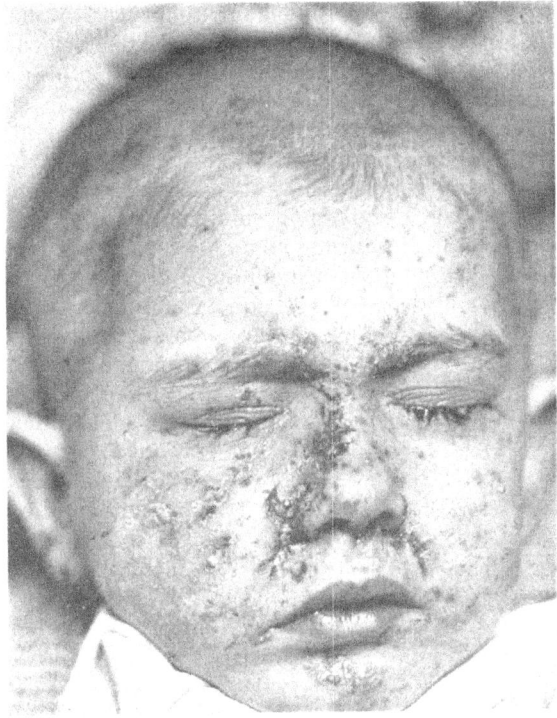

Abb. 74. „Exsudativ-diathetischer" Hautausschlag (dermatologisch im vorliegenden Falle „kindliche Seborrhoe" mit Superinfektionen) bei Conjunctivitis scrophulosa.

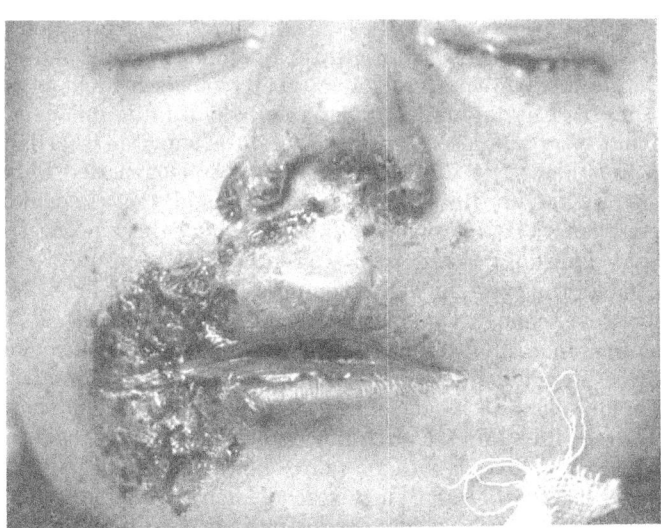

Abb. 75. „Skrofulöses" Ekzem an Mundwinkel und Naseneingang bei Conjunctivitis scrophulosa. Hier sind die Giftstoffe der Tuberkelbacillen das Ausschlaggebende.

zeichnet ist. Auch die zur Bindehaut gehörige Hornhautoberfläche
wird leicht in Mitleidenschaft gezogen, wodurch das Leiden eine ernstere
Bedeutung gewinnen kann (s. Hornhautinfiltrat S. 79). In vielen Fällen
sind auch die Halsdrüsen geschwollen.

Der Tierversuch lehrt, daß die Phlyktänen einer Immunitätsreaktion
ihr Dasein verdanken, indem ein im Aufbau einer aktiven Immunisierung begriffener Organismus in eine Periode von Überempfindlichkeit
gerät und eine lokale Entzündung entsteht, wenn er von neuem mit
dem Eiweißderivat in Berührung kommt, gegen das er immunisiert ist.
Bringt man in den Bindehautsack eines hochwertig gegen Pferdeeiweiß

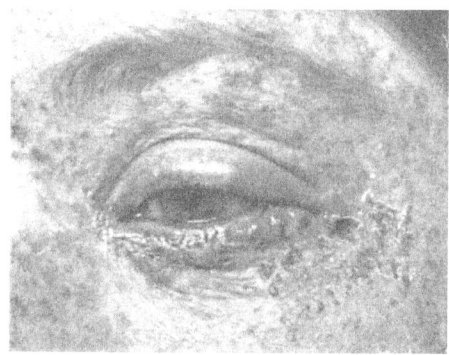

immunisierten Kaninchens
eine minimale Menge Pferde-
serum, dann entwickelt sich
rasch der Symptomenkomplex
der menschlichen Phlyk-
tänulose.

Gemeinhin handelt es sich
um Kinder, die eine nur an
dem positiven Ausfall der
PIRQUETschen Hautreaktion
auf Tuberkulin und meist
auch an der Verbreiterung
des Hilusdrüsenschattens im
Röntgenbilde merkbare Infektion mit Tuberkulose durch-

Abb. 76. Seborrhoische Dermatitis am Unterlid bei
Conjunctivitis phlyctaenulosa.

gemacht haben. Unter dem Einfluß dieser Vorgänge erwirbt das
Kind allmählich eine aktive Immunität, die so weit gehen kann, daß
die Periode der Überempfindlichkeit einsetzt. Nun wissen wir, daß
vorzüglich die äußere Haut die Trägerin der Abwehrfunktion ist, und
begreifen, daß die zu ihr gehörige, aber besonders zarte und empfind-
liche Conjunctiva mit einer lokalen, aber biologisch nicht etwa infek-
tiös bedingten Entzündung antwortet, sobald zufällig mit dem Staube
Derivate des tuberkulösen Antigens auf ihrer feuchten Oberfläche zum
Haften kommen. Nie finden wir in den Eruptionen der Phlyktänen
Bacillen, auch fehlt im mikroskopischen Bilde, das ein Gewebe von
„tuberkuloidem" Bau erkennen läßt, die zur tuberkulösen Infektion
gehörige Verkäsung. Somit ist die phlyktänuläre Conjunctivitis ihrem
Wesen nach grundverschieden von einer Tuberkulose (s. S. 75).

Außerdem sehen wir aus dem geschilderten Tierversuch, daß die
Entstehung einer Phlyktänulose durchaus nicht an die Einwirkung von
Giftstoffen des Tuberkelbacillus allein gebunden ist, sondern jedes
körperfremde Eiweiß (Antigen) dieselben Folgen nach sich ziehen
kann. Tatsächlich kommt auch hin und wieder die Beobachtung von
Phlyktänen vor, ohne daß die uns zu Gebote stehenden diagnostischen
Hilfsmittel den Tatbestand einer geschehenen Ansteckung mit Tuber-
kulose erweisen. Doch ist das die Ausnahme.

In einer nicht unbeträchtlichen Anzahl der Fälle finden sich
aber außer Anzeichen einer Beziehung zur Tuberkulose auch die

Symptome einer *exsudativen Diathese*, einer *Seborrhoe* (besonders bei Erwachsenen), einer *Pediculosis capitis* usw. Es besteht deshalb oft eine ausgesprochene Neigung zu Hautausschlägen im Gesicht, z. B. am Naseneingang, an den Mundwinkeln, am Ohr. Dies hat dazu geführt, daß die Krankheit eine Mehrheit von Bezeichnungen erhalten hat: *Conjunctivitis phlyctaenulosa scrophulosa, eczematosa.* Für die Behandlung ist es wichtig, an den verschiedenen Hautausschlägen des Gesichtes, die bei der Augenskrofulose beobachtet werden, die wichtigsten endogenen Komponenten, die neben exogenen an der Manifestation beteiligt sind, voneinander zu unterscheiden. Stehen die *Giftstoffe der Tuberkelbacillen* im Vordergrunde der Wirksamkeit, so sind die Hautausschläge gern am Mundwinkel, am Naseneingang (Abb. 75), an den Lidwinkeln usw. lokalisiert, während die „*exsudativ-diathetischen*" Ausschläge (Abb. 74) sowie die durch eine *Seborrhoe* bedingten

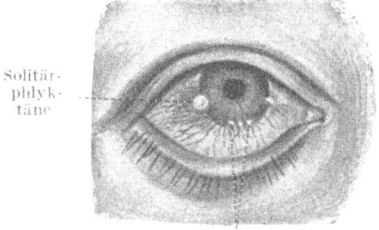

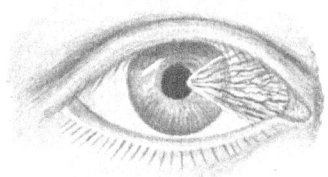

Abb. 77. Phlyktänen.   Abb. 78.   Flügelfell.

(Abb. 76) mehr die übrigen Teile der Gesichtshaut, z. B. die Nasolabialfalte (Abb. 74), die Stirnhaut, Wangenhaut usw. bevorzugen.

Klinisch zeigt sich die *Phlyktäne* als eine miliare knötchenförmige Erhabenheit, die im frischen Zustande auf ihrer Spitze eine wasserklare kleine Blase zu tragen scheint. Rings um diese klare Kuppe herum liegt ein Kranz erweiterter hellroter Gefäße (phlyktänuläre Injektion) Auf Druck ist das Gebilde nicht im mindesten schmerzhaft, wenn es auch heftige Reizerschcinungen (Blendung, Tränenträufeln) verursacht. Schon am 2—3. Tage schmilzt die Kuppe der Phlyktäne ein, und nun wird aus ihr ein kleines, von erhabenen Rändern umgebenes Geschwürchen (Abb. 73). Bald verschwindet die Phlyktäne, ohne eine Spur zu hinterlassen; doch tauchen oft neue Eruptionen auf, die denselben Verlauf nehmen.

Mit Vorliebe finden wir die Phlyktäne am Hornhautrande, noch im Gebiete der Bindehaut. Sie tritt als Solitärphlyktäne, dann meist etwas größer, oder als eine Reihe von „Sandkornphlyktänen" in Gestalt ganz feiner Körnchen in die Erscheinung (Abb. 77). Manchmal entsteht eine größere Phlyktäne auch weiter ab vom Limbus mitten in der Conjunctiva bulbi.

Solange sich die skrofulösen Eruptionen auf die Bindehaut beschränken, ist der Prozeß harmlos. Ganz anders wird aber die Sachlage, wenn sich Hornhautphlyktänen oder Hornhautinfiltrate bilden (s. S. 79).

Am gefürchtetsten ist das skrofulöse Hornhautgeschwür (s. S. 92).
Es kommen sehr verschiedene Formen vor, einfache punktförmige
Infiltrate und Ulcerationen, in der Einzahl oder Mehrzahl, landkarten-
förmige Infiltrate, Gefäßbändchenphlyktänen (s. S. 92), Pannus scrophulosus usw. All die geschilderten Symptome können isoliert oder
gleichzeitig, einseitig oder — häufiger — doppelseitig auftreten. Rück-
fälle sind häufig, wenn wir nicht in der Lage sind, die hygienischen
Verhältnisse zu ändern.

*Für die Conjunctivitis scrophulosa ist also eine Vielfalt der Erschei-
nungen charakteristisch:* Bindehautphlyktänen und Hornhautinfiltrate,
frische entzündliche Prozesse neben alten Hornhautnarben; außerdem
eventuell Blepharitis, Hautausschläge im Gesicht, Halsdrüsenschwel-
lungen, Tuberkulide der Haut (Lichen scrophulosorum, papulo-nekro-
tisches Tuberkulid, Tuberculosis colliquativa, selbst Lupus) und in
ausgesprochenen Fällen eine charakteristische skrofulöse Schwellung
der Oberlippe.

Die örtliche *Behandlung* sucht durch Massage des Auges mit
Noviformsalbe (Noviform 0,5; Paraff. liq. 0,5; Vaselin ad 10,0) die
schnelle Resorption der Infiltration zu fördern, während die Reizerscheinungen und die Lichtscheu am besten mit kalten Borwasserumschlägen
bekämpft werden. Bei Hornhautkomplikationen geben wir Scopolamin
und in der Nachbehandlung die sog. „gelbe Augensalbe", eine gelbe
Quecksilberpräcipitatsalbe (vgl. Rezepte). Auch Einstäubungen von
fein pulverisiertem Kalomel sind empfohlen. Bestehen Hautausschläge,
so erfordern diese eine besondere Aufmerksamkeit und Therapie. Fast
noch wichtiger als die örtliche Behandlung ist die *allgemeine Pflege,
vor allem Verbesserung der hygienischen Verhältnisse* des Patienten,
Sauberkeit, Körperpflege, frische Luft! In Berücksichtigung des allgemeinen Zustandes verordnet man außerdem Lebertran, möglichst
gute Ernährung und Salzbäder. Wir wenden auch gern Körperbestrah-
lungen mit künstlicher Höhensonne an. Dank der Besserung der hygienischen Verhältnisse und der gesunden Abhärtung der Jugend vor dem
zweiten Weltkriege wurden mit der Skrofulose auch die Fälle von
Phlyktänulose immer seltener. Jetzt ist mit der Verschlechterung der
allgemeinen Lebenshaltung, der Ernährung und Wohnungsverhältnisse
ein neuerlicher erheblicher Anstieg der skrofulösen Augenerkrankungen
zu beobachten.

Der Phlyktäne oft täuschend ähnlich, ihrem Wesen nach aber grundverschieden, ist die *Episkleritis.* Auch sie erzeugt eine buckelförmige
Erhebung mit Vorliebe am Limbus, doch ist der Knoten infolge seiner
Bildung unter der Bindehaut, also im episkeralen Gewebe, von einer
blauroten diffusen (ciliaren) Injektion umgeben. Im Gegensatz zur
Phlyktäne ist sie auf Druck empfindlich, weil die ciliaren Nerven in
der befallenen Schichte verlaufen, entbehrt aber dafür der begleitenden
Reizzustände (Tränenträufeln, Lichtscheu), die die skrofulösen Affek-
tionen kennzeichnen. Es kommt kaum zu geschwürigen Prozessen,
wohl aber ist die Episkleritis eine langwierige Erkrankung, deren Ursache Tuberkulose, Lues, Gicht und Rheumatismus sein können. In

gewissen Fällen neigt die Episkleritis ausgesprochen zu Rezidiven (Episcleritis periodica fugax).

Therapeutisch kommen warme Umschläge, außerdem antituberkulöse oder antiluische Kuren in Betracht. Bei rheumatischer Grundlage gibt man gern Salicylsäurepräparate, Aspirin usw.

Der Frühjahrskatarrh (Conjunctivitis vernalis). Bei Kindern mit lymphatischer Diathese, vor allem Knaben, verändert die Bindehaut des Tarsus ihr Aussehen, als wenn eine milchige Trübung die Membran durchtränkt hätte. In schwereren Fällen treibt die Bindehaut des Tarsus förmlich Auswüchse von milchig-roter Farbe, die durch das Hin- und Hergleiten des Lides abgeplattet werden, so daß sog. ,,pflastersteinförmige Wucherungen" die Lidinnenfläche bedecken. Auch am Limbus corneae können in der Lidspaltenzone oder rings um die Hornhaut flache, eigentümlich glasig getrübte Erhabenheiten auftreten, die bisweilen verkalkte weißliche Stellen aufweisen, die sog. TRANTAS-schen Punkte. Im Gegensatz zum Trachom sind die Erhabenheiten der Bindehaut hart. Es handelt sich um *Wucherungen des Papillarkörpers*, nicht wie beim Trachom um eine Follikelbildung. Diese Wucherungen bestehen aus einem derben Gerüst von Bindegewebsfasern, die sich baumartig verzweigen. Man spricht von einer ,,homogenen glasigen Sklerose". Auffallend ist der große Gehalt des Bindehautsekrets und der Wucherungen an eosinophilen Zellen.

Die Erkrankung tritt periodenweise auf und ist fast stets doppelseitig; sie flackert mit Eintritt der warmen Jahreszeit heftig auf und geht mit Beginn des Herbstes zurück, um im nächsten Frühjahr wieder vermehrte Ausdehnung zu gewinnen. So vergehen mehrere Jahre, bis mit Abschluß der körperlichen Entwicklung das Leiden von selbst erlischt. Die Ursache ist unbekannt. Vielleicht sind allergische Prozesse mit im Spiel. Nach anderer Ansicht wirken innere Veranlagung (lymphatische Diathese) und Sonnenlicht zusammen. Unter Lichtabschluß sieht man jedenfalls manche Fälle abheilen. Sonst verordnet man die auch gegenüber der Skrofulose wirksame Therapie. Vor allem wird das Einstreichen von milden Salben und das Tragen einer grauen Schutzbrille sehr angenehm lindernd empfunden.

Die Tuberkulose der Bindehaut. Im Anschluß an Lupus faciei, aber auch selbständig bilden sich in der Conjunctiva tarsi und in der Übergangsfalte buchtig geränderte, flache, torpide Geschwüre, die im Grunde weiß-käsig belegt sein können. Inseln von Granulationsgewebe geben dem Bilde etwas Zerrissenes. Probeexcision und Einbringen des Materials in die Kaninchenvorderkammer (Entstehung einer experimentellen Iristuberkulose nach 3 Wochen) sichern die Diagnose. Im Gegensatz zur Phlyktäne und den skrofulösen Augenerkrankungen haben wir also hier nicht die Wirkung lediglich der chemischen Stoffe des Tuberkelbacillus, sondern den Erreger selbst als Ursache vor uns. Die Erkrankung führt zu schweren Narbenbildungen mit Schrumpfungen der Conjunctiva sowie zu Stellungsanomalien der Lider. Tägliches Tuschieren der Geschwüre mit 60%iger Milchsäure, Strahlentherapie, Tuberkulinkur und

eventuelle Excision der befallenen Partie mit Ersatz der weggenom-
menen Bindehaut durch Lippenschleimhaut bilden die Behandlung.

Der Pemphigus der Bindehaut. Eine seltene Erkrankung, bei der
anfangs unter Reizung der Bindehaut kleine Bläschen in derselben
entstehen, die dann platzen, zunächst nur den gelblichen Grund zeigen
und später einer fortschreitenden Narbenbildung Platz machen. In den
meisten Fällen beobachtet der Arzt überhaupt nur eine unaufhaltsame
narbige Schrumpfung der Bindehaut, die mit Verkürzung der Übergangsfalten, Obliteration des Drüsenapparates, schließlich Entropium
und Trichiasis einhergehen. Auch die Hornhaut wird mitbeteiligt.
Sie zeigt Geschwüre und trübt sich durch Narbenzüge, bis endlich
Unbeweglichkeit der Lider, Erblindung und vollständige Veraödung
des Bindehautraumes den unglücklichen Endzustand darstellen.

Da die Ursache völlig unbekannt ist, hat man auch von *essentieller
Bindehautschrumpfung* gesprochen. Wie aus unserer Schilderung der
Krankheit hervorgeht, kann diese zeitweise durchaus einem Narben-
trachom gleichen und mit ihm verwechselt werden.

Es gibt einen isolierten Pemphigus der Bindehaut, oftmals jedoch
ist das Augenleiden nur Teilerscheinung eines universellen Pemphigus
und führt dann meistens unaufhaltsam zum Tode. Die Therapie ist
gegen das Augenleiden machtlos.

Die Xerose der Bindehaut. Infolge unzulänglicher Ernährung,
besonders bei Vitaminmangel (A-Vitamin!) treten im Lidspalten-
bereich der Bindehaut kleinere, in schwereren Fällen mehr landkarten-
förmige weißliche Herde auf, die sich mit Tränenflüssigkeit nicht be-
netzen und deshalb ein trockenes Aussehen zeigen: *Xerose der Bindehaut*;
sie sind mit feinem Schaum bedeckt und enthalten meistens zahlreiche
Xerosebacillen, die aber keinerlei ätiologische Bedeutung besitzen.
Bei schwereren Ernährungsstörungen kann die Cornea in Form der bös-
artigen und gefürchteten Keratomalacie miterkrankt sein. Meistens
besteht gleichzeitig eine erhebliche *Nachtblindheit (Hemeralopie)*. Die
Behandlung besteht in mannigfaltiger, vitaminreicher Ernährung,
Lebertran, Fruchtsäften usw.

Tumoren der Bindehaut. Innerhalb des Conjunctivalsackes kommen
Carcinome und *Sarkome* vor. Besonders gefürchtet sind die aus nae-
voiden Pigmentierungen entstehenden *Naevuscarcinome*.

An gutartigen Tumoren beobachtet man *Dermoide*, die sich mit
Vorliebe als kleine gelbliche, manchmal mit Haaren versehene derbere
Geschwülste am unteren äußeren Limbus corneae lokalisieren, außer-
dem Gefäßgeschwülste, seltener Lymphangiome, vor allem *Hämangiome*,
die oft bis unter die Lidhaut reichen und manchmal geradezu Teile von
Hämangiomen des Gesichtes sind.

Lidspaltenfleck und Flügelfell. Unter dem Einfluß länger anhaltender
Reizzustände entwickeln sich in der Lidspalte, oft doppelseitig und
symmetrisch, nahe dem Limbus gelblich fettähnlich aussehende, wenig
erhabene indolente Bindehautdegenerationen (*Pinguecula, Lidspalten-*

fleck), die eine Anhäufung von hyalinen Schollen darstellen. Der degenerative Prozeß kann sich allmählich nach der Cornea zu fortschieben und zieht dann nach Überschreiten der Hornhautgrenze einen dreieckigen Zipfel der Bindehaut hinter sich her. Dadurch entsteht das Flügelfell (*Pterygium*, Abbildung 78 u. 79). Wenn das Flügelfell bis in die zentralen Gebiete der Hornhaut hineinragt, erzeugt es Sehstörungen. Man muß es daher rechtzeitig von der Hornhaut ablösen und den Zipfel seitlich in eine mit der Schere gebildete Bindehauttasche einnähen. Die Spitze des Pterygiums, das sog. Köpfchen, wird mit dem Elektrokauter versengt.

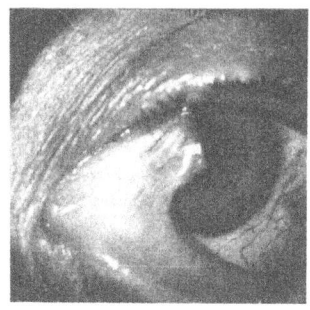

Abb. 79. Hochgradiges Pterygium. Die Bindehaut ist bis in das Pupillargebiet hinein über die Hornhaut gewachsen.

Nach schweren Entzündungen, nach Verletzungen, Verbrennungen, Verätzungen u. dgl. entwickeln sich nicht selten auf die Hornhaut herübergezogene Bindehautnarben, die dem Flügelfell klinisch sehr ähnlich sehen, aber natürlich nicht weiterschreiten (*Pseudopterygium*).

Die Erkrankungen der Hornhaut.

Normale Anatomie. Die Hornhaut stellt das gewölbte Fenster der Augenhülle dar. Ihre Krümmung ist etwas stärker als die der Lederhaut; deshalb sitzt die Cornea der Sklera wie ein Uhrglas auf. Wo

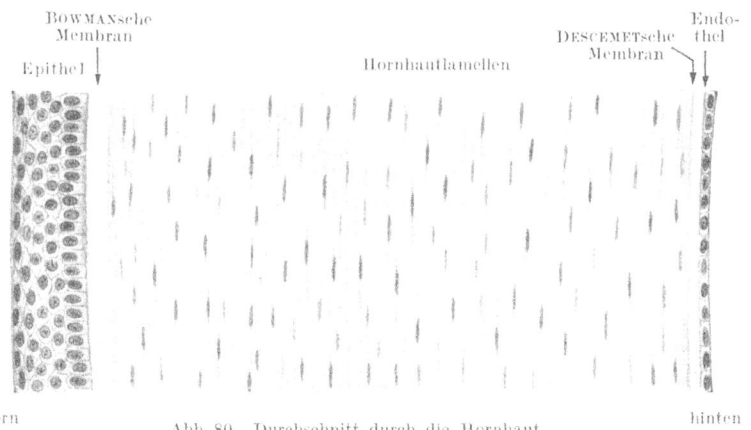

Abb. 80. Durchschnitt durch die Hornhaut.

beide Teile der Augenkapsel ineinander übergehen, findet sich eine seichte Rinne (Limbus corneae).

Die Hornhaut ist vorn von einem mehrschichtigen *Plattenepithel* überkleidet, dessen Basalzellen einer *Glashaut, der* BOWMANschen *Membran*, aufsitzen. Auf diese folgen die Lagen der *Hornhautlamellen* (Abb. 80). Die vordersten davon sowie die BOWMANsche Membran und das Epithel gehören entwicklungsgeschichtlich zur Bindehaut bzw. äußeren Haut. Ihre Hauptmasse jedoch entstammt dem Mesoderm, welches sich nach Abschnürung der Linsenblase (s. S. 165 und 215) zwischen Linse und Ektoderm einschiebt. Zwischen den Hornhautlamellen sind ganz feine Räume vorhanden, in denen die fixen Zellen (Hornhautkörperchen) liegen. Nach der vorderen Kammer zu sind die Hornhautlamellen durch eine zweite Glasmembran, die DESCEMETsche Haut, abgeschirmt, die wiederum einen Zellüberzug, das einschichtige *Endothel*, trägt. Dieses bildet die Grenze zum Kammerwasser.

Blutgefäße führt die Hornhaut normalerweise nicht. Sie ist daher in ihrer Ernährung auf das Randschlingengefäßsystem angewiesen, welches rings um die Hornhautperipherie herum verläuft und von bogenförmig umbiegenden Ästen der Bindehaut- und Lederhautgefäße gebildet wird. Dieses Geflecht gibt die Ernährungsstoffe ab, welche in ganz allmählichem Austausch in das Hornhautgewebe eindringen.

Ein System sensibler frei endigender Nerven durchzieht die Hornhaut. Sie sind Äste des vom Trigeminus versorgten Ciliarnervengeflechtes.

Obwohl die Hornhaut wenigstens zum Teil die Fortsetzung der äußeren Haut darstellt, steht sie in bezug auf die Teilnahme an Lebensvorgängen im Gesamtorganismus auffallend isoliert da. Als Beispiel mag genügen, daß nach der Impfung zwar die ganze Körperdecke gegen das Pockenvirus immun wird, die Hornhaut aber infizierbar bleibt. Der Grund liegt in dem Mangel der Hornhaut an Blutgefäßen und in ihrem sehr trägen Stoffwechsel. Das kennzeichnet die Schwierigkeit, mit innerlich gegebenen Medikamenten die Hornhaut zu beeinflussen.

Für die erste *Untersuchung der Cornea* setzen wir den Patienten dem Fenster gegenüber und beobachten außer der Größe der Cornea (normalerweise etwa 11,6 mm Durchmesser) und ihrer Form sogleich auch das (PURKINJEsche) Spiegelbild des Fensterkreuzes. Die *Oberfläche der Hornhaut* soll spiegelnd, glatt und glänzend sein. Ein verzerrtes Spiegelbild deutet auf eine unregelmäßige Oberflächenwölbung (Astigmatismus), ein gestipptes auf ein geschädigtes, wenn auch vorhandenes Epithel hin; fehlendes Spiegelbild bedeutet fehlendes Epithel. Die Untersuchung muß durch die fokale Beleuchtung (s. S. 11) an der Lampe ergänzt werden. Hier offenbaren sich besonders die Trübungen der Cornea (Ödeme, Infiltrationen, Ulcerationen und Narben). Oberflächendefekte kann man auch durch Einträufeln eines Tropfens Fluorescein leicht feststellen, weil sich die Stellen, an denen das Epithel fehlt, grün färben.

Erosio corneae. Wenn durch eine geringfügige Verletzung, z. B. durch einen Zweig, ein spitzes Blatt, durch ungeschickte Handbewegungen des Säuglings usw., das Hornhautepithel abgeschürft wird, so sprechen wir von einer *Erosio corneae.* Derartige oberflächliche Epitheldefekte heilen in der Regel innerhalb von 1—2 Tagen spurlos ab. Bisweilen aber haftet das neugebildete Epithel nicht fest und glatt an der Unterlage. Dann kann es beim morgenlichen Öffnen der Lider wieder abreißen. Der Patient spürt einen scharfen Schmerz und danach Tränen und Fremdkörpergefühl. Die Erosio ist von neuem entstanden,

und dieser Vorgang kann sich nun über Wochen und Monate immer
von Zeit zu Zeit wiederholen *(rezidivierende Erosio)*. Erosionen sollen
deshalb von Anfang an mit Salbe und Verband sorgfältig gepflegt
werden. Rezidivierende Erosionen zwingen oft zu eingreifenderen Maßnahmen, z. B. zur *Abrasio corneae.*

Fremdkörper der Hornhautoberfläche. *Staubpartikelchen* setzen sich
hier gern fest und verursachen ein starkes Unbehagen mit reichlicher
Tränenabsonderung. Mit dem reflektorisch erfolgenden Lidschlage
können sie nach oben gezogen werden und haften dann meist unter
dem Oberlid im sog. Sulcus subtarsalis. Ektropioniert man das Lid,
so können sie dort gefunden und mit einem feuchten Wattebausch
oder (außerhalb der Sprechstunde) mit der Kleinfingerkuppe entfernt werden.

Getreidegrannen und ähnliche Fremdkörper arbeiten sich durch ihre
Widerhäkchen bis in die obere Übergangsfalte hinauf (zur Erkennung
und Entfernung ist doppelt Ektropionieren mit dem DESMARRESschen
Lidhalter erforderlich).

Ferner kommen, z. B. bei Metallarbeitern, kleine *Eisensplitterchen*,
eingebrannt in die Cornea und von einem Rosthof umgeben, vor. Bei
Vernachlässigung des Zustandes schließen sich leicht ernstere Komplikationen, z. B. Hornhautgeschwüre (s. S. 81) an. Deshalb ist baldige
und gewissenhafte Entfernung nötig. Sie geschieht nach Einträufelung
von Novocain in den Bindehautsack mittels einer kleinen lanzenförmigen
Nadel, deren Spitze ausglühbar ist. Leicht kratzende und hebelnde
Bewegungen am Rande des hineingeratenen Partikelchens führen ohne
weitere Schädigung der Hornhaut zum Ziele; doch ist dringend zu
raten, zur Vermeidung einer sekundären Verunreinigung der entstandenen Lücke im Epithel für einen Tag einen Verband anzulegen.

Das Hornhautinfiltrat. Ein großer Teil der entzündlichen Hornhautveränderungen beginnt mit einem Infiltrat. Im klinischen Bild handelt
es sich dabei um grauweiße, verwaschene Fleckchen, über denen das
Hornhautepithel seinen Glanz verliert; das feste Gefüge der Epithelzellen ist gelockert und die Oberfläche sieht deshalb wie „*gestichelt*" aus.
Der Herd selbst besteht aus Ansammlungen von Wanderzellen. Ferner
zeigt uns die vermehrte Füllung der Gefäße an dem benachbarten Ab-
schnitte des Limbus, daß ein entsprechender Prozeß in der Hornhaut
im Gange ist. Man unterscheidet oberflächliche und tiefe Hornhautinfiltrate. Sitzt das Infiltrat im Epithel oder in den vordersten Hornhautschichten, dann überwiegt die krankhafte Füllung der Bindehautgefäße *(conjunctivale pericorneale Injektion)*. Bei tiefer Lokalisation
herrscht die *ciliare pericorneale Injektion* vor. Aber natürlich können
auch oberflächliche Infiltrate, z. B herpetische (s. S. 93), eine ciliare
Injektion machen (s. Abb. 81, S. 81). Somit läßt sich ein Infiltrat
von einer weißlichen Hornhautnarbe, bei der das Auge ja reizlos ist,
durch das Vorhandensein der „Stippung" des Hornhautepithels und
der Injektion am Rande sofort unterscheiden. Infiltrate sehen auch
mehr grau-weiß aus, während Narben rein weiß oder bläulich-weiß
erscheinen.

Zwischen oberflächlichen und tiefen Hornhautinfiltraten besteht zwar kein prinzipieller Gegensatz in bezug auf Entwicklung und Aussehen des Herdes, wohl aber hinsichtlich der Folgeerscheinungen an den tieferliegenden Teilen des Auges. Die entwicklungsgeschichtlich begründete Zugehörigkeit der vorderen Hornhautschichten zur Bindehaut prägt sich auch klinisch insofern aus, als die oberflächlich gelegenen Infiltrate die Symptome auslösen, welche wir bei Conjunctivitis sehen. Es besteht Lichtscheu, Tränen, conjunctivale Injektion. Je tiefer das Infiltrat liegt, desto mehr macht sich eine ciliare Injektion der tiefliegenden Gefäße geltend, und desto geringer sind zumeist die allgemeinen Reizerscheinungen. Kommt es, was sehr häufig eintritt, im späteren Verlaufe zur Gefäßversorgung *(Vascularisation)* des Infiltrates, dann sprießen bei oberflächlichen Infiltraten die neugebildeten Gefäße aus dem Bindehautgefäßsystem hervor, so daß man jedes einzelne aus einem erweiterten Bindehautgefäß hervorgehen sieht. Die Ästchen gehen vielfache Verbindungen untereinander ein (Abb. 81). Beim tiefen Infiltrat entstammen die Gefäße jedoch dem Ciliargefäßnetz. Sie verschwinden am Limbus, ohne daß sie hier weiter verfolgt werden können, in der Sklera. Auch zeigen sie zumeist eine „besenreiserförmige Teilung", aber keine Anastomosen untereinander. Mit dieser Mitbeteiligung des Ciliarkreislaufes hängt es auch zusammen, daß wir beim tiefen Infiltrat recht häufig eine Reizung der Iris sehen, die mit ihrem Gefäßnetz dem Ciliargefäßsystem eingegliedert ist. Ein oberflächliches Infiltrat bewirkt aber nur in den seltensten Fällen iritische Prozesse.

Die Ursache der Gefäßentwicklung nach länger bestehenden Infiltraten ist verständlich: da die in der Ernährung so außerordentlich schlecht gestellte Hornhaut sich nicht selbst helfen kann, schafft der Organismus durch die Ausbildung einer Gefäßbahn zu dem gefährdeten Bezirk die Möglichkeit besserer, von den Gefäßen direkt gelieferter Ernährung. Somit ist die Vascularisation der Hornhaut in solchen Fällen Ausdruck einsetzender Heilung und daher willkommen. Nach vollendeter Hilfeleistung können die Gefäße kollabieren und sind später nur noch mit stärksten Vergrößerungen als zarte Schatten im Hornhautgewebe sichtbar.

Dann ist auch das Infiltrat selbst zu einer Narbe geworden, das Epithel über ihm spiegelt wieder, und die Injektion am Limbus ist verschwunden. Von der Ausdehnung und Dichtigkeit sowie der Dauer des Infiltrates hängt es ab, wie die zurückbleibende Narbe ausfällt. Sie kann alle Schattierungen vom zartesten Wölkchen (Nubecula) über einen grauen Fleck (Macula) bis zum grell porzellanweißen Fleck (Leukoma) durchlaufen (s. S. 88). Erosionen der Hornhaut, die die Bowmansche Membran nicht durchsetzt haben, heilen ohne Narbentrübungen aus.

Die Mehrzahl der Infiltrate kommt durch Schädlichkeiten zustande, welche im Organismus selbst liegen. Namentlich gilt dies für die bei der Skrofulose zu beobachtenden oberflächlichen Infiltrate, die den Bindehautphlyktänen (s. S. 73) gleichzusetzen sind und deshalb auch Hornhautphlyktänen genannt werden (vgl. Keratitis phlyctaenulosa S. 92). Aber auch exogene Momente, wie kleine Verletzungen und infektiöse Prozesse der Bindehaut, können zu Infiltraten Veranlassung geben. Stößt sich im Laufe der Erkrankung das Epithel über dem Infiltrat ab, dann ist es in ein Ulcus corneae übergegangen.

Das Hornhautgeschwür (Ulcus corneae). Einen entzündlichen Substanzverlust der Hornhaut bezeichnen wir als Ulcus corneae. Grundsätzlich kann dieses auf zwei verschiedenen Ursachen beruhen: es kann

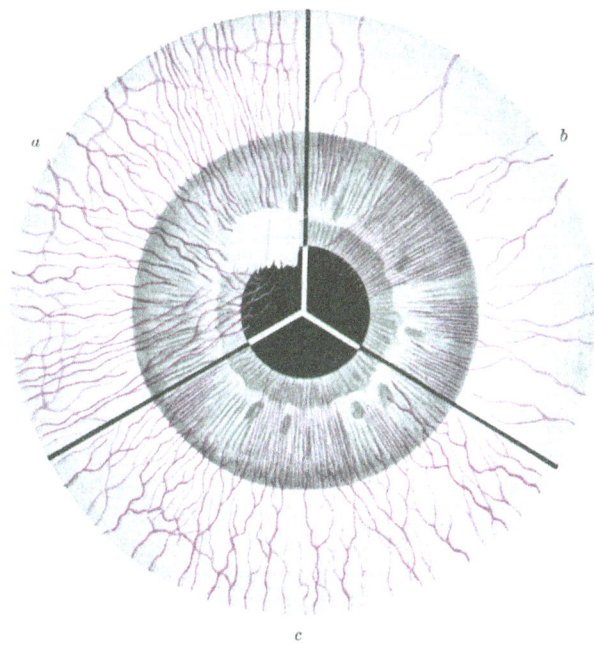

Abb. 81. Schema von oberflächlicher und tiefer Vascularisation. *a* Oberflächliche Bindehautgefäße wuchern auf die Hornhaut. *b* Tiefe Vascularisation. Die Bindehautgefäße enden, wie normalerweise stets, am Limbus. Die tiefen Gefäße kommen erst am Limbus zum Vorschein. *c* Kombination von oberflächlicher und gleichzeitig vorhandener tiefer Vascularisation.

sich aus endogenen Ursachen, gewissermaßen von innen heraus entwickeln, indem die über dem Infiltrat liegenden Hornhautlamellen samt Epithel und BOWMANscher Membran einschmelzen (z. B. bei dem skrofulösen Hornhautgeschwür). Oder der Prozeß schreitet von außen nach innen vor, indem Bakterien vom Bindehautsack aus in die Hornhaut eindringen und durch die Schädigung des Gewebes eine Ulceration zuwege bringen (z. B. Ulcus corneae serpens).

Klinisch unterscheidet sich das frische Ulcus vom Infiltrat durch das Fehlen des PURKINJEschen Hornhautspiegelbildchens (vgl. S. 78) und einen kleinen Krater an der Hornhautoberfläche. Den Grund des Geschwüres bilden die Reste des Infiltrates. Das Geschwür hat deshalb die gleiche Farbe wie das Infiltrat. Im weiteren Verlaufe der Erkrankung stoßen sich schließlich die nekrotischen Teile des Geschwüres ab, dann wird an dieser Stelle die Hornhaut wieder klarer: *gereinigtes Geschwür*. Später schiebt sich vom Rande des Kraters her neues Epithel vor und überzieht das Geschwür, das so wieder epithelisiert wird. Die endgültige Heilung geschieht durch Bildung von Bindegewebe, das zunächst noch nicht in voller Höhe den Substanzverlust ausgleicht. In einem solchen Stadium erscheint das Geschwür durch Hinüberwachsen des Hornhautepithels zwar schon wieder mit spiegelnder Oberfläche, doch findet sich eine *Facette* (spiegelnde Delle), die erst allmählich durch weitere Zunahme des Bindegewebes bis zum Niveau der übrigen Hornhautoberfläche gehoben wird. Solange das Geschwür in den vorderen Lagen der Hornhaut sitzt, wird die Iris nicht in Mitleidenschaft gezogen. Greift es aber in die Tiefe, dann wird die Iris mit gereizt und antwortet mit Entzündung. Es kommt zu Iritis, unter Umständen mit Eiterabsonderung in die vordere Kammer (Hypopyon) oder mit hinteren Synechien (s. Abb. 83, S. 84).

In schweren Fällen kann das Geschwür durch die ganze Dicke der Hornhaut durchbrechen. Allmählich wird der Boden des Ulcus immer dünner, bis schließlich nur noch die widerstandsfähige hintere Glashaut, die DESCEMETsche Membran stehenbleibt. Durch ihre Elastizität kann diese Haut sich wie ein *Bruchsack* in das Geschwür vorwölben (*Keratocele*, Abb. 82), bis auch sie endlich erliegt und platzt. Dann stürzt das Kammerwasser heraus, und die vordere Kammer fließt ab. Nach geschehener Perforation kommt die Irisvorderfläche, eventuell auch die Linsenvorderfläche (im Pupillarbereich) mit der Hornhauthinterfläche in Berührung. Je nach der Lage der Lochbildung sind verschiedene Folgen zu erwarten. Bricht ein Geschwür in der Peripherie der Hornhaut durch, dann besteht die Möglichkeit, daß die Iris in der Öffnung vorfällt *(Irisprolaps)* und dort einheilt. Sie kann auch, ohne wirklich wie ein Bruchsack sich vorzustülpen, nur an der sich bildenden Narbe fest hängen bleiben *(vordere Synechie)*. Bei zentral gelegenen Durchbruchstellen kommt nach Abfluß des Kammerwassers die Vorderfläche der Linse an die Hornhauthinterfläche zu liegen. Der entzündliche Prozeß greift auf die vordere Linsenkapsel über und führt zu einer Verdickung dieser Haut in Form einer Cataracta polaris anterior (s. S. 168). Wir haben dann nach Abheilung und Wiederherstellung der Vorderkammer in der Mitte der Pupille einen grellweißen Fleck auf der Linse.

Von allen diesen Komplikationen ist der Irisprolaps die schlimmste Folge; denn das Hineinlegen der Iris in die Durchbruchsöffnung verhindert einen guten Schluß der Hornhautlücke durch Bindegewebsneubildung. Ein eingeheilter Irisprolaps bildet immer einen Ort geringerer Widerstandskraft und kann noch späterhin Anlaß zum spontanen Platzen der Narbe geben. Außerdem gibt die vorgefallene Iris dem intraokularen Druck gern nach, so daß die Narbe vorgebuckelt wird. Die einzelnen Grade der Narbenbildung werden noch weiter unten beschrieben werden (s. S. 88). Wenn ein Hornhautdurchbruch droht, muß die Behandlung so geleitet werden, daß ein Irisvorfall möglichst verhindert wird. Sitzt das Geschwür näher dem Zentrum, dann träufelt man reichlich Atropin ein, damit die Iris sich maximal zusammenzieht

und mit ihrem Pupillarrande peripher zu liegen kommt. Andernfalls, wenn eine Perforation in der Peripherie der Hornhaut droht,
veranlassen wir durch Eserineinträufelung den Sphincter pupillae zu
möglichst fester Kontraktion; dann sind die Irisfasern in der Peripherie durch einen kräftigen Zug gespannt und widerstehen der Neigung,
mit dem abströmenden Kammerwasser in die Wunde gerissen zu werden.

Das gewöhnliche Hornhautgeschwür (Ulcus corneae simplex), das stets
aus einem Infiltrat entsteht, unterscheidet sich von diesem (s. S. 79)

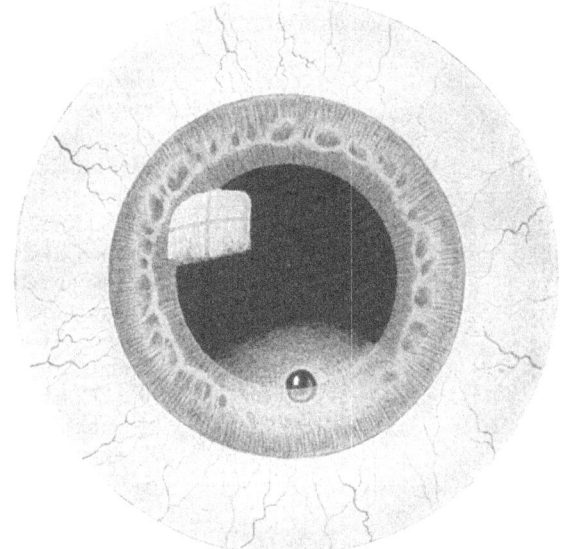

Abb. 82. Keratocele innerhalb eines in Abheilung befindlichen ehemaligen Ulcus corneae.

vor allem dadurch, daß ein oberflächlicher Substanzverlust vorhanden
ist, dessen Grund vom ehemaligen Infiltrat gebildet wird. Diese Geschwüre haben wenig Neigung zum Fortschreiten in der Fläche, gehen
aber zuweilen in die Tiefe. Diejenigen Fälle, die durch Skrofulose oder
eine Rosacea bedingt sind, zeigen manchmal nur eine geringe Heilungstendenz. Oft tritt erst dann ein Umschwung ein, wenn eine ausreichende
Vascularisation das Geschwür erreicht hat und damit die Aussichten
besserer Ernährung gestiegen sind.

Die Behandlung des Hornhautgeschwürs selbst erfordert unter allen
Umständen einen Verband. Gilt es doch, die durch die Nekrose entstandene Lücke vor Infektionen zu schützen, wie sie so leicht eintreten
können, wenn die Patienten sich mit den Fingern im Auge herumreiben.
Wir streichen auch Scopolaminsalbe oder Atropinsalbe ein, wirken
damit beruhigend auf die Iris und glätten mit der Salbe die Geschwürs-
ränder, so daß das lästige Reiben an der Lidhinterfläche aufhört. Bei
allen Hornhautgeschwüren wird die Anwendung von Wärme (z. B.
elektrisches Heizkissen) sehr wohltuend empfunden. Droht eine Perforation, so legt man den Verband etwas fester mit reichlicher Polsterung

als Druckverband an. Bettruhe ist in schweren Fällen unerläßlich. Nach erfolgter Heilung erleichtern wir durch Massage mit gelber Quecksilberpräcipitatsalbe die Aufhellung der Narben.

Das infektiöse Hornhautgeschwür (Ulcus corneae serpens). Durch das intakte Hornhautepithel können nur wenige Erreger hindurchdringen; so z. B. der Gonococcus und der Diphtheriebacillus (s. S. 61, 66, 69). Ihnen wohnt die Fähigkeit inne, auch die unversehrte Hornhautdecke anzugreifen. Der Erreger des typischen Ulcus serpens ist aber der *Pneumococcus*, dem diese Eigenschaft abgeht. Minimale Verletzungen des Hornhautepithels müssen ihm erst den Weg bahnen, damit er in das Hornhautgewebe eindringen kann. Bei vielen Fällen von Tränensackeiterung finden sich im Eiter, der in die Lidspalte quillt, Pneumokokken, und doch bleiben die Patienten so lange vor dem Geschwür bewahrt, bis eine geringfügige, oft an sich ganz harmlose Schädigung der Epitheldecke der Hornhaut auftritt. *Der Zusammenhang des Ulcus serpens mit einer Verletzung oder vorangegangenen Abstoßung des Epithels* (z. B. auch *nach Herpes corneae, Phlyktäne, Ulcus scrophulosum* usw.) *ist versicherungstechnisch äußerst wichtig.* Stets ist eine genaue Anamnese bei Beginn der Behandlung aufzunehmen, da später oft genug alle möglichen Ursachen geltend gemacht werden, damit ein Rentenanspruch berechtigt erscheint.

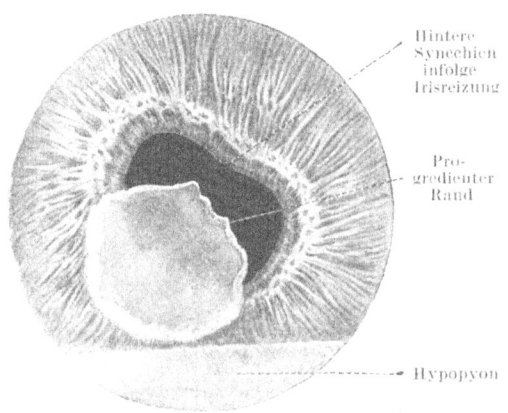

Abb. 83. Ulcus corneae serpens.

Es werden mit Vorliebe ländliche Arbeiter befallen, Steinklopfer und andere Personen, die häufig Fremdkörper ins Auge bekommen. Bevorzugt ist das höhere Alter, wohl infolge der geringeren Widerstandsfähigkeit der Hornhaut. Wie die Hornhautverletzungen, so liegt auch das Ulcus serpens fast stets in der unteren Hälfte oder in der Mitte der Cornea, entsprechend der Beziehung zur Lidspalte.

Das klinische Bild. Sehen wir ein eben entstehendes Ulcus serpens, dann erscheint es als ein kleiner weißer Punkt an der Hornhautoberfläche, der leicht gequollen etwas über das Niveau hervorragt. Er ist von einem hauchig getrübten Hofe umgeben und zeigt trotz der geringen Ausdehnung schon die Schwere des Prozesses durch das Auftreten einer heftigen ciliaren Injektion am Hornhautrande, einer zarten Trübung des Kammerwassers und einer deutlichen Iritis an. Bald senkt sich im Kammerwasser ein schmales Eiterexsudat als „*Hypopyon*" zu Boden: Wir erblicken im unteren Kammerwinkel eine oben waagerecht begrenzte gelbe Masse. Schon am nächsten Tage hat die ehedem punktförmige Infiltration in der Hornhautdecke Fortschritte gemacht. Nach dieser oder jener Richtung ist ein weißgelber Fortsatz in das bislang noch gesund gewesene Gewebe vorgeschoben. In der Mitte hat sich durch Abstoßen nekrotischer Partien ein Substanzverlust gebildet, der schmierig belegt ist. Jetzt ist schon ein richtiges Geschwür vorhanden (Abb. 84). Auch die Ansammlung des Eiters in der Vorderkammer hat zugenommen, das Hypopyon ist gestiegen, die Iritis hat zu einzelnen Verklebungen des Pupillarrandes mit der Linsenkapsel (hinteren Synechien) geführt. Nun können zwei Möglichkeiten eintreten: Entweder setzt sich das Geschwür in der Fläche der Hornhaut fort, kriecht also in die Breite (daher: serpens = kriechend), oder es schmelzen die mittleren und tiefen Hornhautlamellen ein, so daß frühzeitig ein Durchbruch der Hornhaut zustande kommt. Meist schreitet es zunächst in den oberflächlichen Schichten weiterwuchernd fort, während die tiefen Schichten erst allmählich hinschwinden. Immer aber können wir mit einer gewissen Bestimmtheit voraussagen, nach welcher Richtung das Geschwür am nächsten Tag Raum gewonnen haben wird; denn dort, wo es eine grellweiße Stelle, sei es als sichelförmigen Rand- oder als Bodenbelag, zeigt, liegt ein Ausbreitungszentrum, von dem aus neues Gebiet angegangen wird.

Die *pathologische Anatomie* gibt uns über den Zusammenhang vollkommenen Aufschluß. Es ist in der Hornhaut zu einer Kolonienbildung von Pneumokokken gekommen, deren Stoffwechselprodukte einesteils das Gewebe zur Nekrose bringen, andernteils aber in die Hornhautsubstanz diffundieren, auch quer durch die Hornhaut hindurch ins Kammerwasser und damit an die Iris gelangen. Die Folge dieser sich überall hin verbreitenden chemischen Absonderungen der Kolonien ist das Heranziehen von Wanderzellen, die nun in den engen Spalten der Cornea nach dem gefährdeten Bezirk zu wandern und dort, wo die Pneumokokken liegen, einen dichten Wall bilden. Der Leukocytenring stellt sich klinisch als weißliche Infiltration dar und verrät uns den Ort der Pneumokokkenansammlung, damit aber auch die Stelle des Ulcus, von der ein Weiterkriechen zu erwarten ist (Abb. 84). Auch aus den Irisgefäßen wandern, durch den Reiz angezogen, Leukocyten aus, nur gelangen sie nicht an das Ziel, sondern fallen im Kammerwasser als Zellansammlung, d. h. Eiterschichte, zu Boden. Das Hypopyon ist also eine Reaktion des Auges auf die Infektion, aber, solange die Hornhaut noch undurchbrochen ist, selbst steril.

Mit der Dauer des Prozesses wird die Hornhaut mehr und mehr zerstört. Wenn die eitrige Einschmelzung des Gewebes in die Tiefe vordringt, droht die Gefahr eines Durchbruchs und Irisvorfalls. Bei mehr flächenhafter Ausdehnung des Ulcus aber führt die Verdünnung der Hornhaut leicht dazu, daß sie dem intraokularen Druck nicht mehr genügenden Widerstand entgegensetzen kann. So kommt es zu einer teilweisen oder vollkommenen Vorbuckelung. An die Perforation der Cornea schließt sich bisweilen eine totale Vereiterung des gesamten Bulbusinhalts an. Wir sehen dann das höchstgradig entzündete Auge von gewulsteter und geschwollener Conjunctiva umgeben und auch die

Augenlider ödematös und schwer beweglich. Der Bulbus ist infolge entzündlicher Infiltration des Orbitalfettgewebes vorgetrieben und förmlich eingemauert. Durch die weggeschmolzene Hornhaut wird die Iris zum Teil freigelegt; aus der Pupille schimmert der Eiter des Glaskörpers durch. Das Auge ist unter erheblichen Schmerzen an „*Panophthalmie*" erblindet (s. S. 88, 183 und 224).

Die *Behandlung des Ulcus serpens* ist, wenn sie frühzeitig einsetzt, dankbar, bei weit vorgeschrittenen Prozessen dagegen schwierig und

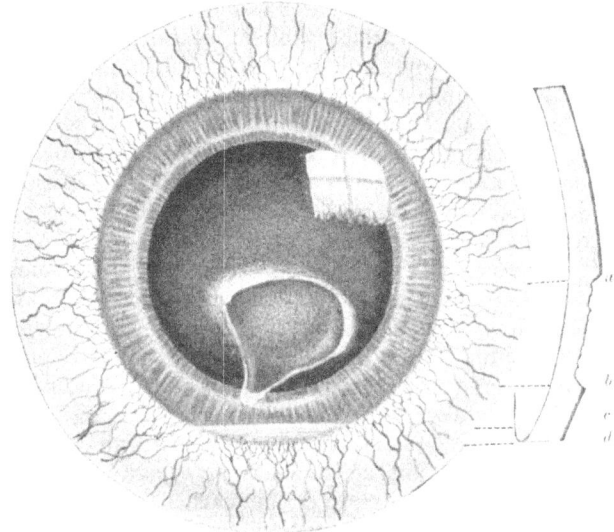

Abb. 84. Ulcus corneae serpens (Pneumokokkeninfektion). Das Geschwür zeigt am rechten und linken Rande eine weiße Begrenzung (Leukocyteninfiltration), ebenso an der Spitze des Fortsatzes unten. An diesen Stellen ist ein Fortschreiten des Prozesses zu erwarten. *a—b* Ausdehnung des Ulcus; *c—d* Ausdehnung des Hypopyons; *d* unterer Umfang des Kammerwinkels.

oft vergebens. Alles kommt darauf an, daß man die in die Hornhaut eingedrungenen Pneumokokken abtötet, bevor sie größere Gebiete zum Einschmelzen bringen können. Zunächst gilt es nachzusehen, ob der Tränensack die Quelle einer Eiteransammlung und damit der Pneumokokken ist. Ein Druck auf den Tränensack (Abb. 60, S. 54) überzeugt uns, ob Eiter aus den Tränenpünktchen quillt. Ist dies der Fall oder entleert sich bei der Durchspülung des Tränensackes Eiter aus dem oberen Tränenpünktchen, dann muß der Tränensack unverzüglich entfernt werden. Örtlich ist Scopolamin oder Atropin zur Bekämpfung der Iritis nötig. Die Hauptaufgabe unserer Therapie gilt aber dem Geschwüre selbst.

Als Allgemeinbehandlung wendet man parenterale Eiweißinjektionen, koordiniert mit Sulfonamiden (Sulfapyridin, Cibazol), an.

Um die eingedrungenen Keime abzutöten, bedient man sich ferner der Einträufelung des chemotherapeutisch wirksamen Optochin (Äthylhydrocuprein) in 1%iger salzsaurer Lösung. Meist reicht dieses

Vorgehen nicht aus, weil das Mittel die im Gewebe liegenden Pneumokokken nicht erreicht. Man kann auch die Bestrahlung des Geschwürs

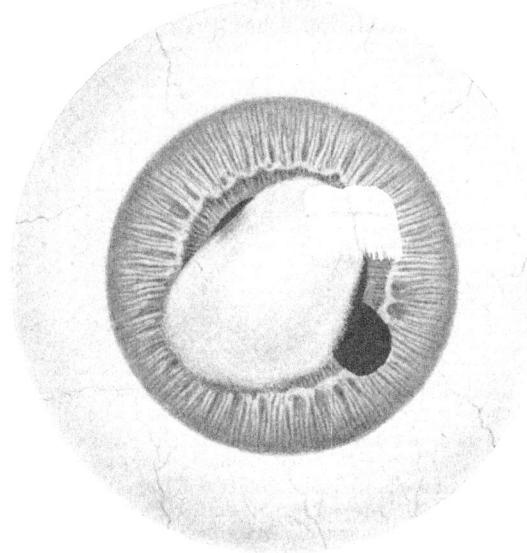

Abb. 85. Optische Iridektomie, seitlich nach unten bei Leukoma corneae, das die Pupille zudeckt.

mit ultraviolettem Licht versuchen. Wenn trotzdem das Ulcus fortschreitet, muß man die Pneumokokkenherde mit Glühhitze zerstören.

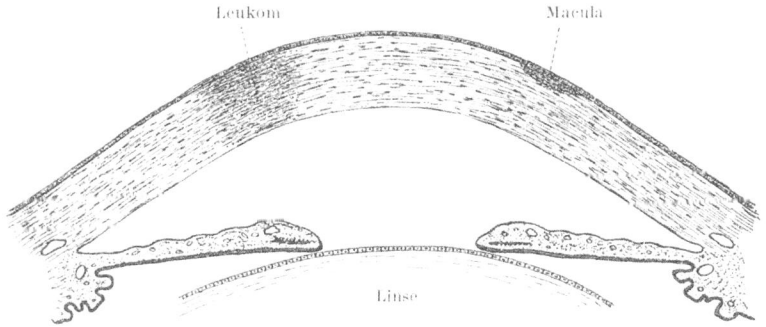

Abb. 86. Leukoma und Macula corneae.

Man benutzt dazu einen feinspitzigen *Galvanokauter,* doch genügt auch eine
glühend gemachte Haarnadel. Schonender ist die Abbrennung mit dem *Dampf-
kauter,* da bei diesem Gerät die Spitze nur mit heißem Dampf so erhitzt wird,
daß es genügt, um die Kokken zu töten, ohne unnötig gesundes Gewebe mit
zu opfern. Ja, bisweilen ist es schon ausreichend, den Glühkauter für kurze Zeit
nur in die Nähe des progressiven Randes zu bringen, ohne ihn geradezu zu berühren. Täglich kontrolliert man das Geschwür. Zeigt sich irgendwo von neuem
die Neigung zur Bildung weißer Ränder und Herde, dann kommt der Kauter
wieder dem Weiterkriechen des Ulcus zuvor. In der Zwischenzeit unterstützt
ein feuchtwarmer Verband die zur Heilung erwünschte Hyperämie des Auges.

Ist das Geschwür auch durch Kauterisation nicht zum Stehen zu bringen, oder ist es beim Beginn der Behandlung schon fast über die ganze Hornhaut hinweggekrochen, dann kommt man der drohenden Erweichung der Membran durch *Querspaltung* zuvor. Quer zur Progressionsrichtung des Geschwüres wird der progressive Rand gespalten: Ein Schmalmesser wird mit der Schneide nach

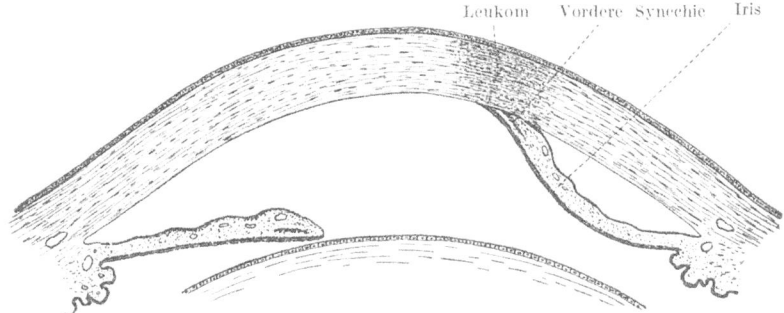

Abb. 87. Hornhautnarbe mit vorderer Synechie (Leukoma corneae adhaerens).

vorn, dem Rücken nach der Iris zu, ein- und im Geschwüre oder am gegenüberliegenden Geschwürsrande wieder ausgestochen. Mit sägenden Zügen wird das vom Geschwür eingenommene Hornhautgebiet von hinten her gespalten. Mit Vollendung des Schnittes klafft also mitten in dem Ulcus ein Spalt, durch den das Kammerwasser und mit ihm meist das Hypopyon austritt. Die Hornhaut sinkt

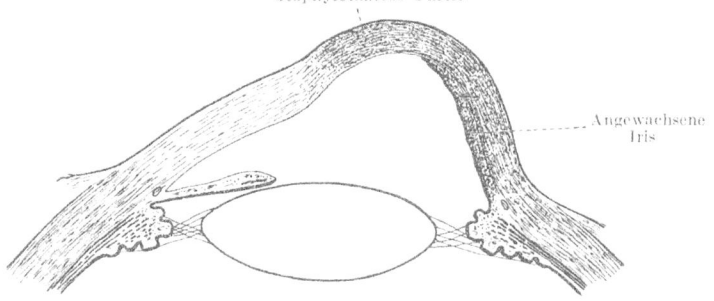

Abb. 88. Partielles Hornhautstaphylom. Rechts ist die Iris an der Hornhautrückfläche angewachsen. Der Kammerwinkel ist hier verloren gegangen.

ein, die Saftlücken sind von der Spannung befreit und ein regerer Stoffwechselaustausch wird in der Hornhaut angeregt. Meistens heilt darauf das Geschwür schnell aus *(Spaltung nach* Saemisch*)*.

Bei eingetretener *Panophthalmie* wird nach Abtragung des vorderen Bulbusabschnittes der Skleralsack ausgelöffelt, so daß Uvealtractus, Netzhaut, Glaskörper und Linse restlos entfernt werden (Exenteratio bulbi). Die Vornahme einer Enucleatio bulbi wäre hier ein Kunstfehler; denn bei der Enucleation müssen wir die Sehnervenscheiden hinter dem Auge durchschneiden und könnten dabei durch Einimpfung von Eitererregern in den Liquor cerebrospinalis leicht eine Meningitis purulenta verursachen (s. auch S. 183 und 224).

Nubecula, Macula, Leukoma, Staphyloma corneae. Heilt ein Ulcus ab, so kommen nachstehende Folgezustände zur Beobachtung. Da der

Ersatz des Substanzverlustes nur auf dem Wege der Neubildung von undurchsichtigem Bindegewebe möglich ist, bleibt stets eine Trübung zurück. Die zarteste ist der Hornhautnebel *(Nubecula)*; eine etwas dichtere Narbe bezeichnet man als *Hornhautfleck (Macula)* (Abb. 86),

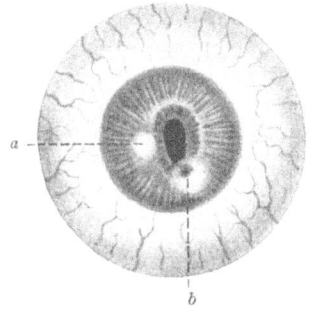

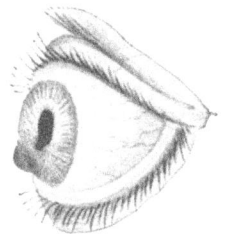

Abb. 89. *a* Leukoma corneae, *b* Leukoma corneae adhaerens mit Einheilen des unteren Pupillarrandes.

Abb. 90. Partielles Staphyloma corneae (Leukoma adhaerens prominens). Der untere Umfang der Iris ist vorgefallen gewesen und der Hornhautausbuchtung angeheilt.

der bei porzellanweißer Beschaffenheit *Leukom* genannt wird (s. Abb. 86, S. 87, Abb. 87, S. 88 u. Abb. 89, S. 89).

Ist ein *zentrales Leukom* als Folgeerscheinung eines Ulcus corneae zurückgeblieben, so daß gerade die vor der Pupille liegende Hornhautpartie undurchsichtig geworden ist, so kann man durch eine *optische Iridektomie* helfen (Abb. 85). Indem man gleichzeitig aus kosmetischen

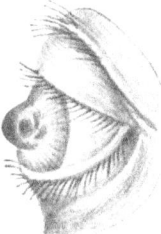

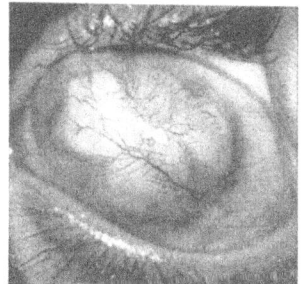

Abb. 91. Totales Hornhautstaphylom (Staphyloma corneae totale).

Abb. 92. Staphyloma corneae totale.

und optischen Gründen das Leukom tätowiert (mit Kerzenruß, Platinchlorid od. dgl.), also schwarz färbt und damit den Strahlengang durch das Leukom hindurch völlig verhindert, vergrößert man durch einen Regenbogenhautausschnitt die Pupille so, daß sie mit einem zungenförmigen Fortsatz nicht mehr ganz von dem Leukom beschattet wird. Der Patient kann also nunmehr durch die neugeschaffene Öffnung an dem Leukom vorbeisehen.

War an der Stelle des Leukoms vorher eine Perforation vorhanden, so daß die Iris an der Hinterfläche der Narbe mit einer vorderen Synechie angewachsen ist, so sprechen wir von einem *Leukoma adhaerens* (Abb. 87). Dann ist die vordere Augenkammer hinter dem Leukom abgeflacht, die

Iris zipfelförmig nach vorn gezogen. Hat ein Irisprolaps (s. S. 82) die
Wunde vorgebuckelt, so entsteht eine *Leukoma adhaerens prominens.*
Die Hornhaut trägt in einem solchen Falle einen hinten mit braunem
Irispigment ausgekleideten Buckel. Bei größeren Verwölbungen der
Cornea allein spricht man von einer *Keratektasie*, ist die Ektasie jedoch
innen von Uveagewebe (Iris) ausgekleidet, von partiellem Hornhautstaphylom (Abb. 88 und 90), und wenn die ganze Hornhaut betroffen
ist, von totalem *Hornhautstaphylom* (Abb. 91, 92 und 93). Das Leukoma
adhaerens führt oft, das Hornhautstaphylom immer durch Verlegung
des Kammerwinkels und den dadurch behinderten Abfluß des Kammerwassers zu sekundären Steigerungen des intraokularen Druckes, d. h.
zum Sekundärglaukom (s. S. 204).

Staphylome sind stets aus undurchsichtigem Narbengewebe gebildet,
durch welches das hinten anliegende pigmentierte Irisgewebe eigentümlich blauschwarz durchschimmert, so daß das Aussehen einer „Wein-
beere" (Staphyle) entsteht. Sie können infolge teilweiser Verdünnung

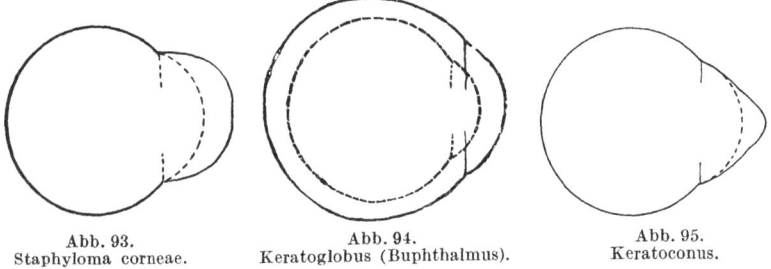

Abb. 93.   Abb. 94.   Abb. 95.
Staphyloma corneae.   Keratoglobus (Buphthalmus).   Keratoconus.

ihrer Wand leicht platzen. Auch wirken sie ungemein entstellend. Deshalb werden sie operativ abgetragen, was bei der Gefahr, daß während
der Operation das ganze Augeninnere ausfließt, nicht immer nach
Wunsch gelingt. Dann bleibt nur Enucleation oder Exenteration des
Bulbus als Ausweg.

Keratoglobus, Keratoconus. Außer dem Staphyloma corneae
kommen noch zwei andere Vorwölbungen der Hornhaut zur Beobachtung, die mit Hornhautgeschwüren nichts zu tun haben. Als *Keratoglobus* bezeichnen wir eine Vergrößerung der Cornea, gleichmäßig nach
allen Richtungen hin. Die Hornhaut weist dabei nicht nur eine Vergrößerung des vertikalen und horizontalen (normal etwa 11 mm mes-
senden) Durchmessers auf (z. B. mehr als 12 mm), sondern auch eine
der Vergrößerung entsprechende Vertiefung der vorderen Kammer
(Abb. 94). Wir haben also eine große, kugelförmige Hornhautoberfläche
(Keratoglobus) vor uns. Meist handelt es sich um die Teilerscheinung
der bei infantilem Glaukom auftretenden Vergrößerung des ganzen
Augapfels in allen Dimensionen *(Hydrophthalmus*, Buphthalmus s.
S. 212). Beim Keratoglobus bleibt die Cornea transparent und läßt
den Einblick auf die erweiterte und vertiefte Kammer zu.

Vom Keratoglobus unterscheidet sich der *Keratoconus* (Abb. 95) dadurch, daß das Gesamtauge seine normale Form behält und nur die

mittleren Hornhautteile, durch einen allmählich einsetzenden Verdünnungsprozeß geschwächt, dem intraokularen Druck nachgeben. So entsteht an Stelle der früheren Kugeloberfläche ein *Kegel* (Conus), dessen Spitze verdünnt ist, manchmal auch sekundär geschwürig einschmilzt. Man kann dem Prozeß entgegenarbeiten, indem man die Kegelspitze vorsichtig kauterisiert und zum Vernarben zwingt. Ein zufriedenstellendes optisches Resultat läßt sich auch erzielen, wenn man ein vom Fabrikanten künstlicher Augen hergestelltes schalenförmiges Kontaktglas auf die vordere Bulbuswand auflegt und dieses wie ein Glasauge tragen läßt (Haftglas s. S. 25).

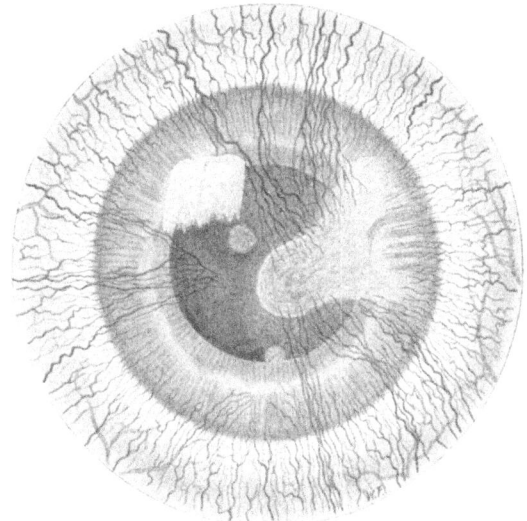

Abb. 96. Skrofulöse fleckförmige und zungenförmige Hornhautinfiltrate mit starkem Pannus scrophulosus.

Die Ursache des Keratoconus ist unbekannt. Vielleicht spielen Störungen der inneren Sekretion eine Rolle.

Ulcus catarrhale, katarrhalisches Geschwür. Im Anschluß an akute oder chronische Bindehautentzündungen verschiedener Ätiologie kommt es zu kleinen randständigen, rundlichen Infiltrationen, die häufig in der Mehrzahl vorhanden sind, schnell ulcerieren und oft in die Tiefe greifen. In anderen Fällen breiten sie sich entlang dem Limbus sichelförmig aus und können einen erheblichen Teil der Cornea umgreifen (katarrhalische Randgeschwüre).

Bei alten Leuten werden derartige Geschwüre dadurch begünstigt, daß der im Alter auftretende *Greisenbogen* (Arcus senilis, S. 99) auf einer fettigen Degeneration limbusnaher Hornhautschichten beruht. Diese entarteten Randgebiete sind wenig widerstandsfähig, so daß sie sogar ohne wesentliche entzündliche Erscheinungen ektatisch werden können *(senile Randektasie).*

Sehr gefürchtet sind die bei den schweren, durch Gonorrhöe oder Diphtherie verursachten Bindehautentzündungen auftretenden Hornhautgeschwüre, weil sie sehr oft zum Durchbruch führen, gelegentlich sogar zur Einschmelzung umfangreicher Hornhautteile. Die *tracho-matösen Geschwüre*, entsprechend dem chronischen Verlauf der Granulose zu zahlreichen Rezidiven neigend, zerstören nicht selten durch ihre Narbenbildung, die mit dichter Gefäßneubildung verbunden sein kann *(Pannus trachomatosus)*, die Sehkraft.

Die Behandlung der katarrhalischen Geschwüre berücksichtigt in erster Linie das zugrunde liegende Bindehautleiden. Zur Hornhaut-

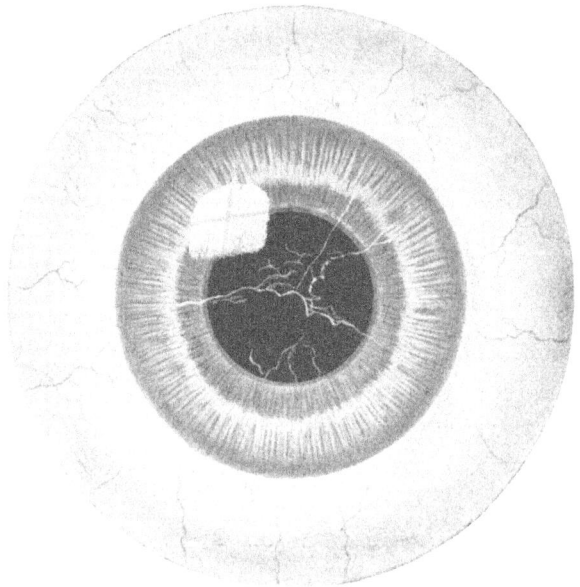

Abb. 97. Herpes corneae simplex in Form feinster Risse im Epithel.

behandlung selbst verwenden wir Salben (5% Noviformsalbe, 2% Bor-salbe), Mydriatica (Scopolamin. hydrobrom. 0,02/10 oder Atropin. sulf. 0,1/10) und Verbände.

Keratitis scrophulosa (Phlyctaenulosa, eczematosa). Im Verlaufe der phlyktänulären Bindehautentzündung mit ihren häufigen Rezidiven kommt es fast immer auch zur Mitbeteiligung der Cornea in Form von Infiltraten, Ulcerationen und Narbenbildungen der Hornhaut. Dabei ist das klinische Bild charakterisiert durch die Mannigfaltigkeit der Er-scheinungen: einfache punktförmige *Infiltrate* in den oberflächlichen Hornhautschichten sind grundsätzlich den Bindehautphlyktänen gleich-zusetzen, können auch ganz ähnlich verlaufen. In anderen Fällen schreitet das Infiltrat nach irgendeiner Richtung hin fort, während es im Rücken bereits vernarbt ist und ein schmales Bändchen von Blut-gefäßen, die aus der Bindehaut stammen, hinter sich her lockt: *Gefäß-bändchenkeratitis (Keratitis fascicularis)* oder *Wanderphlyktäne* genannt. Ist unter der gewöhnlichen Behandlung ein Stillstand nicht zu erzielen, so kann man das „Köpfchen" mit dem Galvanokauter versengen. Neben

Einzelinfiltraten und Geschwürchen vom Typus des Ulcus simplex kommen aber auch mehr landkartenähnlich ausgebreitete Infiltrate vor, bald nahe dem Rande, bald an anderen Stellen; sie können ulcerieren und unter Umständen zu erheblichen Narben und Gefäßneubildungen *(Pannus scrophulosus,* Abb. 96) führen. Am gleichen Auge pflegen frische Prozesse neben älteren Narben aufzutreten. Meist ist das Leiden auf die Dauer doppelseitig. Differentialdiagnostisch ist die Keratitis scrophulosa durch die Mannigfaltigkeit ihrer Erscheinungen charakterisiert (s. S. 70). Hier und da kann die Unterscheidung von der bei einer *Rosacea* des Gesichtes und der

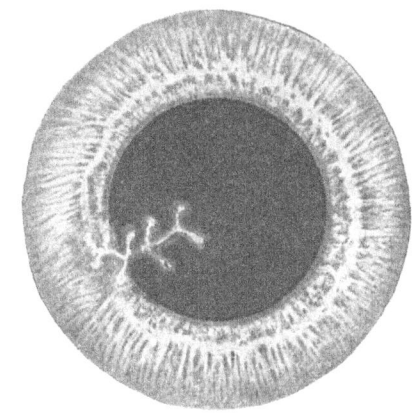

Abb. 98. Herpes corneae
(Keratitis dentritica).

Bindehaut auftauchenden Hornhautentzündung schwierig sein; doch kommt diese Erkrankung vorwiegend bei älteren Leuten vor, die über das Alter der Skrofulose hinaus sind, und vor allem pflegen gleichzeitig die typischen Rosaceaerscheinungen im Gesicht und an der Nase vorzuliegen. Behandlung wie beim einfachen Hornhautgeschwür; außerdem Allgemeinbehandlung (vgl. S. 74).

Herpes corneae (Keratitis herpetica). Ohne besondere erkennbare Ursache (manchmal nach leichten Verletzungen) entwickelt sich eine Gruppe ganz oberflächlich unter dem Hornhautepithel gelegener Infiltrate, die kleine Bläschen bilden und miteinander durch feine Risse (Abb. 97) im Epithel zusammenhängen, so daß sie Ähnlichkeit mit

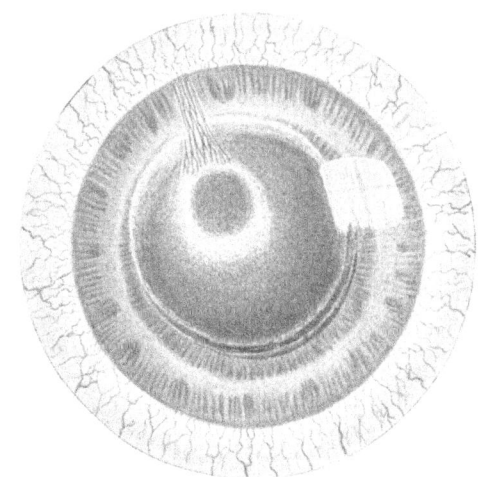

Abb. 99. Scheibenförmige Keratitis herpetica (Keratitis disciformis). Eine zarte große getrübte Scheibe schließt eine ringförmig umgrenzte zweite Infiltration ein, die von tiefen Gefäßen versorgt wird.

Knospen haben, die an einem Zweige sitzen (Abb. 98), *Keratitis dendritica.* Berührt man die Hornhaut mit einem Glasstab oder besser mit einem zugespitzten Wattebausch, so findet man völlige Empfindungslosigkeit oder mindestens eine deutliche *Hyposensibilität* gegenüber der gesunden Seite. Nicht immer aber tritt der Herpes in dendritischer

Form auf, vielmehr herrscht eine gewisse Mannigfaltigkeit der Erscheinungen. Oft finden sich sehr oberflächlich angeordnete feinste punktförmige Infiltrate *(Keratitis punctata superficialis)*, bisweilen nur die kleinen charakteristischen Bläschen. Andererseits kann das durch die entzündlichen Erscheinungen gelockerte Epithel in geradezu rhythmischen Perioden von je mehreren Tagen sich in Form grober schwappender Blasen abheben *(Keratitis bullosa herp.)*. Durch Platzen der kleinen, eventuell auch der größeren Bläschen wird leicht die Möglichkeit gegeben, daß sich sekundäre Infektionen hinzugesellen und zu infektiösen Hornhautgeschwüren führen. In anderen Fällen dreht sich das geschädigte Epithel zu feinen Fädchen zusammen, die wie Schleimfäden von der Hornhautvorderfläche herabhängen (*Fädchenkeratitis* = Keratitis filiformis). Der herpetische Prozeß kann sich endlich aber auch in den tieferen Schichten der Hornhaut entwickeln oder in die Tiefe vordringen und hier eine scheibenförmige Trübung im Parenchym hervorrufen (*Keratitis disciformis*, Abb. 99). Auch über diesen Herden ist die Hornhautoberfläche unempfindlich. Obwohl das parenchymatöse Infiltrat manchmal einem eingedickten Absceß ähneln kann, pflegt es nicht einzuschmelzen. Diese Formen sind aber besonders hartnäckig. Überhaupt ist der Verlauf des Herpes corneae ungemein schleppend: Meistens dauert die Erkrankung wochen- oder gar monatelang und führt gern zu Rückfällen.

Die gleiche Erkrankung vermag auch zu einer unangenehmen Entzündung der Regenbogenhaut zu führen, die mit einer Blutung in die vordere Kammer verknüpft sein kann *(Herpes iridis)*.

Die *Ursache des Herpes* ist ein filtrierbares Virus, das auch in der Flüssigkeit enthalten ist, welche die Blasen des Herpes febrilis an der Lippe füllt. Überimpfung des Inhaltes solcher frisch aufgeschlossenen Bläschen auf die Kaninchenhornhaut erzeugt einen Prozeß, der weitgehende Ähnlichkeit mit der Erkrankung der menschlichen Hornhaut hat und sich ebenfalls auf Tiere weiter übertragen läßt.

Die Behandlung des Herpes corneae geschieht innerlich durch Antirheumatica, Schwitzen usw., örtlich am besten, indem man die erkrankte Stelle durch vorsichtiges Abschaben vom Epithel entblößt und den entstehenden Defekt mit Jodtinktur pinselt; auch die Behandlung mit Greifswalder Farblösung oder die Anwendung von 2%iger Dijozolsalbe wird empfohlen. Die Keratitis disciformis ist indessen wegen ihrer tiefen Lage dieser Behandlung nicht zugänglich. Hier kann man, wie übrigens auch bei den oberflächlichen Formen, Blaulichtbestrahlungen oder Zinkiontophorese anwenden.

Vom Herpes corneae unterscheiden wir den sog. *Herpes zoster.* Auf der Haut des Gesichtes und des behaarten Kopfes treten unter Schmerzen im Ausbreitungsgebiet des 1. Trigeminusastes zahlreiche Bläschen auf, die später eitrig zerfallen und endlich austrocknen oder gangränös werden. In manchen Fällen wird auch die Hornhaut in Mitleidenschaft gezogen; sie zeigt ebenfalls kleine Bläschen und ist für Berührungen unempfindlich. Die Augensymptome können also gewissen Formen des gewöhnlichen Herpes corneae gleichen. Als Ätiologie wird aber im allgemeinen ein anderes Virus angenommen, das wohl dem Varicellen-virus nahesteht oder mit ihm identisch ist.

Neuerdings sind in Deutschland mehrfach Epidemien aufgetreten, bei denen außer einer erheblichen Reizung der Bindehaut auch sehr charakteristische, herpesähnliche Hornhautveränderungen beobachtet werden. Es treten dabei multiple, kleine, ganz oberflächliche Infiltrate in der Cornea auf, die oft nur unter der binokularen Lupe sichtbar sind und hier kleinen Münzen ähneln, so daß man geradezu von einer *Kerato-conjunctivitis epidemica* „nummularis" gesprochen hat. Es gibt aber

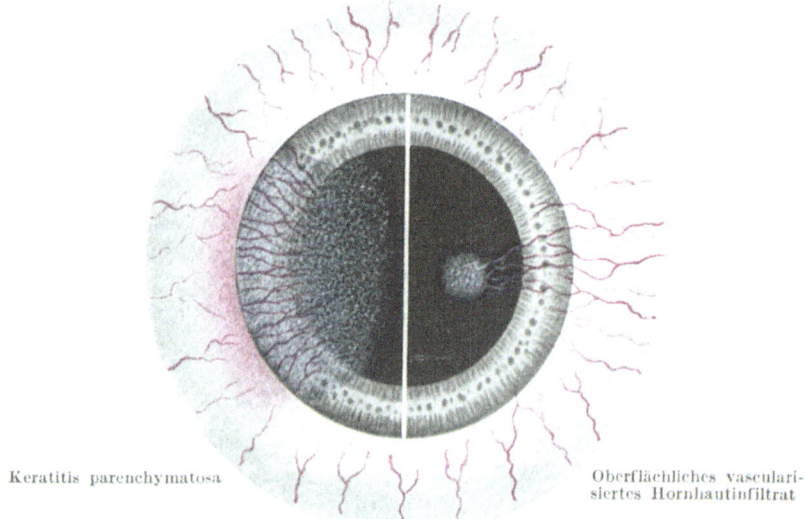

Keratitis parenchymatosa   Oberflächliches vasculari-
                                        siertes Hornhautinfiltrat

Abb. 100. Links: Infiltration der tiefen Hornhautschichten, z. B. bei Keratitis parenchymatosa. Neben ciliarer Injektion ist die tiefe Vascularisation kennzeichnend. Rechts: Von conjunctivaler Injektion begleitete conjunctivale Vascularisation (z. B. Pannus scrofulosus) bei einem Infiltrate der Hornhautoberfläche.

zweifellos epidemiologisch und klinisch verschiedene Formen. Die bei uns seit 1938 am häufigsten beobachtete dauert fast immer monate-lang, hinterläßt aber im Gegensatz zum Herpes corneae eine aus-gesprochene Immunität. Die Behandlung ist die gleiche wie beim Herpes.

Der N. trigeminus ist nicht nur ein sensibler Nerv, er hat in der Cornea auch trophische Funktionen. Wird nun durch Erkrankungen des Trigeminus oder durch operative Eingriffe (z. B. Elektrokoagulation des Ganglion Gasseri wegen Trigeminusneuralgie) die Funktion des Nerven vollständig vernichtet, so können trophische Störungen der Cornea mit einer eigentümlichen, schweren Geschwürsbildung auftreten. Das Ulcus ist oft kreisrund, und der Substanzverlust sieht wie ausgestanzt aus. Die Hornhaut ist völlig unempfindlich *(Keratitis neuroparalytica)*. Nicht selten kommt es zu Sekundärinfektionen. Die Erkrankung führt fast stets zu dichten Narbentrübungen.

Die Behandlung muß sehr milde sein: reichliche Anwendung von Wärme, von milden Salben, vor allem aber Schutz des Auges durch einen Uhrglasverband oder eine Brille mit Seitenschutz sind wichtig. Auf keinen Fall darf man bei Augenleiden, die mit Verlust der Hornhautsensibilität einhergehen, Verbände benutzen, die auf der unempfindlichen Hornhaut reiben können.

Keratitis parenchymatosa (Keratitis interstitialis). Die Erkrankung setzt mit einer zunächst nur auf einen schmalen Limbusteil beschränkten conjunctivalen und vor allem ciliaren Injektion ein, hervorgerufen

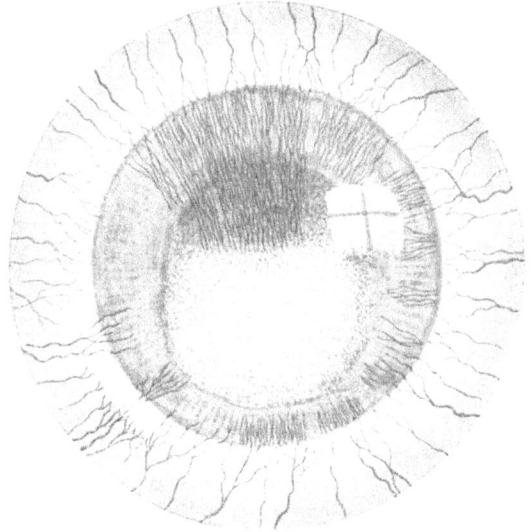

Abb. 101. Keratitis parenchymatosa. Die Trübung hat die ganze Hornhaut überzogen. Das Stadium des Einsprießens von tiefen Gefäßen ist erreicht. Links unten treten auch oberflächliche (conjunctivale) Gefäße über den Limbus auf das Gebiet der Hornhaut über.

durch eine zarte wolkige Trübung *in den mittleren und tiefen Hornhautschichten* an dieser Stelle (Abb. 100). Bald läuft diese diffuse Infiltration um die ganze Peripherie der Cornea herum, hier und da kleine Zungen nach der Hornhautmitte zu vortreibend. Ihr folgt die am Limbus sich weiter ausbreitende ciliare und conjunctivale Injektion. Über den getrübten Stellen verliert die Hornhautdecke ihren Glanz. Das Spiegelbild wird wie „gestichelt". Allmählich wird die peripher entwickelte Infiltration breiter; sie dringt allseitig mehr und mehr nach dem Zentrum zu vor. Auf der Höhe der Erkrankung fällt die ganze Hornhaut der in den tiefen Schichten sich ausbreitenden Infiltration anheim. Ihre Oberfläche wird dann überall matt (gesticheltes Hornhautspiegelbild), ihr Gewebe sieht gleichmäßig grau aus, umgeben am Limbus von dem breiten, dunkelroten, verwaschenen Hof der ciliaren Injektion. Bei der Füllung der in der Lederhaut verlaufenden Ciliargefäße bleibt es jedoch nicht lange; bald sprießen von diesen aus feine, sich immer wieder in zwei Äste teilende, miteinander nicht anastomosierende

,,besenreiserartige" Gefäße (s. Abb. 81, S. 81) in die mittleren und tiefen
Lagen der Hornhautlamellen hinein und können als *tiefe Vascularisation* eine solche Mächtigkeit erreichen, daß die Hornhaut wie eine grau-
rote Masse aussieht. Stets löst sich der rote Schein aber bei Lupen-
vergrößerung in ein System annähernd radiär verlaufender feiner
Gefäße auf, die am Limbus in die intensiv gerötete Sklera untertauchen
(Abb. 101). Darüber liegt ein aus den Bindehautgefäßen vorgeschobenes
oberflächlich entwickeltes Gefäßnetz. Hat die Erkrankung einige
Wochen oder Monate bestanden, dann machen sich Heilungssymptome
geltend; und zwar sehen wir das Leiden die Hornhaut auf demselben
Wege verlassen, auf dem es gekommen war. Zunächst setzt in der Peripherie eine leichte Aufhellung ein. Bald findet sich schon ein halbwegs
klarer Gürtel am Limbus, der nun allmählich breiter wird, so daß in
einem späteren Stadium der Heilung die ehemals die ganze Hornhaut
bedeckende Trübung als eine graue Insel in der Mitte liegt. Auch diese
zieht sich nun mehr und mehr zusammen, um allmählich zu verschwinden, indem gleichzeitig das neugebildete Gefäßsystem wieder
kollabiert. Ebenso erlangt die Hornhaut ihren Glanz zurück.

Beobachten wir während der Erkrankung die Iris, dann sehen
wir sie sekundär mitbeteiligt. Unter dem Einflusse des starken
Füllungszustandes der Ciliargefäße verliert sie ihre Kontraktilität; die
Pupille neigt zur Verengerung. Die Farbe der Regenbogenhaut spielt
ins Grünliche, die feine Zeichnung der Bälkchen verschwindet, wird
verwaschen, und bald zeigen sich auch Verklebungen der Irisrückfläche
mit der vorderen Linsenkapsel. Die für *Iritis plastica* charakteristischen
hinteren Synechien (s. S. 105) setzen ein. An der Hornhauthinterfläche
treten Präcipitate (s. S. 104) auf. Erst mit Nachlassen der schweren
Hornhautsymptome weicht auch die Erkrankung der Iris. Auch die
vordersten Teile der Aderhaut können miterkranken.

Dabei ist die Regel, daß *beide Augen, wenn auch nicht gleichzeitig,
so doch nacheinander erkranken.* Was sich auf der einen Seite eben
abgespielt hat, setzt auf der anderen Seite ein. Sehen wir daher die
ersten Anzeichen der Keratitis parenchymatosa an einem Auge, dann
können wir die über viele Monate sich erstreckende Leidenszeit, auch das
Geschick des zweiten, vorerst noch ganz gesunden Auges vorausahnen.

Ein gewisses Verständnis vom Wesen des eigentümlichen Prozesses
gibt uns die pathologische Anatomie. Sie lehrt uns zunächst, daß wir
zwar eine Entzündung, aber keine Zerstörung des Hornhautgewebes
vor uns haben. Was klinisch als wolkige, oft in kleine Pünktchen auflös-
bare Trübung erscheint, ist in Wirklichkeit eine nur vorübergehende
Schädigung der Hornhautsubstanz, deren Eiweiß abgebaut wird, um
später wieder transparent zu werden. Außerdem lockt die Entzündung
Schwärme von Wanderzellen herbei, wie wir das stets sehen, wenn im
Organismus zugrunde gehendes Material weggeschafft werden soll. Die
hineinsprießenden tiefen Gefäße haben denselben Zweck und bringen
außerdem Material zum neuen Aufbau an die erkrankten Stellen. Daher
sehen wir mit dem Eintritt der Gefäßneubildung klinisch den Umschwung
zum Besseren sich vorbereiten. Wir verstehen aber auch, daß diese mit

so schweren Trübungen einhergehende Erkrankung einer auffallenden Besserung fähig ist. Im Gegensatz zum Substanzverlust bei geschwürigen Prozessen, der nur unter Ausbildung von Bindegewebe ausheilen kann, wird hier Baustein für Baustein ausgewechselt. Nur in den allerschwersten und besonders stürmisch verlaufenden Fällen gesellt sich eine dichte Narbenbildung hinzu.

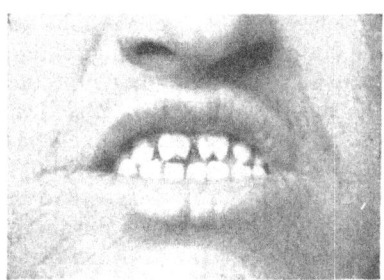

Abb. 102. „HUTCHINSONsche" Zähne. Am Mundwinkel abgelaufene hirschgeweihähnliche Rhagaden.

Deswegen sind wir oft erstaunt, daß wir in einer Hornhaut, die noch vor einem halben Jahre direkt graurot aussah, Mühe haben, die zurückgebliebenen Trübungen zu finden.

Die Prognose ist also relativ gut, wenn auch in einem gewissen Teile der Erkrankungen kein zufriedenstellendes Sehvermögen wieder gewonnen wird, ja unter Umständen dichte Trübungen dauernd zurückbleiben.

Die Ursache ist fast immer *Lues congenita.* Unter ihrem Einflusse erkranken die Patienten im durchschnittlichen Alter von 6—18 Jahren, also in einer Zeit, die besondere Ansprüche an die Entwicklung stellt. In über 90% der Fälle ist die Wa.R. positiv. Die Keratitis parenchymatosa bildet in der für kongenitale Lues wichtigen Symptomentrias von HUTCHINSON das bemerkenswerteste Kennzeichen. Neben ihr wird eine eigentümlich tonnenförmige Bildung der Schneidezähne (Abb. 102) und eine auf nervösen Störungen beruhende Schwerhörigkeit beobachtet. Manchmal findet sich gleichzeitig eine luische Gonitis. Nur in einem kleinen Prozentsatz der Fälle fällt die Blutprobe negativ, dafür aber die Tuberkulinreaktion positiv aus. Dann

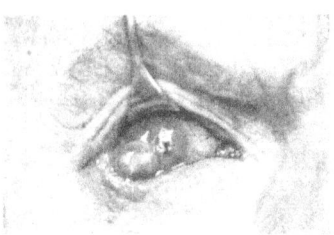

Abb. 103. Dermoid, ausgehend vom Limbus corneae.

weicht auch zumeist der klinische Verlauf vom Typus der Keratitis parenchymatosa ab, vor allem insofern die Erkrankung oft einseitig bleibt und häufig mit Ausbildung mehr knötchenähnlicher gelblicherer Verdichtungspartien einhergeht *(Keratitis interstitialis tuberculosa)*.

Eine voll befriedigende Erklärung über den Zusammenhang der Lues congenita mit der Keratitis parenchymatosa läßt sich zur Zeit noch nicht geben. Es werden syphilitische Prozesse an den Wandungen der Gefäße des Randschlingennetzes angeschuldigt, da ihre Unterbindung einen ähnlichen Prozeß auslöst. Jedenfalls entspricht das mikroskopische Bild durchaus nicht demjenigen einer syphilitischen Entzündung des Hornhautgewebes selbst. Vielleicht handelt es sich um komplizierte Vorgänge bei der Immunisierung des Gesamtorganismus gegen die kongenitale Spirochätose. Allerdings ist es gelungen, in durchsichtigen Teilen der erkrankten Hornhaut Spirochäten nachzuweisen. Unsere Behandlung ist nie sofort von einem Erfolg gekrönt. Wir haben nur die Aufgabe, den Prozeß in der Hornhaut möglichst schnell und ohne Hinterlassung schwerer Trübungen zum Ende zu bringen und Komplikationen seitens der Iris hintanzuhalten. Lokal verordnen wir daher Atropin und Wärme (elektrisches Heizkissen). Außerdem setzt eine antiluische Kur mit Salvarsan und Inunktion ein; auch Bismogenol findet vielfach Anwendung; bei Tuberkulose evtl. Tuberkulintherapie. Wir machen bei der luischen Form aber immer wieder die Beobachtung, daß wir das zweite Auge vor der späteren Mitbeteiligung an dem Leiden nicht zu schützen vermögen.

Wenn der Reizzustand vorüber ist, beschleunigt man die Aufhellung der Trübungen durch Massage mit 1%iger gelber Quecksilberpräcipitatsalbe.

Außer der *Keratitis parenchymatosa e lue congenita* und der soeben auch schon erwähnten *Keratitis interstitialis tuberculosa* kennen wir noch eine *Keratitis interstitialis scrophulosa* und endlich die sog. *sklerosierende Keratitis*, eine Entzündung, bei der auf dem Boden von Tuberkulose oder auch von Gicht oder Rheumatismus vom Limbus her ein zungenförmiges interstitielles Infiltrat in der Cornea nach der Mitte zu fortschreitet; es erreicht aber das Pupillargebiet in der Regel nicht, sondern bleibt in einer Ausdehnung von einigen Millimeter Breite stehen. Doch sind die entstehenden Narben oft so dicht, daß ein skleraähnliches Aussehen zustande kommt. Nicht selten ist diese Erkrankung Teilerscheinung einer Skleritis (s. S. 101).

Degenerative Hornhauterkrankungen. Bei alten Leuten sieht man häufig unweit des Limbus einen weißlich-gelben, etwa 1 mm breiten Ring in der reizlosen Cornea. Es handelt sich um den harmlosen Greisenring *(Arcus senilis)*.

In vorher ganz gesunden Hornhäuten können auf hereditärer Basis teils *bröckelige*, teils *fleckige* (knötchenförmige), teils *gittrige* Hornhauttrübungen auftreten, die, in der Jugend beginnend, ohne entzündliche Veränderungen im Laufe von Jahren zu erheblichen Sehstörungen Veranlassung geben. Die Therapie ist machtlos.

Als *gürtelförmige Hornhauttrübung* bezeichnen wir eine im Lidspaltenbezirk quer verlaufende Hornhautdegeneration, bei der in den vorderen Hornhautschichten zunächst in der Nähe des Limbus zartere Trübungen auftreten, in denen mit zunehmender Verdichtung kleine Kalkplättchen entstehen, die zum Teil als Sequester durch das Epithel durchspießen und starke Unebenheiten der Hornhautoberfläche erzeugen können. Das Leiden befällt meist blinde oder in ihrem Stoffwechsel schwer geschädigte Augen (z. B. nach lang dauernder Uveitis).

Bei atrophischen kleinen Kindern beobachtet man eine eigentümliche Glanzlosigkeit der Bindehaut *(Xerose)* und einen geschwürigen Zerfall der Cornea, die rasch wegschmilzt, wenn nicht rechtzeitig behandelt wird *(Keratomalacie)*. Der Zustand kündet eine schwere Ernährungsstörung des Gesamtorganismus an, die zumeist auf das Fehlen des fettlöslichen Vitamins A, aber auch auf heftige Darmkatarrhe zurückzuführen ist. Zusatz geringer Mengen von Lebertran zur Nahrung, unter Umständen auch nur Einträufeln in den Mund, begünstigt die Heilung.

Ferner erzeugt Klaffen der Lidspalte (Lagophthalmus), z. B. durch *Lähmung des Facialis*, eine Austrocknung der Hornhautoberfläche, die zu schwerer Geschwürsbildung, unter Umständen mit Superinfektionen, führen kann *(Keratitis e lagophthalmo)*. Sie wird verhütet durch Anwendung von reichlicher Salbe, nötigenfalls mit Uhrglasverband, vor allem aber durch Verengerung der Lidspalte (s. Tarsorrhaphie, S. 49).

Desgleichen kommt bei *Lähmung des 1. Astes des Trigeminus* eine als *Keratitis neuroparalytica* bekannte geschwürige Hornhautdegeneration vor, der man ebenfalls am besten durch Verengerung der Lidspalte entgegenarbeitet. Die Hornhaut ist in solchen Fällen anästhetisch (s. S. 95). Bei Alkoholeinspritzungen ins Ganglion Gasseri, Elektrokoagulation oder Exstirpation desselben wegen Trigeminusneuralgie kommen dergleichen Zustände oft zur Beobachtung. Man wende prophylaktisch Salben oder Paraffinum liquidum und Brille mit gut schließendem Seitenschutz an.

Die Erkrankungen der Lederhaut.

Normale Anatomie. Die Sklera ist eine weiße und wie der Name Lederhaut schon andeutet, sehr derbe Gewebshülle, die dem Auge die Erhaltung seiner kugeligen Form gewährleistet. Sie besteht ähnlich der Hornhaut aus zahlreichen Bindegewebsfibrillen und elastischen Fasern, die sich mannigfaltig durchflechten, im ganzen aber eine ausgesprochene funktionelle Struktur erkennen lassen; die letztere leitet sich aus der Zugrichtung der ansetzenden Muskeln, dem Ansatz der Cornea dem Durchtritt des Sehnerven usw., her. Die Lederhaut enthält nur wenige Nerven und Gefäße und ist deshalb entzündlichen Insulten gegenüber ziemlich resistent. Je dicker die Sklera ist, desto weißer sieht sie aus, während ihr an den dünneren Teilen, z. B. unter dem Ansatz der Muskeln, bei jüngeren Individuen auch im ganzen vorderen Bulbusabschnitte das durchscheinende Gewebe der dunklen Uvea eine mehr bläulich-weiße Farbe verleiht.

Die Episkleritis. Die Sklera erkrankt dank ihrer derben Beschaffenheit und geringen Gefäßversorgung nur verhältnismäßig selten. Man unterscheidet im wesentlichen zwei Formen der Entzündung, nämlich eine solche, bei der die ganze Dicke der Sklera befallen ist, Skleritis im engeren Sinne, und daneben eine andere, bei der nur die oberflächlichen Schichten erkranken: *Episkleritis*. Bei dieser entwickeln sich unter der Bindehaut in den obersten Schichten der Sklera und im episkleralen Gewebe entzündlich gerötete, etwa bis linsengroße, deutlich erhabene Infiltrationsherde, die bei Berührung sehr schmerzhaft sein können. Sie bilden sich nach etwa 1—2 Monaten allmählich zurück, ohne wesentliche Folgeerscheinungen für die Funktion oder Form des Auges zurückzulassen. Allerdings bleiben die betroffenen Stellen oft dauernd etwas verdünnt, was man an der schiefergrau-blauen Verfärbung dieser Partien erkennt. Nicht selten entstehen gleichzeitig, häufiger noch nacheinander auch an anderen Stellen ähnliche Knoten, so daß schließlich der ganze vordere Bulbusabschnitt die mißfarbenen Stellen aufweist.

Die Skleritis. Bei dieser Erkrankung wird, wie gesagt, die Sklera in ihrer ganzen Dicke vom Entzündungsprozeß befallen. Dementsprechend sind die Erscheinungen schwerer und mit stärkerer Injektion verbunden als bei der Episkleritis. Auch der *skleritische Buckel* ist schmerzhaft. Nach dem Abklingen der Entzündungserscheinungen zeigt sich die Bulbuswand erheblich verdünnt und schiefrig verfärbt. Unter dem Einfluß des intraokularen Druckes treten unerfreuliche Wanddeformationen auf, die als *Sklerektasien* bezeichnet werden oder, wenn die Buckelung ausgiebiger, unregelmäßig gefurcht und durch das darunter liegende Uvealgewebe dunkler gefärbt ist als *Skleralstaphylome*.

Als *Ursachen* der Episkleritis wie der Skleritis sind Rheumatismus, Gicht oder Tuberkulose anzusehen. In manchen Fällen ist jedoch eine sichere Ätiologie nicht zu ermitteln.

Die *Behandlung* besteht in der Anwendung von Wärme, Schwitzkuren und antirheumatischen Mitteln, gegebenenfalls in der Behandlung der Grundkrankheit.

Die Erkrankungen des Uvealtractus.

Iris (Regenbogenhaut), *Corpus ciliare* (Strahlenkörper) und *Chorioidea* (Aderhaut) bilden ein zusammenhängendes Ganzes, den *Uvealtractus*, der wegen seines Gefäßreichtums auch Tunica vasculosa genannt wird. Die Iris ist die Blende des optischen Systems und läßt am Kammerwinkel das abfließende Kammerwasser durch die FONTANAschen Räume in den SCHLEMMschen Kanal austreten, Das Corpus ciliare ist die Quelle des Kammerwassers und Sitz der Akkommodationsmuskulatur, während die Chorioidea der Ernährung der äußeren Netzhautschichten dient sowie der Regulierung der intraokularen Spannung. Iris und Corpus ciliare haben sensible Nerven, die Aderhaut nicht, weswegen Erkrankungen der beiden erstgenannten Teile des Uvealtractus häufig schmerzhaft sind, Erkrankungen der Chorioidea dagegen niemals.

Anatomische und physiologische Bemerkungen über Iris, Ciliarkörper und Pupille.

An der Iris unterscheiden wir peripher den Ciliarteil und um die Pupille herum den Pupillarteil. Beide sind getrennt durch den etwas vortretenden *Circulus arteriosus iridis minor*, der die sog. Krause einschließt. Schon für das unbewaffnete Auge läßt der Ciliarteil der Iris die radiär gestellten Trabekel erkennen und zwischen ihnen Buchten, die als Krypten bezeichnet werden. Histologisch besteht die Iris aus zwei Schichten, der *hinteren* mit den zwei pigmentierten Zellagen der Pars iridica retinae, die auch die Fasern des M. dilatator iridis enthalten, und der *vorderen* mit dem lockeren Trabekelwerk und, im Bereich der Krause, dem ringförmigen M. sphincter iridis. Der vordere Teil stellt ein schwammiges Gebilde dar, das vom Kammerwasser durchtränkt wird. Ein System zahlloser außerordentlich contractiler

Bälkchen (Trabekel) von annähernd radiärer Anordnung ist durch vielfache Anastomosen und Verflechtungen zu einer Art Membran geeint
und schließt seichtere und tiefere rautenförmig gestaltete Gruben
(Krypten) zwischen sich. Ein eigentlicher Endothelüberzug fehlt.
Die aus feinsten Fibrillen zusammengesetzten Bälkchen sind in steter
Bewegung; bald werden sie kürzer und dicker, bald länger und ent-
sprechend dünner. Dadurch ändert sich fortgesetzt die Weite der
Pupille und die Gestalt der kleinen Gruben. Das Spiel der Pupille
und der Bälkchen wird durch die in den tieferen Irisschichten liegende
Muskulatur bewirkt, welche aus dem vom Oculomotorius innervierten
Ringmuskel (Sphincter pupillae) und dem vom Sympathicus versorgten
Dilatator besteht.

Der an der Hinterfläche der Iris in doppelter Lage vorhandene
Pigmentüberzug (Pars iridica retinae) schimmert nur durch, wenn das
Irisgewebe atrophiert. Er ist aber als brauner Ring am Pupillarsaum
normalerweise sichtbar. Außerdem enthält die Iris im Stroma liegende
Pigmentzellen (Chromatophoren), deren Reichhaltigkeit die Farbe
der Regenbogenhaut bestimmt. Blaue Iris entspricht einem geringen,
dunkle Iris einem starken Gehalt an Chromatophoren. Beim Albinismus fehlt auch das Pigment des Hinterblattes (bläulichrote Iris).

Die ungemein feinen Irisgefäße sind viel reichlicher vorhanden,
als man es bei Betrachtung der Iris für möglich hält. Sie entziehen
sich selbst bei Anwendung starker Vergrößerungen der Beobachtung,
weil sie in die Fasermassen der Bälkchen eingehüllt sind. Bei Entzündungen füllen sie sich stärker und werden dann hier und da schon mit
bloßem Auge sichtbar. Die Gesamtmasse des durch die Bälkchen durchscheinenden Blutes gibt dann der entzündeten Iris im ganzen einen
grünlichen, in extremen Fällen sogar geradezu einen rötlichen Schimmer.

Die Basis der Iris entspringt, mit Cornea und Ligamentum pectinatum die Kammerbucht bildend, der Vorderfläche des dreikantigen
Ciliarkörpers. Dieser enthält an seiner Außenseite den *M. ciliaris,*
ein Gebilde, das sich aus zwei Portionen zusammensetzt. Entlang der
Innenfläche der Sklera ziehen meridionale Fasern (BRÜCKEsche Portion),
die am Skleralsporn ansetzen und von da nach hinten zu in die vordersten Teile der Aderhaut übergehen. Nach innen zu von den Meridional-
fasern liegt der ringförmige Teil des Ciliarmuskels (die sog. MÜLLERsche
Portion), dessen Kontraktion die Akkommodation der Linse bewirkt
(s. S. 39). Dem Ringmuskel sitzen die Ciliarfortsätze auf *(Processus
ciliares).* Sie bestehen aus Bindegewebe und sehr zahlreichen Blutgefäßen, deren Tätigkeit vor allem die Produktion des Kammerwassers
obliegt. Die Fortsätze sind von einer Glaslamelle überzogen, der die
Pars ciliaris retinae anliegt. Diese besteht, wie die Pars iridica retinae,
aus den zwei Schichten der sekundären Augenblase. Im Bereich des
Ciliarkörpers ist aber nur die äußere Zellage pigmentiert.

An den Ciliarfortsätzen sind die Fasern der Zonula Zinnii angeheftet,
die die Linse halten.

Die Iriswurzel am Kammerwinkel ist der Beobachtung unzugäng-
lich, wenn nicht besondere Apparate angewandt werden; denn diese

Partie liegt bereits hinter der Sklera. Für die Pathologie ist dieses Gebiet aber deswegen besonders wichtig, weil hier durch das Bälkchensystem des Ligamentum pectinatum das Kammerwasser abfiltriert wird (s. auch S. 10, Abb. 8), um durch den SCHLEMMschen Kanal das Auge zu verlassen.

An der Vorderfläche der Linse, auf welcher die Rückfläche des Pupillarteils der Iris beweglich hin und her gleitet, hat die Iris eine feste Auflage. Lockerung der Linse in ihrem Aufhängeapparat oder Fehlen der Linse hat daher *Irisschlottern (Iridodonesis)* zur Folge.

Die Tätigkeit der Irismuskulatur ist der Willkür entzogen und wird von der Netzhaut aus durch einen Reflexbogen angeregt, der zunächst der Bahn der Sehnerven und der Tractus optici bis zu den Vierhügeln folgt, hier zu dem Kerne des Oculomotorius abzweigt und vom Boden des Aquaeductus über den Oculomotorius zum Ganglion ciliare und endlich zur Iris führt (s. Abb. 145, S. 162).

Das auslösende Moment sind 1. die Belichtungsschwankungen und Helligkeitsanpassungen der Netzhaut. Belichtet man ein Auge, so zieht sich die Pupille zusammen *(direkte Lichtreaktion)*. Der Einfluß dieser reflektorischen Erregung macht sich an beiden Augen in demselben Maße geltend, auch wenn das eine Auge von der Belichtung ausgeschlossen wird. Bei Belichtung des einen Auges kontrahiert sich also auch die Pupille des anderen *(konsensuelle Lichtreaktion)*. Beide Pupillen sind demnach normalerweise stets gleich weit. 2. Die Pupille verengert sich auch, wenn das Auge auf die Nähe eingestellt wird *(Naheinstellungsreaktion,* früher fälschlich Konvergenzreaktion genannt). 3. Bei seelischen Erregungen kann es zu Änderungen der Pupillengröße im Sinne einer Erweiterung kommen. Bei gewissen Geisteskrankheiten fehlt das feine Pupillenspiel der fortgesetzten Änderung. 4. Der Füllungs- und Elastizitätszustand der in den feinen Irisbälkchen radiär verlaufenden Gefäße ist ebenfalls maßgebend. Starke Hyperämie (wie bei Iritis) erzeugt Tendenz zur Verengerung. Ebenso bewirkt die rigide Beschaffenheit der Gefäßwandungen im Alter eine Verengerung.

Wir unterscheiden folgende Störungen:

1. Amaurotische Starre. Der Reflexbogen ist durch die Störung der Lichtreizleitung in Netzhaut oder Sehnerv unterbrochen. Belichtung des blinden Auges bringt weder an diesem, noch an dem anderen eine Änderung in der Pupillenweite hervor. Dagegen reagiert die Pupille des blinden Auges bei Belichtung des gesunden, da die Leitung für die konsensuelle Reaktion erhalten ist. (Über die hemianopische Pupillenstarre s. S. 165.)

2. Reflektorische Starre. Die Lichtleitung und damit der aufsteigende Schenkel des Reflexbogens ist zwar erhalten und ebenso der absteigende Schenkel, aber der Bogen ist im Gehirn unterbrochen. Die Naheinstellungsreaktion wird davon nicht berührt. Die reflektorische Starre besteht also in fehlender Lichtreaktion bei erhaltener Naheinstellungsreaktion. Sie ist ein Hauptkennzeichen der Tabes dorsalis (ARGYLL-ROBERTSONsches Phänomen).

3. Absolute Starre. Jegliche Reaktion der Pupille ist aufgehoben.

Die Mydriatica (Atropin, Scopolamin) lähmen den Sphincter, die Miotica (Eserin, Pilocarpin) reizen ihn. Cocain und Adrenalinderivate (Suprareninum bitartaricum, Glaucosan, Mydrial) bewirken durch Erregung der sympathischen Fasern Kontraktion des Dilatator und damit Erweiterung der Pupille. Die stärkste Mydriasis kommt daher durch kombinierte Einträufelung von Atropin und Cocain zustande.

Unter *Anisokorie* versteht man den Zustand, daß beide Pupillen eine verschiedene Größe haben. Ungleiche Pupillengröße ist stets krankhaft, doch ist je nach der Ursache in gewissen Fällen die weitere Pupille,

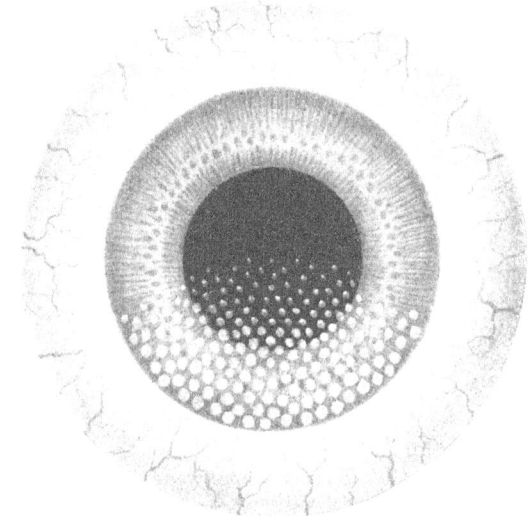

Abb. 104. Iritis serosa. Beschläge (Präcipitate) an der Hinterfläche der Hornhaut.

in anderen die engere die pathologische. Ebenso wie die öfters festzustellende Entrundung einer der beiden Pupillen ist dieser Befund auf die verschiedensten Ursachen zurückzuführen. Zunächst kommen organische Veränderungen am Auge selbst in Frage, so der Folgezustand einer Iritis, einer Verletzung, eines Glaukoms usw. In zweiter Linie spielen Erkrankungen des Zentralnervensystems eine Rolle, so die Tabes, die Lues cerebri und andere. Auch Erkrankungen des Sympathicus können eine Anisokorie bewirken (z. B. im HORNERschen Symptomenkomplex S. 44, 186).

Erkrankungen der Iris und des Corpus ciliare.

Entzündungen der Iris (Iritis). Die *Entzündungen der Iris* ändern die Gestalt der Pupille, das Aussehen des Gewebes selbst und die Beschaffenheit des Kammerwassers. Der Gefäßreichtum prägt sich auch in den Symptomen der Entzündung aus. Um die Cornea herum läuft ein mehr oder weniger breiter, bläulichroter Schein als Ausdruck einer Erweiterung der angrenzenden, in den Lederhautlamellen verlaufenden ciliaren Gefäße, welche das Irisgefäßsystem speisen (ciliare

Injektion). Diese Injektion kann ringförmig oder stückweise am Limbus auftreten und alle Farbtöne vom zartesten Rosa bis zum dunkelsten Blaurot durchlaufen. Sie wechselt mit der Heftigkeit der Entzündung. (Näheres über den Gefäßverlauf gibt Abb. 5, S. 7.)

Die zarten Irisbälkchen verlieren ihre scharfe Zeichnung, werden starr und schwellen an. Dadurch bekommt die Iris ein verwaschenes Aussehen, infolge der Blutüberfüllung außerdem eine schmutzige Farbe, die ins Grünliche schillert. Die Pupille kann enger werden als die der anderen Seite, und ihr normalerweise reges Spiel wird träger, in schweren Fällen aufgehoben.

Bei Beobachtung mit sehr starken Vergrößerungen erkennt man, daß die Auflockerung des Gewebes regelmäßig von der unmittelbaren Nachbarschaft der Gefäße in den Bälkchen ausgeht. Die Fasern der Bälkchen erscheinen dann verfilzt und aufgetrieben. Vielfach wird die Verdickung des Gewebes später auch schon mit unbewaffnetem Auge sichtbar; es bilden sich kleine Erhabenheiten und Leistchen bis zu wirklichen Knötchen und Buckeln. Einzelne

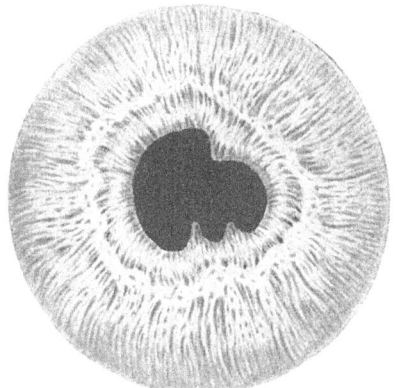

Abb. 105. Hintere Synechien nach Iritis plastica.

erweiterte Gefäße treten als rote Linien zutage. Als neugebildete Ästchen können sie auch die erkrankten Stellen umspinnen.

Das Kammerwasser bekommt durch die Irisentzündung pathologische Beimengungen. In einer Gruppe von Fällen, die man fälschlich als *Iritis serosa* bezeichnet, treten aus dem Pupillarrand der Iris und aus ihrer Vorderfläche feinste klebrige Absonderungen aus, die nur bei allerstärkster Vergrößerung sichtbar sind. Sie mengen sich dem Kammerwasser als zarter Hauch bei (positives TYNDALLsches Phänomen) und setzen sich an der Hinterfläche der Hornhaut als ein feiner Nebel fest. Hie und da bilden die Teilchen durch Zusammenlagerung graue Tüpfelchen an der Rückwand der Hornhaut, die bei seitlicher Beleuchtung schon makroskopisch als „*Beschläge oder Präcipitate*" erkennbar sind (Abb. 104). Sie enthalten vielfach dann auch Beimengungen ausgewanderter farbloser oder pigmentierter Zellen des Irisstromas. Der Schwere folgend sitzen die feinsten Klümpchen oben, die größten unten an der Hornhauthinterfläche. Dabei pflegt in typischen Fällen sowohl die ciliare Injektion als auch die Verfärbung und Schwellung der Iris gering zu sein. Charakteristisch ist aber der außerordentlich chronische Verlauf und die Vertiefung der vorderen Augenkammer, die man früher dadurch erklären wollte, daß aus der Iris ausgetretenes Serum sich dem Kammerwasser beimengt. In Wirklichkeit verstopfen aber die klebrigen Klümpchen die Poren am Kammerwinkel und verhindern so den Austritt des Kammerwassers, welches

nunmehr sich anhäuft und die Vorderkammer vertieft. Die Iritis
,,serosa" hat deshalb auch hier und da sekundäre Steigerung des
Augenbinnendruckes (Sekundärglaukom) zur Folge (s. S. 204).

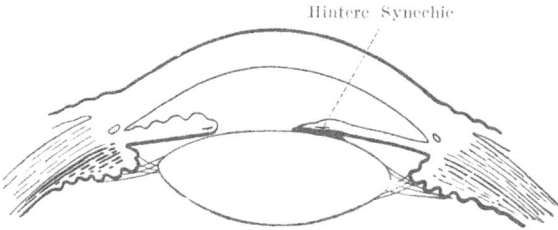

Abb. 106. Hintere Synechie (Pupillarrand links durch Atropinwirkung zurückgezogen).

In einer zweiten Gruppe wird das klinische Bild durch Ausscheidung
fibrinhaltiger Exsudate aus der Iris beherrscht *(Iritis fibrinosa oder
plastica)*. Stets sind die Entzündungserscheinungen dabei heftiger

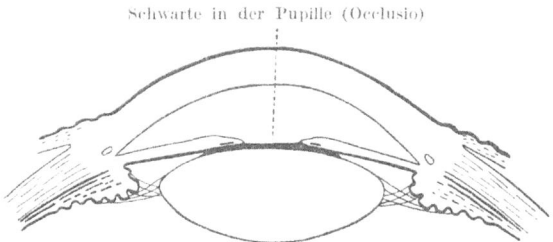

Abb. 107. Occlusio pupillae.

als bei Iritis serosa. Die ciliare Injektion ist ausgesprochen, eine
schmutzige Verfärbung und Verwaschenheit der Iriszeichnung sowie
eine sehr charakteristische Tendenz zur Verengerung der Pupille sind

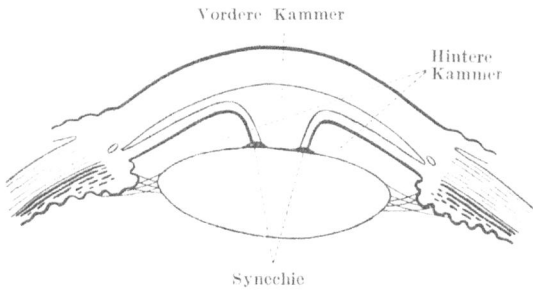

Abb. 108. Seclusio pupillae mit Ansammlung des Kammerwassers in der hinteren Kammer,
Napfkucheniris.

die Begleitsymptome. Die Ursache ist eine starke Füllung der Blutgefäße und Schwellung der Iris, so daß die Membran sich in der Fläche
ausdehnt und die Pupille sich nicht erweitern will. Selbst solange
die Iris noch keine Verwachsungen mit der Linsenkapsel eingegangen ist,
wirkt daher Atropin nur unvollkommen.

Ihren Namen hat die Erkrankung aber von den *Fibrinausschwitzungen in das Kammerwasser*. Graue Wolken quellen aus der Iris heraus. Sie bleiben im Kammerwasser schweben und zeigen wenig Neigung sich zu senken (im Gegensatz zu eitrigen Exsudaten). Als „*Pupillarexsudat*" legen sie sich auf die vordere Linsenkapsel und als Verbindungsbrücken zwischen hinterer Irisfläche und Linsenkapsel heften sie den Pupillarrand auf der Kapsel fest. Zunächst sind diese *hinteren Synechien* noch lösbar (Abb. 105 und 106). Anwendung von Atropin kann die Verklebungen noch sprengen, wenn auch zumeist Inselchen von festsitzenden Pigmentepithelzellen der Irisrückfläche den Ort der abgerissenen Synechie für immer kennzeichnen. Pigmentierte Beschläge und grauweiße, aus organisiertem Fibrin hervorgegangene Tüpfelchen und Leistchen bleiben zurück. Bei längerem Bestehen des Leidens versagt die Wirkung des Atropins, ganz; denn die starre Schwellung der Iris verhindert ihre Zusammenziehung. Dann wächst die Membran an den Stellen der Synechienbildung fest auf der Linsenkapsel an. Das ehedem zarte Fibrin geht in eine derbe bindegewebige Schwarte über und schafft eine organische Verbindung zwischen Iris und Kapsel. Geht der Schwellungszustand der Iris später zurück, dann deckt die nunmehr möglich gewordene Atropinwirkung die Stellen der Synechien leicht auf. Wo sie sitzen, bleibt die Pupille eng; zwischen ihnen aber zieht sich der Pupillarrand zurück, so daß die Pupille eine zackige Gestalt annimmt *(Kleeblattpupille)*. Vielfach erscheint die Pupille auch ohne Atropin in dieser für das Überstehen einer Iritis fibrinosa charakteristischen Form (Abb. 105).

Nach schwerer Erkrankung sehen wir häufig den Pupillarrand in seinem ganzen Umfange auf der Linsenkapsel angewachsen; dann ist natürlich die Atropinisierung völlig unwirksam. Nirgends vermag sich das Irisgewebe mehr zurückzuziehen, vordere und hintere Kammer sind gegeneinander abgeschlossen; der Zustand der *Seclusio pupillae* (Pupillarabschluß) ist eingetreten. Ist auch das im Pupillargebiet als Pupillarexsudat aufgetretene Fibrin nicht resorbiert, sondern zu einer Schwarte eingedickt, dann ist die Pupille außerdem von einer grauen Membran, die auf der Linsenkapsel angewachsen ist, zugedeckt und verschlossen. Eine solche *Occlusio pupillae* (Pupillarverschluß) ist selbstverständlich mit einer schweren Sehstörung verbunden (Abb. 107). Occlusio und Seclusio schließen die Gefahr der sekundären Drucksteigerung und Erblindung durch Glaukom in sich, wenn nicht rechtzeitig die Verbindung zwischen hinterer und vorderer Augenkammer wiederhergestellt wird; denn das Kammerwasser kann nun nicht mehr aus der hinteren Kammer in die Vorderkammer übertreten und staut sich hinter der Iris an (s. Abb. 8, S. 10 und Abb. 108). Sie wird mit der Zeit wie ein Segel vorgewölbt. Da sie am Pupillarrand mit der Linsenkapsel fest verwachsen ist, bildet ihr Gewebe um die Pupille herum einen nach hinten zu offenen Buckel, der einem ringförmigen Tonnengewölbe ähnelt (Napfkucheniris).

Bei Seclusio ist daher eine Iridektomie wegen der Gefahr des Sekundärglaukoms angezeigt. Die gleiche Operation verschafft bei Occlusio durch Bildung einer neuen Pupille neben der ursprünglichen, aber zugewachsenen eine Hebung der Sehschärfe. (Optische Iridektomie, s. S. 87.) Nur ist die Richtung, nach welcher man den Regenbogenhautausschnitt (das „Kolobom") legt, verschieden. Bei der Seclusio pupillae wählt man die obere Irispartie, damit der Defekt unter dem oberen Lide verschwindet und nicht den Anlaß zu unnötiger Blendung gibt, während man bei der Occlusio pupillae natürlich die künstliche Pupille in die Lidspaltenzone setzt.

Besteht eine Napfkucheniris, so kann der damit verbundene erhöhte Augeninnendruck oft durch eine *Transfixion* beseitigt werden. Dieser Eingriff besteht darin, daß man mit einem doppelt geschliffenen schmalen Messer (Sklerotom) einen Stich von Limbus zu Limbus so durchführt, daß die vorgebuckelten Iristeile dabei an vier Stellen durchstochen werden. Durch die entstandenen Löcher kann das Kammerwasser aus der hinteren Kammer in die vordere übertreten und so wieder durch den SCHLEMMschen Kanal das Auge verlassen.

Als dritte Form der Iritis gilt die *Iritis suppurativa* (s. Abb. 83, S. 84). Bei erheblichen Entzündungserscheinungen in der Iris selbst beobachtet man am Boden der Kammer eine gelbliche Sichel, die sich bei Lageveränderungen des Patienten langsam der Schwere nach verschiebt. Es handelt sich um eine Ansammlung von Eiter in der Vorderkammer (*Hypopyon*, s. Abb. 84, S. 86). Diese Iritis suppurativa, als stärkster Ausdruck der Entzündung der Regenbogenhaut, ist fast ausnahmslos mit einer Iritis fibrinosa, d. h. mit der Bildung von hinteren Synechien und Fibrinwolken im Kammerwasser verbunden. Da der Austritt von Eiterkörperchen aus den Gefäßen aber ebensowohl auf Grund einer Anwesenheit von Eitererregern in dem vorderen Bulbusabschnitt als auch infolge Fernwirkung durch Toxine (s. Ulcus corneae serpens, S. 84) herbeigeführt werden kann, ist die Iritis suppurativa durchaus kein einheitliches Krankheitsbild. Wir sehen sie zustande kommen: 1. nach infizierten durchdringenden Verletzungen der Bulbushüllen und Perforation von Hornhautgeschwüren. 2. Nach Eiterungen an anderen Körperstellen als Metastase in der Iris, so vor allem nach Puerperalfieber, septischen Prozessen und Endocarditis ulcerosa (metastatische Iritis purulenta). 3. Beim Ulcus corneae serpens (s. S. 84). Im Falle 1 und 2 sind die Eitererreger im Gewebe der Iris selbst anwesend, im Falle 3 sitzen die Erreger in der Hornhaut und führen durch ihre in das Kammerwasser diffundierenden Toxine nur die Auswanderung der weißen Blutkörperchen aus den Irisgefäßen herbei, so daß in diesem Falle der Eiter und die Iris selbst frei von Mikroben sind.

Hierdurch wird natürlich die Prognose beeinflußt. Wenn die pathogenen Mikroorganismen in der Iris eine eitrige Entzündung entfachen, dann besteht die Gefahr der Vereiterung des ganzen Auges. Solange aber das Augeninnere selbst von dem Eindringen von Eitererregern verschont bleibt und die Keime nur in der Hornhaut sitzen, ist die Prognose entsprechend besser.

In vielen Fällen, wo wir kurz von einer Iritis sprechen, liegt in Wirklichkeit eine gleichzeitige Entzündung von Iris *und* Ciliarkörper vor, also eine *Iridocyclitis*. Die Beteiligung des Ciliarkörpers muß, da dieses Organ dem Blick nicht zugängig ist, erschlossen werden. Präcipitate z. B. stammen sehr oft aus dem Ciliarkörper. Vor allem aber deuten Trübungen des Glaskörpers im Zusammenhang mit einer Iritis stets auf eine Mitbeteiligung des Corpus ciliare, d. h. auf eine *Cyclitis* hin. Und Ähnliches gilt für Änderungen des intraokularen Druckes bei Iritis: Hypotension oder Hypertension. Natürlich muß man dabei im Auge behalten, daß Drucksteigerungen auch durch die veränderten Verhältnisse in der Vorderkammer oder am Pupillarsaum zustande kommen können, wie das oben geschildert worden ist. Iritiden, die mit einer Cyclitis verknüpft sind, müssen stets ernster beurteilt werden als reine Entzündungen der Regenbogenhaut.

Die mitgeteilten Symptome einer Iritis bzw. Iridocyclitis, die nach altem Herkommen als Iritis serosa, fibrinosa und suppurativa bezeichnet werden, sind in Wirklichkeit nur Glieder in einer Kette. Sie gaben in den Zeiten, als man die Iris noch nicht mit mikroskopischen Vergrößerungen in vivo betrachten konnte, wie jetzt mit dem Gerät der GULL-STRANDschen Spaltlampe (S. 11), die Veranlassung, in die Erkrankungen der Iris ein System zu bringen. Jetzt wissen wir, daß Iritis fibrinosa und serosa ohne scharfe Grenze ineinander übergehen, wenn auch noch beim Zustandekommen eines Hypopyons besondere Umstände zugegen sein müssen, und daher die Iritis suppurativa eine Sonderstellung einnimmt.

In manchen Fällen von Iritis, z. B. bei herpetischen Erkrankungen, beobachten wir das Auftreten einer spontanen Hämorrhagie in die Vorderkammer; wir sprechen dann von einer *Iritis haemorrhagica*.

Fester umgrenzt ist die Einteilung der Iris nach *ätiologischen Grundsätzen*, wenn auch hervorgehoben werden muß, daß man lediglich dem Ansehen nach niemals einen Schluß auf die Krankheitsursache ziehen darf. Selbst die jetzt mögliche Anwendung mikroskopischer Vergrößerungen bei Untersuchung des Auges gestattet uns nicht ein Urteil zu fällen, ob beispielsweise Lues oder Tuberkulose zugrunde liegen. Maßgebend ist stets der gesamte klinische Verlauf, in manchen Fällen das Auftreten spezifischer Knoten- oder Knötchenbildungen (z. B. bei Lues oder Tuberkulose), die Allgemeinuntersuchung, die Anamnese und das Ergebnis der WASSERMANNschen und Tuberkulinreaktion.

Iritis tuberculosa. Eine der häufigsten Ursachen der Regenbogenhautentzündung ist die Tuberkulose. Im Gegensatz zu anderen Iritisformen, z. B. solchen durch Lues oder Gonorrhoe, neigt die *Iritis tuberculosa* in typischen Fällen zu einem *ausgesprochen chronischen Verlauf*, der sich mit Unterbrechungen über Jahre, ja Jahrzehnte hin erstrecken kann, wobei immer wieder von Zeit zu Zeit neue Rezidive auftreten. Man darf geradezu sagen: Je chronischer eine Iritis verläuft, mit desto größerer Wahrscheinlichkeit muß sie als tuberkulös angesprochen werden. Meist findet man im Verlaufe der Erkrankung auch irgendwann *kleine oder größere Knötchen* im entzündeten Gewebe. Meistens treten sie dann in der Vielzahl auf. Doch *brauchen* diese Bildungen nicht vorhanden zu sein; bisweilen sind die Herde so klein, daß nur das

Bild einer Iritis serosa oder fibrinosa entsteht. Findet man die charakteristischen Tuberkelknötchen, so ist die ätiologische Diagnose verhältnismäßig einfach. In vielen Fällen ist aber eine sichere Entscheidung nach dem klinischen Bilde nicht möglich, zumal auch andere Iritisformen, z. B. die Fokaluveitis und die rheumatische symptomatisch sehr ähnlich verlaufen können. Bei der Iritis tuberculosa sind besonders dicke, speckige Beschläge an der Hornhautrückfläche und im Kammerwinkel auffallend, die als echte Metastasen (im Kammerwasser wandernde Tuberkel) anzusprechen sind.

Nie ist die Iris Sitz einer primären Tuberkulose. Die Iritis verdankt ihr Dasein vielmehr irgendeinem an einer anderen Körperstelle angesiedelten Herde

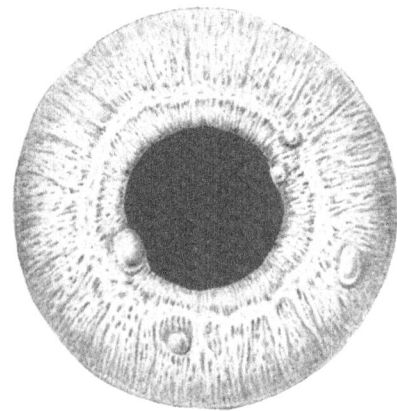

(meist in den Hilusdrüsen der Lunge), der selbst so klein sein kann, daß es nicht gelingt, ihn aufzudecken. Wichtig ist daher die negative WASSER-MANNsche Reaktion und die allgemeine oder lokale positive Reaktion auf Tuberkulin nach R. KOCH (PIR-QUET, MORO, Intracutanreaktion usw.). Immer wieder macht man die Erfahrung, daß schwere tuberkulöse Veränderungen an der Lunge fehlen, ja, daß die Patienten sich sonst völliger Gesundheit erfreuen, mithin sich in einem sonst befriedigenden Immunitätszustand gegenüber der tuberkulösen Infektion befinden. Man gewinnt daher den Eindruck, daß gerade im Gebiete der vorderen Augenkammer dieser Schutz versagt.

Abb. 109. Iritis mit Knötchen bei Tuberkulose.

Die Hauptgefahr liegt bei dem sehr chronischen Verlauf im Auftreten von hinteren Synechien in der allmählich eintretenden Schwartenbildung im Pupillargebiet, Seclusio und Occlusio pupillae (S. 106), sekundärer Linsentrübung, sekundärem Glaukom und durch Übergreifen der Entzündung auf die rückwärtige Uvea in Glaskörpertrübungen, unter Umständen Netzhautablösung (S. 140).

Je frühzeitiger die Natur des Leidens erkannt wird, desto größer ist die Aussicht der Heilung, bevor schwere, nicht behebbare Folgezustände zur Entwicklung gelangt sind. Vorsichtige Röntgenbestrahlungen und eine Tuberkulinkur unterstützen die Behandlung, die durch Liegekuren, reichliche Kost (Butter und Milch!), durch Gaben von Lebertran (Vitamine) und Kalk die Abwehrkräfte des Kranken im allgemeinen zu heben sucht.

Iritis syphilitica. Die Lues vermag im sekundären und im tertiären Stadium Veränderungen der Regenbogenhaut zu erzeugen. Im sekundären kann die Iritis ebensowohl unter dem Typus der serösen als auch der fibrinösen Form auftreten, ohne daß man wirkliche luische Eruptionen zu sehen bekommt. Oft sind starke Reizerscheinungen vorhanden. In anderen Fällen wiederum finden sich kleine Knötchen (Papeln), die gelblich-speckig erscheinen und von einem feinen Blutgefäßkranze umsponnen sind. Sie können vereinzelt und zu mehreren vorkommen. Ihre Lokalisation im Gewebe ist dem Zufall anheimgegeben, wenn auch vielleicht der Pupillarrand und die unmittelbare Nachbarschaft der Pupille bevorzugt sind.

Im tertiären Stadium werden größere gelblich-schmierige Erhabenheiten, meist in der Einzahl, als Gumma beobachtet.

Im ganzen ist die luische Iritii seltener als die tuberkulöse und die rheumatische.

Die Behandlung im sekundären Stadium geschieht mittels Salvarsaninjektionen, Wismutpräparaten und Quecksilberschmierkur, im tertiären ist das Jod das souveräne Mittel.

Fokal-Uveitis. Es gibt Forscher, die die Fokaluveitis für viel häufiger halten als die tuberkulöse oder rheumatische Iritis, ja sie geradezu als die häufigste Form überhaupt ansprechen. Zweifellos muß in einer nicht geringen Anzahl der Fälle von Iritis serosa und fibrinosa ein fokaler Herd in den Tonsillen, an den Zähnen oder sonstwo im Körper ätiologisch in Anspruch genommen werden. Die Diagnose kann bisweilen ex juvantibus gestellt werden, insofern die Krankheit nach Ausschaltung des Fokalherdes bald ausheilt.

Iritis rheumatica. Unter diesem Sammelnamen verbirgt sich wahrscheinlich eine Anzahl verschiedener Infektionen, die wir

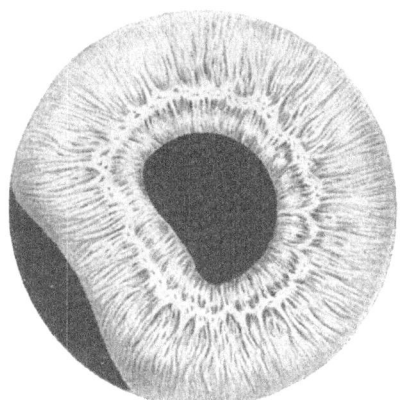

Abb. 110. Iridodialyse.

vorläufig noch nicht klinisch trennen können. So ist es unbestreitbar, daß manche der als rheumatische Iritis angesprochenen Fälle in Wirklichkeit tuberkulöser Natur sind, bei anderen die Anamnese eine vorangegangene Gonorrhoe ergibt, die jahrelang zurückliegen kann und in der Urethra längst geheilt ist. Vor allem die mit dichten klumpigen Fibrinergüssen in das Kammerwasser komplizierten Fälle rufen immer den Verdacht auf eine zugrundeliegende gonorrhoische Infektion wach. Die rheumatische Iritis reagiert am besten auf innerlich gegebene Salicylsäurepräparate und Schwitzkuren. Handelt es sich um eine Iritis gonorrhoica, so ist die Anwendung von Sulfonamiden oder Penicillin angebracht.

Darüber hinaus kommen gelegentlich Entzündungen der Iris bei allen möglichen infektiösen Prozessen des Gesamtorganismus vor, so nach allgemeiner Streptokokken- und Staphylokokkeninfektion, beim Herpes usw.

Die örtliche Behandlung der Iritis richtet sich nach den Symptomen. Immer werden warme Umschläge (elektrisches Heizkissen) und Schutzklappe sehr angenehm empfunden, vor allem dann, wenn eine starke Reizung der Ciliarnerven vorhanden ist, die Schmerzen hervorruft, welche ins Auge, in die Stirn und in die Backe ausstrahlen können.

Ferner gibt man wegen der Gefahr einer Synechienbildung, also stets bei Iritis fibrinosa, Atropin. Man darf aber nicht kritiklos bei allen Reizzuständen des vorderen Augenabschnittes die Pupille erweitern wollen; denn ein im Glaukomanfall befindliches Auge (Differential-diagnose, s. S. 209) kann auf den ersten Blick aussehen, als ob eine Iritis vorläge. Und Atropin bei Glaukom ist ungemein schädlich, seine Anwendung ein schwerer Kunstfehler!

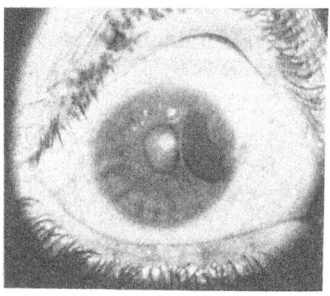

Abb. 111. Melanosarkom der Iris und des Ciliarkörpers. Iris in Dialysen-stellung, Cataracta complicata.

Bei allen Formen von Iritis, die zu Drucksteigerungen neigen, muß man mit der Anwendung von Atropin oder Scopolamin vorsichtig sein. In solchen Fällen kann man einen Versuch mit My-drial, Glaukosan oder Suprareninum bitartaricum machen, weil diese Mittel den intraokularen Druck nicht erhöhen und doch die Pupille erweitern.

Die Verletzungen der Iris durch stumpfe Traumen. Unter der Ein-wirkung eines Schlages auf das Auge kann der Pupillarrand der Iris ein-reißen *(Sphincterrisse)*. Dann zeigt die Pupille feine dreieckige Ein-kerbungen. Oft tritt gleichzeitig eine Blutung in die vordere Kammer auf *(Hyphaema)*. Ferner ist auch eine Trennung der Iris von dem Corpus ciliare möglich *(Iridodialyse,* Abb. 110). In einem solchen Falle erblicken wir die Pupille abgeschrägt und an der entsprechenden Stelle in der Peripherie der vorderen Kammer eine dunkle schlitzförmige Lücke. Leuchten wir mit dem Augenspiegel in das Auge hinein, so bekommen wir aus dem schwarzen Spalt rotes Licht wie aus der Pupille selbst. Mithin hat das Auge zwei Pupillen, von denen die zentral gelegene ein scharfes, die periphere nur ein unscharfes Bild auf der Netzhaut entstehen läßt. Die Folge ist, daß das Auge unter Umständen doppelt sieht (monokulare Diplopie). Nach einem stumpfen Trauma kommen außerdem Lähmungen des Sphincter pupillae, also Pupillenstarre in Mydriasisstellung *(traumatische Mydriasis)*, und der Ciliarmuskulatur (also *Akkommodationsparese)* vor. Bei schweren Verletzungen kann die Iris in voller Ausdehnung von ihrem Ansatz am Ciliarkörper ab-gerissen werden.

Die Geschwülste der Iris. Es werden Cysten und solide Tumoren beobachtet. Die letzteren sind in der Regel Melanosarkome. Sie impo-nieren als dunkle Knoten, die, wenn sie von der Gegend des Kammer-winkels aus vorwachsen, die Iris nach der Pupille zu verdrängen, so daß eine Art Dialysenstellung zustande kommt (Abb. 111). Im Gegensatz aber zu den Iriscysten geben sie bei der diaskleralen Durchleuchtung eine Verschattung. Es handelt sich um sehr bösartige Geschwülste, die meist die Enucleatio bulbi erforderlich machen (s. auch S. 121).

Bezüglich der Iriskolobome und des angeborenen Fehlens der ganzen Iris *(kongenitale Irideremie)* siehe das Kapitel der Mißbildungen S. 216.

Die Erkrankungen der Aderhaut.

An der Aderhaut unterscheiden wir folgende Schichten: Die Aderhaut ist mit der sie umgebenden Sklera durch die lockeren Schichten der

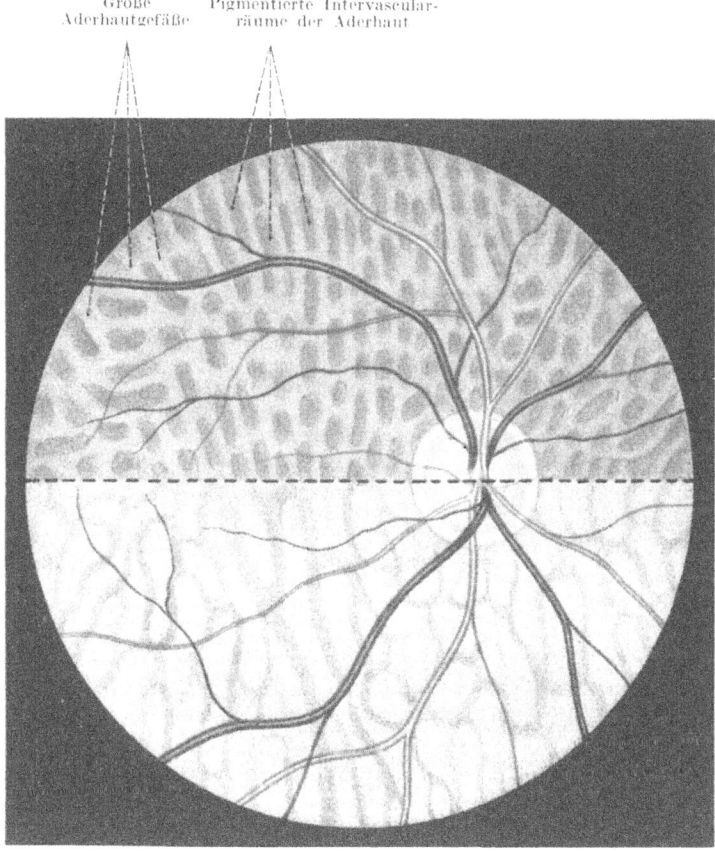

Abb. 112. Getäfelter (pigmentierter) und blonder (pigmentarmer) Fundus.

Suprachorioidea verbunden. Nach innen zu folgt die *Schicht der großen Gefäße*, die der mittleren und endlich die *Choriocapillaris*, die vom Pigmentepithel der Retina durch eine Glaslamelle, die *Lamina vitrea elastica* getrennt ist (Abb. 120). In dem zwischen den Gefäßen befindlichen Bindegewebe finden sich mehr oder weniger zahlreiche pigmentierte Zellen, die *Chromatophoren* der Aderhaut. Das Gefäßnetz wird vom Ciliargefäßsystem gespeist. An verschiedenen Stellen dringen Ciliararterien durch die Sklera hindurch und verzweigen sich in einem vielfach anastomosierenden in der Fläche ausgebreiteten Netzwerk. Sie lösen sich dann nahe dem Netzhautpigmentepithel in feinste Capillaren auf. deren Blut in gröbere Venenstämmchen abfließt, um durch vier den Bulbus am Äquator verlassende Wirbelvenen *(Venae vorticosae)* wieder nach außen abgeführt zu werden (Abb. 6, S. 8).

Die Zwischenräume in dem Maschennetz der Schichte der größeren Gefäße heben sich im Augenspiegelbilde als mehr oder weniger hell

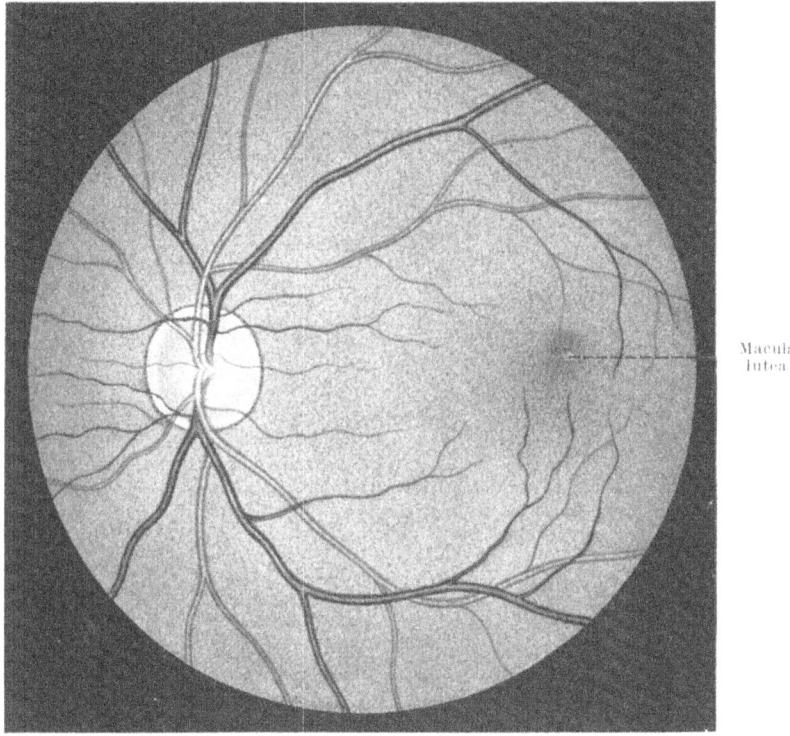

Macula lutea

Abb. 113. Normaler Augenhintergrund. Das Pigmentepithel der Netzhaut ist gleichmäßig entwickelt, so daß Einzelheiten der Aderhaut nicht sichtbar sind.

oder dunkel erscheinende Inseln (Intervascularräume) ab (Abb. 112). Ist die Schichte des vor ihnen liegenden Pigmentepithels der Netzhaut durchsichtig, dann erkennt man die Intervascularräume, wenn sie viele Farbstoffzellen (Chromatophoren) enthalten, als dunkle Flächen, die von den rot erscheinenden Blutgefäßen umrahmt sind. Der Augenhintergrund ist dann „getäfelt" (Fundus tabulatus). Bei blonden Personen hingegen sehen die Intervascularräume gelbrötlich aus (Abb. 112). In denjenigen Fällen wiederum, in denen das Netzhautpigmentepithel sehr reichlich Farbstoff enthält, entzieht sich die Aderhaut dem näheren Einblick und leuchtet dann nur als einheitlich rot oder braunrot gefärbte Schichte durch (Abb. 113).

Die Chorioidea ist die ernährende Haut für die Sinnesepithelien, welche die äußerste Schicht der Netzhaut bilden. Sie sorgt für den Stoffwechsel der Stäbchen und Zapfen, indem sie von ihrer Capillarschicht aus das Pigmentepithel der Retina mit Flüssigkeit durchdringt und die Außenglieder der Sinneszellen mit dieser benetzt (Abb. 120, S. 126). Die Glaslamelle muß daher für bestimmte Stoffe durchlässig sein. Andererseits ist sie aber auch in der Lage, bis zu einem gewissen

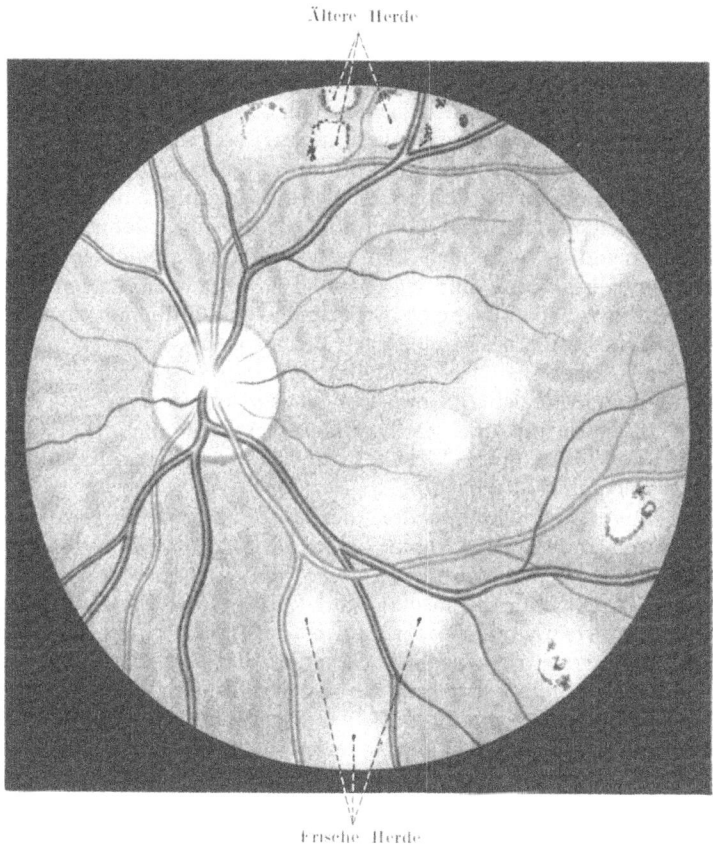

Abb. 114. Frische Chorioiditis disseminata.

Grade das Übergreifen von Krankheitsprozessen der Aderhaut auf die Netzhaut und umgekehrt zu verhindern.

Über die Bedeutung der Aderhaut für die Regulierung des intra-okularen Druckes s. S. 9 und 202.

Krankhafte Vorgänge in der Aderhaut geben sich lediglich durch Sehstörungen kund, die durch die Absperrung des Stoffwechsels für die Netzhautsinneszellen bedingt sind. Da die Aderhaut sensibler Nerven entbehrt, können Schmerzen nur dann eintreten, wenn die Erkrankung nach vorn auf das Corpus ciliare übergreift oder wenn (wie bei Geschwülsten) Drucksteigerung eintritt.

8*

Die Sehstörungen hängen davon ab, an welcher Stelle des Augenhintergrundes die Aderhauterkrankung sich entwickelt. Selbst große
herdförmige Prozesse in der Peripherie werden oft überhaupt nicht
von dem Patienten bemerkt und erst zufällig beim Augenspiegeln
gefunden. Dagegen führt schon ein minimaler Herd in der Maculagegend
schwere Sehstörungen durch Vernichtung des zentralen Sehens herbei.

Chorioiditis, Eine *Entzündung der Aderhaut (Chorioiditis)* prägt sich
im Augenhintergrundsbilde so aus, daß die rote Farbe des Fundus, die
von dem Geflecht der Blutgefäße herrührt, an den erkrankten Stellen
derart verändert wird, daß in frischen Fällen gelbrötliche bis gelbe Inseln auftauchen. Diese sind zunächst unscharf begrenzt (Abb. 114). Nur
sehr selten kommt es zu einer Erkrankung der ganzen Membran auf
einmal. Fast immer ist das Leiden anfangs herdförmig, wenn auch später
die Herde sich aneinander reihen und damit ausgedehnte Gebiete
des Hintergrundes verändern können. Vielfach entwickelt sich im
Beginne der Erkrankung eine sekundäre Trübung der über dem Herde
liegenden Netzhautpartie durch Eindringen entzündlichen Exsudates
von rückwärts her. Dann spielt sich der Prozeß, soweit er mit dem
Augenspiegel erkennbar ist, zunächst nur in der Netzhaut ab, die
inselförmige weiße, leicht prominente Flecken mit zart verwaschenen
Rändern aufweist und erst nach erfolgter Aufsaugung des Ergusses
und damit der Trübung den Einblick auf den eigentlichen Krankheits-
prozeß in der Aderhaut freigibt.

Nach einiger Zeit bekommt der Aderhautherd scharfe Grenzen. Allmählich wird seine Färbung immer heller, bis zumeist rein weiße Flecke
zustande kommen, die von schwarzem Pigment umrahmt oder mit
schwarzen Tüpfelchen durchsetzt sind (Abb. 115). Diese Wandlung
verstehen wir, wenn wir die pathologisch-anatomischen Vorgänge über-
schauen. Wie in der Iris, so geht auch in der Aderhaut eine Entzündung
zunächst von der unmittelbaren Nachbarschaft eines oder mehrerer Gefäße aus. Es bildet sich um die Gefäße eine entzündliche Zellinfiltration
mit gleichzeitigem lokalem Ödem. Hieraus erklärt sich das Überdecken
des roten Bluttones an der Stelle des Herdes durch eine verwaschen
gelblichrote Farbe. Durch die Alteration werden aber auch die in den
intervasculären Räumen liegenden pigmentierten Gewebszellen (Chromatophoren) teilweise zerstört, so daß ihr Farbstoff frei wird. Die dem
Herde nachbarlich anliegenden Zellen des retinalen Pigmentepithels
werden entweder auch zum Zerfall gebracht oder zu Klumpen zusammen-
geschoben. Weiterhin entsteht an Stelle der entzündlichen Infiltration
mit der Zeit eine bindegewebige Narbe; *andererseits schwindet das
Aderhautgewebe, so daß die weiße Sklera sichtbar wird.* So bekommt der
Herd allmählich zwar scharfe Grenzen, wird dafür aber immer heller und
durch das Ansammeln gelösten und intracellulären Pigmentes schwarz
umrandet oder getüpfelt. Daß der Grad der Pigmentierung mit dem
Grade des physiologischen Pigmentreichtums des einzelnen Individuums
einesteils und der Schwere des Prozesses andernteils zusammenhängt,
ist selbstverständlich. Hellblonde Individuen zeigen daher nur helle
chorioiditische Herde mit ganz spärlicher oder fehlender Pigmentierung.

Eine relativ häufige Komplikation sind *Glaskörpertrübungen*, meist als zarter Hauch vor dem Herde. Sie sind auf eine Fortsetzung der entzündlichen Exsudation durch die Netzhaut hindurch in den Glaskörper zurückzuführen, manchmal auch auf ein Übergreifen des Prozesses auf das Corpus ciliare und Bildung von Exsudatwolken in dem vorderen Glaskörperabschnitt von hier aus. Bei allen Veränderungen

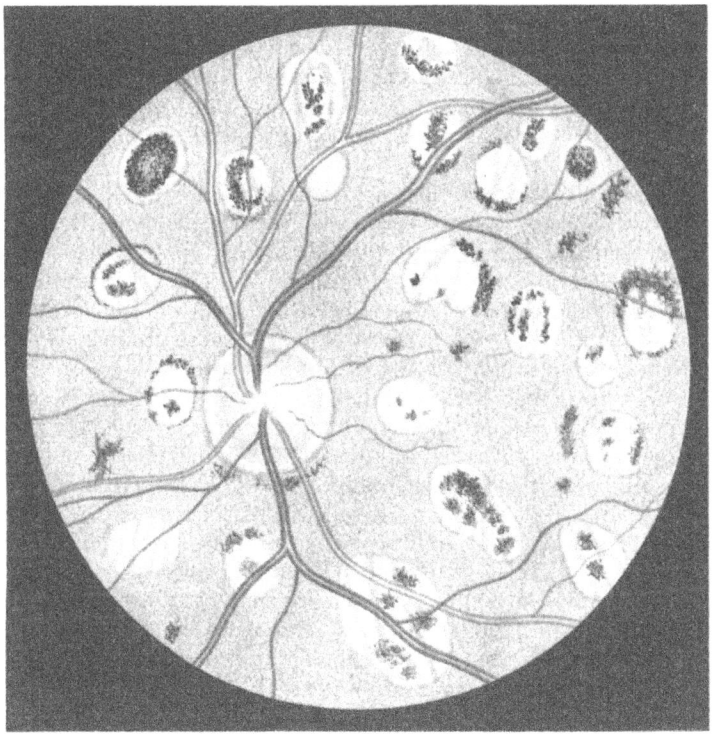

Abb. 115. Alte Chorioiditis disseminata.

am Fundus müssen wir ja immer dessen eingedenk sein, daß wir mit dem Augenspiegel den Hintergrund nur bis an den Äquator des Bulbus untersuchen können, während alle Vorgänge an der Rückfläche des Corpus ciliare und in den vorderen Fundusabschnitten sich der Beobachtung entziehen. Glaskörpertrübungen, die die zentralen Netzhautpartien beschatten, sind natürlich mit erheblichen Sehstörungen verbunden und beunruhigen die Patienten durch ihre fortwährende Lageveränderung und das Hin- und Herflottieren kleiner Schatten. Manchmal gesellt sich hierzu durch die Reizung der in Mitleidenschaft gezogenen Netzhaut ein recht lästiges Flimmern.

Wenn wir also nach dem Aussehen der Herde die Chorioiditisfälle in frische und veraltete einteilen können, so unterscheiden wir ferner nach dem Orte der Herde eine *Chorioiditis disseminata* von einer

Chorioiditis centralis. Im ersten Falle kommt es zur Bildung regellos verstreuter Herde auf dem ganzen Fundus, im letzteren zu Erkrankung in der Hintergrundsmitte. Beide Formen können einseitig und doppelseitig auftreten. Bisweilen finden wir nur einen einzigen etwas größeren chorioiditischen Herd irgendwo am Fundus. Dann liegt meistens ein *Solitärtuberkel der Aderhaut* vor.

Von einer *Chorioiditis diffusa* sprechen wir dann, wenn der krankhafte Aderhautprozeß sich von den Rändern des Ursprungsherdes kontinuierlich in der Fläche ausdehnt. Dabei können die ersterkrankten Partien bereits zur Abheilung gelangt sein, während andere die Zeichen der frischen Aderhautentzündung aufweisen. Es entstehen schließlich ausgedehnte, landkartenähnlich zusammenhängende und begrenzte Herde.

Angeborene Mißbildungen der Aderhaut (vgl. auch S. 216) machen bisweilen Herde, die von solchen nach abgelaufener Chorioiditis kaum zu unterscheiden sind. Für die Differentialdiagnose achtet man vor allem auf Anomalien der Netzhaut- oder der Aderhautgefäße, ferner auf Form und Sitz der Herde. Die angeborenen Defektbildungen, *Kolombe der Aderhaut*, findet man nämlich vor allem, wenn auch durchaus nicht etwa ausschließlich, unterhalb der Papille. Sie bilden hier ausgedehnte weiße Flecke, oft mit pigmentierten Rändern, die als zusammenhängender Bezirk oder als Gruppe übereinandergelagerter Herde bis an die untere Peripherie des Fundus hinabreichen können. Nicht selten sind sie sogar mit Defektbildungen der Regenbogenhaut (Iriskolobomen) verbunden. Die Störung geht von einer Fehlbildung im Bereich der Augenbecherspalte aus, betrifft also primär die Netzhaut, so daß man besser von einem *Netzhaut-Aderhautkolobom* sprechen würde. Auch die chorioidealen Veränderungen bei der *Myopia maligna* können zwar alten chorioiditischen Herden sehr ähnlich sehen, sind aber nicht entzündlicher Natur, sondern als degenerative Erscheinungen durch Dehnung der Aderhaut aufzufassen. Sie sind auf S. 31 geschildert.

Mit vorstehender Ausnahme sind die Fälle von herdförmiger Chorioiditis wohl durchgängig als *Ausdruck einer Infektion* aufzufassen, die von den Aderhautgefäßen aus das Gewebe befällt. Ob allerdings stets Mikroben selbst anwesend sind oder ob auch eine bloße Toxinwirkung die herdförmige Erkrankung erzeugen kann, steht dahin. Wiederum wie bei den entzündlichen Erkrankungen des vorderen Abschnittes des Uvealtractus bietet uns auch in der Aderhaut das Bild der Veränderungen an und für sich nie eine Möglichkeit, über die Ätiologie ins klare zu kommen. Vielmehr ist auch hier die Überprüfung des Allgemeinzustandes bzw. der Ausfall der Wassermannschen und Tuberkulinreaktion maßgebend. Ebenso tritt uns auch im Gebiete der Chorioidea die ätiologische Rolle der *Tuberkulose und Lues* beim Zustandekommen von Erkrankungen des Uvealtractus entgegen. Das Erscheinen von Knötchen, wie dies bei Iritis vorkommt, ist allerdings in der Aderhaut selten zu sehen. Der Druck des Glaskörpers bedingt eben eine Entwicklung in die Fläche und verhindert das Zustandekommen einer wirklichen Erhabenheit. Eine Ausnahme macht die akute Miliartuberkulose, die recht häufig eine Mitbeteiligung der Chorioidea herbeiführt. Oft genug sichert dann die Untersuchung mit dem Augenspiegel die Diagnose des Allgemeinleidens.

Neben den eigentlichen chorioiditischen Herden kann die Lues und Tuberkulose auch in Gestalt von Gummata und Konglomerattuberkeln tumorartige Bildungen in der Aderhaut erzeugen, die von echten Tumoren (s. S. 121) oft nur schwer zu trennen sind.

Ein besonderes, durch charakteristische Symptome ausgezeichnetes Bild ergibt sich, wenn sich in unmittelbarer Nachbarschaft der Papille ein umschriebener, z. B. tuberkulöser Herd entwickelt. Mit dem Augenspiegel erkennt man dann neben dem Sehnerveneintritt einen gelblichen, unscharf begrenzten Aderhautherd, der das davor gelegene Netzhautgewebe trübt und so schädigt, daß die betreffenden Sehnervenfasern ihre Funktion einstellen und schließlich zugrunde gehen. Die Folge ist ein dem Verlauf dieser Fasern entsprechender Gesichtsfeldausfall von fächerförmiger Ausdehnung im Anschluß an den blinden Fleck (Abb. 116). Wegen des typischen Sitzes des Herdes und der Mitbeteiligung der Netzhaut wird die Krankheit als *Retino-Chorioiditis juxtapapillaris* (EDMUND JENSEN) bezeichnet. Meist ist Tuberkulose die Ursache.

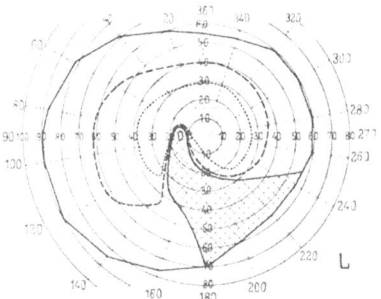

Abb. 116. Fächerförmiger, vom blinden Fleck ausgehender Gesichtsfeldausfall, typisch für die Retino - Chorioiditis juxtapapillaris. Bei allen Gesichtsfeldabbildungen dieses Buches bedeutet: ——— Weißgrenze, – – – – Grenze für blau und gelb, ... Grenze für rot und grün.

Sonst kommen gelegentlich noch entzündliche Veränderungen der Aderhaut bei den verschiedensten Infektionskrankheiten vor (Pneumonie, Scharlach usw.). Sie treten aber an Häufigkeit gegenüber den tuberkulösen und luischen Erkrankungen ganz in den Hintergrund. Daß auch bei genauester Untersuchung des Gesamtorganismus usw. immer noch eine Gruppe von Fällen übrigbleibt, deren Ursache wir nicht aufzudecken vermögen, ist bei der Lückenhaftigkeit unserer Kenntnisse von Infektionsmöglichkeiten und -formen wohl verständlich.

Von den entzündlichen Prozessen in der Aderhaut sind die rein *degenerativen Veränderungen der Aderhautgefäße* streng zu trennen. Mögen sie auch teilweise auf dem Umwege einer durch Infektion bedingten Erkrankung des Gefäßrohres selbst zustande kommen, so unterscheiden sie sich doch dadurch wesentlich von chorioiditischen Herden, daß die perivasculäre Infiltration und das lokale Ödem ganz fehlt. Es ändert sich lediglich das Aussehen der gröberen Gefäße, welche die intervasculären Räume begrenzen (Abb. 117); sie erscheinen nicht mehr als rote, sondern als weißgelbe Linien und heben sich dadurch scharf von dem roten Fundus ab. Die Ursache ist Arteriosklerose, hie und da von allgemeiner, häufiger von nur örtlicher Ausdehnung. Auch als

sekundäre Erscheinung schließt sich das Krankheitsbild an eigentliche
Chorioiditis, sowie an Glaukom, Pigmentdegeneration der Netzhaut,
Retinitis angiospastica und albuminurica und an Verletzungen des
Ciliargefäßsystems an.

Als *Chorioretinitis* werden diejenigen Erkrankungen bezeichnet,
welche zwar ihren eigentlichen Sitz in der Aderhaut haben, die Netzhaut aber sekundär und dauernd in Mitleidenschaft ziehen, indem eine

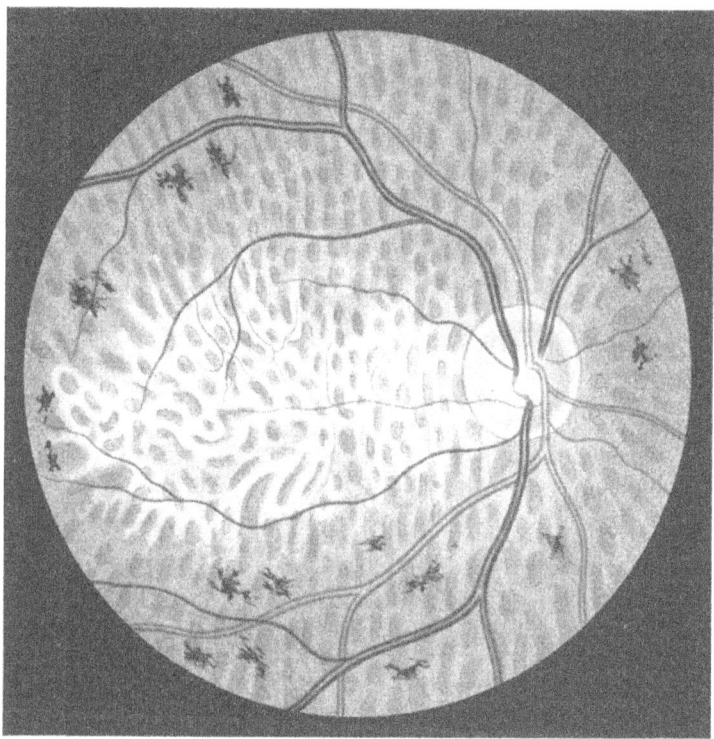

Abb. 117. Sklerose der Chorioidealgefäße (Bezirke links neben der Papille).
Sekundäre Einwanderung von Pigment in die Netzhaut.

Degeneration des Pigmentepithels und der äußeren, schließlich auch
der inneren Schichten der Netzhaut Platz greift. Zunächst macht sich,
mit Vorliebe in der Peripherie des Fundus, eine Unregelmäßigkeit des
Pigmentepithelbelags geltend, die sich in einer feinen Marmorierung
des Fundus, wie „Pfeffer und Salz“, kundtut. Diese Veränderungen
sind immer verdächtig auf kongenitale Lues. In schweren Fällen kommt
es mit der Zeit zu Einwanderung von schwarzem Farbstoff des Pigmentepithels und der Chromatophoren der Aderhaut in die Netzhaut hinein,
die dann ähnliche schwarze Sternchen zeigt wie bei Pigmentdegeneration
der Netzhaut (s. S. 136). Darunter schimmert die diffus gelblich gefärbte
oder weiß-schwarze Herde einschließende Aderhaut durch, oft mit ausgedehnten Gebieten von sklerosierten Gefäßen. Auch diese Formen

haben meist Beziehungen zu Lues, manchmal auch zu Tuberkulose. Sie sind nicht selten, wie die echte Pigmentdegeneration der Netzhaut, mit Nachtblindheit und Gesichtsfeldeinschränkungen verbunden; scharfe Grenzen gegenüber dieser Erkrankung bestehen also klinisch nicht immer.

Die Behandlung der Erkrankungen der Aderhaut berücksichtigt stets die zugrunde liegende Ursache. Dies gilt namentlich für die luischen und tuberkulösen Formen, die entsprechende Salvarsan-, Wismut- und Inunktionskuren bzw. eine allgemeine roborierende Behandlung, verbunden mit einer Liegekur bedingen.

Örtlich gilt es die exsudativen Prozesse der Aderhaut zur Aufsaugung zu bringen. Man regt den intraokularen Stoffwechsel durch subconjunctivale Einspritzungen von 1 cm³ 2%iger Kochsalzlösung an und gibt dazu gern innerlich Jodpräparate. Auch die Anwendung von Wärme in Form von Kurzwellen ist sehr beliebt. Besonders günstig werden dadurch auch die begleitenden Glaskörpertrübungen beeinflußt, die oft wenig Neigung zur Resorption zeigen. Bei schweren und sehr hartnäckigen Glaskörpertrübungen kann man vorsichtig in mehreren Wieder-

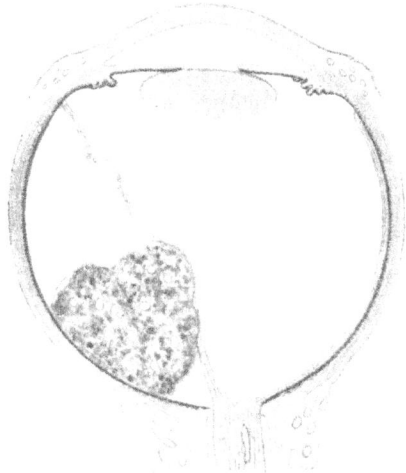

Abb. 118. Netzhautablösung durch ein Melanosarkom der Aderhaut.

holungen 0,1—0,2 cm³ Glaskörperflüssigkeit mit der PRAVAZschen Spritze absaugen, die man durch die Augenwandung einsticht. Diese Behandlung ist aber nicht ganz ungefährlich.

Tumoren der Aderhaut. Abgesehen von den schon erwähnten tumorartigen syphilitischen und tuberkulösen Bildungen, die nicht häufig sind, kommen als **maligne Geschwülste** nur Melanosarkome (Abb. 118), als große Seltenheit auch metastatische Carcinome in der Aderhaut vor. Sie erzeugen durch ihr Wachstum eine buckelförmige „pralle" Netzhautablösung, die sich von der gewöhnlichen Abhebung dadurch unterscheidet, daß die Netzhaut nicht hin und her schwankt, sondern fest aufliegt (s. auch Abb. 134, S. 145). Entsprechend der oft rundlichen Form kleiner Sarkome zeigt dann auch die Abhebung eine kreisförmige, gut erkennbare Grenze. Beobachtet man dann noch unter der abgelösten Netzhaut grauschwarze Massen und Felder oder ein nicht zur Netzhaut gehörendes oberflächliches Gefäßsystem, so ist die Diagnose eines Tumors der Chorioidea gesichert. Liegt die verdächtige Netzhautablösung so weit nach vorn, daß man eine starke Lichtquelle an dem entsprechenden Orte der Sklera außen aufsetzen kann, dann kann man die Diagnose noch dadurch erhärten, daß man im Bereiche

des Tumors den aus der Pupille bei *diaskleraler Durchleuchtung* austretenden roten Reflex erloschen oder doch vermindert sieht, während
bei gewöhnlichen Ablösungen der rote Reflex bleibt.

Im allgemeinen verlaufen *intraokulare Geschwulstbildungen in vier
Stadien.* Zunächst wachsen sie mehr oder weniger unbemerkt, dann
setzen unter Sehstörungen leichte spannende Schmerzen ein, die sich
infolge der Raumbeengung des Augeninnern durch den Tumor bis
zu Glaukomanfällen steigern können. Netzhautablösungen mit intra-
okularer Drucksteigerung sind daher besonders verdächtig auf Tumor.
Im dritten Stadium bricht die Wucherung durch die Bulbushüllen
durch. Häufig geschieht dies an der Durchtrittsstelle des Sehnerven oder
eines größeren Gefäßes, z. B. einer Vortexvene durch die Sklera, doch
kann sich die Wucherung auch selbst den Weg durch die Lederhaut
bahnen. Schließlich treten Metastasen auf, und zwar beim Melanosarkom des Uvealtractus mit Vorliebe in der Leber. Selbstverständlich
kann auch schon in den ersten Stadien durch Abschwemmen von
Tumormaterial in die Blutbahn eine Generalisierung im übrigen Körper
zustande kommen.

Die Sarkome der Aderhaut sind der Strahlentherapie *nicht* zugängig. Die Behandlung ist deshalb stets operativ.

Im 1. und 2. Stadium genügt die Enucleation des Bulbus; bei Durchbruch in die Augenhöhle kann nur noch die Ausräumung der ganzen
Orbita *(Exenteratio orbitae)* einen Erfolg zur Rettung des Lebens verspre-
chen, während im Falle der Metastasenbildung jede Hilfe zu spät kommt.

Erkrankungen des Glaskörpers.

Der Glaskörper, der als festflüssiges Gel das Augeninnere aus-
füllt, zeigt eine der Umgebung angepaßte Form: dort, wo ihm die
Linse anliegt, besteht eine entsprechende Eindellung, die *tellerförmige
Grube* (Fossa patellaris); nach vorn zu, also hinter der Linse und
Zonula weist die gallertige Masse eine deutliche Verdichtung auf.
Diese wird als *vordere Grenzschicht* bezeichnet und hat insofern eine gewisse Bedeutung, als dadurch der Glaskörper auch nach Entfernung der
Linse in seiner Form gehalten werden kann. Der Glaskörper ist wasser-
klar und durchsichtig und läßt makroskopisch normalerweise keine
besondere Struktur erkennen, wenn auch mikroskopisch feinste Faser-
netze beschrieben und andererseits im Spaltlampenbild gewisse Struk-
turen sichtbar sind. Echte Fasern im Glaskörper können als Abkömm-
linge der Stützfasern der Netzhaut oder auch als Reste des den embryonalen Glaskörper dicht durchsetzenden, später verschwindenden Gefäß-
netzes der A. hyaloidea vorkommen. Ein organischer Zusammenhang
mit der Innenfläche der Netzhaut besteht aber im postfetalen Leben
nur noch ganz vorn in der Gegend des Corpus ciliare.

Nicht selten finden sich auch *gröbere Reste* der im Embryonal-
leben von der Papille aus durch den Glaskörper zur Linsenhinterfläche verlaufenden *A. hyaloidea.* Sie sind dann mit dem Augenspiegel vor der Papille oder auch hinter der Linse als im Glaskörper
bewegliche Stränge sichtbar.

Im allgemeinen zeigt der Glaskörper nur wenige selbständige Erkrankungen, nimmt aber an den pathologischen Veränderungen der Nachbarorgane häufig teil. Bei der hochgradigen Myopie vermag er der Ausdehnung des Auges nicht zu folgen, er kann sich von der retinalen Unterlage abheben (Glaskörperabhebung), die manchmal der Vorläufer einer Netzhautabhebung ist (S. 140). Vor allem aber tritt eine Verflüssigung auf, wobei gleichzeitig feinere oder spinnwebartige gröbere Glaskörpertrübungen sichtbar werden.

Sehr zarte Trübungen, die schon in normalen Augen vorkommen, können bisweilen nur vom Patienten selbst, ,,entoptisch'' also, als ,,fliegende Mücken'' *(Mouches volantes)* störend wahrgenommen werden, gröbere sind bei der Durchleuchtung, besser noch mit dem Lupenspiegel, leicht als staubförmige (vor allem bei Lues) oder gröbere, spinnwebartige oder fadenförmige Schatten im Glaskörper flottierend nachzuweisen.

Solche *Glaskörpertrübungen* entstehen unter sehr verschiedenen Umständen. Bei Degenerationen des Glaskörpers, wie sie z. B. im Alter nicht selten sind, beobachtet man eine Destruktion und Verflüssigung der Substanz und manchmal auch glitzernde Krystalle in dem verflüssigten Medium *(Synchysis scintillans)*.

Bei Entzündungen der Aderhaut, des Ciliarkörpers oder auch der Netzhaut treten Zellen und Fibrin in den Glaskörper über. Auch Blutungen aus den Netzhautgefäßen führen, wenn sie geringfügig sind, zu ähnlich aussehenden Trübungen. Sind sie erheblich, dann kann der ganze Glaskörper so verfinstert werden, daß kein rotes Licht mehr aus dem Auge zurückstrahlt *(Durchblutung des Glaskörpers)*. Die Blutungen können sich aufsaugen, aber auch teilweise zu proliferierendem Narbengewebe umgewandelt werden, das dann von der Netzhaut aus in den Glaskörper hineinreicht *(Retinitis proliferans)* und dadurch die Sehkraft dauernd schädigt. Auch Teile intraokulärer Geschwülste, die sich vom Haupttumor gelöst haben, z. B. beim Glioma retinae (S. 146), werden im Glaskörper schwebend beobachtet.

Von den Glaskörpertrübungen sind nur die frischeren einer erfolgreichen *Behandlung* zugängig. Man versucht durch innerliche Jodgaben, durch Kurzwellenbestrahlungen und Thermophorbehandlung, eventuell auch durch subconjunctivale Kochsalzinjektionen (2—5% NaCl) die Aufsaugung der Trübungen anzuregen. Bei frischen Blutungen ist natürlich Vorsicht geboten.

Die Erkrankungen der Retina.

Normale Anatomie. Die Retina ist der Träger der Sinneszellen, die den Lichtreiz aufnehmen; sie ist die lichtempfindliche Haut des Auges. Als Ganzes stellt sie einen in das Gesichtsskelet außerhalb der Schädelkapsel vorgeschobenen Gehirnteil dar. Aus der primären Augenblase, die aus dem Zellbelag des vorderen Medullarrohres als paariges Organ hervorwächst (Abb. 150 und 201), bildet sich durch Einstülpung der distalen Wandung der Augenbecher, die sekundäre Augenblase. Ihr

Stiel wird zum Sehnerven, ihre innere (eingestülpte) Epithellage zur Netzhaut, ihre äußere zum Pigmentepithel, das also auch modifiziertes Epithel des Medullarrohres selbst ist. Der vorderste Teil des Augenbechers wandelt sich zum Hinterblatt der Iris, *Pars iridica retinae*

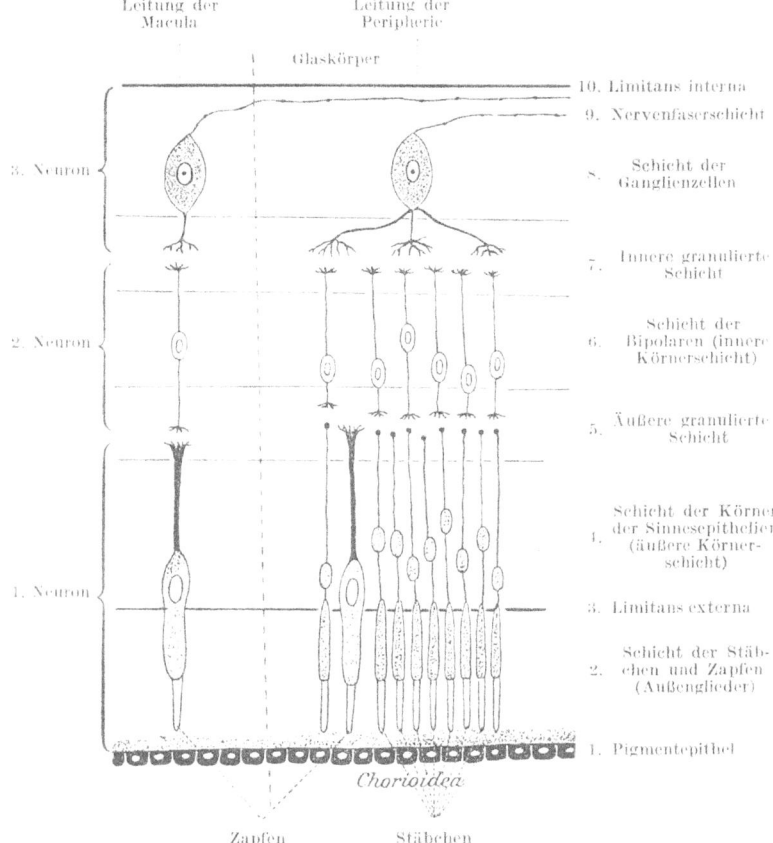

Abb. 119. Schema der Netzhautleitung im Zentrum und in der Peripherie.

und zum Überzug des Ciliarkörpers, der *Pars ciliaris retinae*. Der Pupillarsaum stellt also entwicklungsgeschichtlich den Augenbecherrand dar.

Die Netzhaut läßt mehrere Schichten ihrer Organisation erkennen (Abb. 119 und 120). Außen, unmittelbar der Lamina vitrea des Glaskörpers anliegend, befindet sich das *Pigmentepithel* der Retina, das dazu dient, das die Netzhaut treffende Licht hinten abzuschirmen und zu absorbieren.

Nach innen zu breitet sich das feine Mosaik der Sinneszellen aus. In der Peripherie bestehen diese aus Stäbchen und Zapfen, in der Fovea centralis nur aus Zapfen. Die *Stäbchen* dienen dem Sehen bei herabgesetzter Beleuchtung; sie sind nach Anpassung an die Dunkelheit

(Dunkeladaptation) sehr lichtempfindlich und vermitteln vor allem auch in den mehr seitlichen Teilen des Gesichtsfeldes, die Wahrnehmung von Bewegungen. Sie sind aber total farbenblind und stellen bei Helligkeit durch Zerstörung des Sehpurpurs ihre Funktion ein. Demgegenüber beherrschen die *Zapfen* das scharfe zentrale Sehen und die Erkennung der Farben, versagen aber bei abnehmender Beleuchtung (unter $1/_{20}$ bis $1/_{50}$ Lux). So enthält die Schicht der Sinnesepithelien eigentlich zwei anatomisch und funktionell deutlich unterschiedene Apparate (Duplizitätstheorie) und die Netzhaut weist in der Dunkelheit außer dem der Papille entsprechenden blinden Fleck noch einen zweiten, zentral gelegenen auf.

Stäbchen und Zapfen sind schlanke, eng aneinandergeschmiegte Zellteile, die durch die zarte „äußere Grenzschicht" der Netzhaut *(Membrana limitans externa)* von ihren Zellkernen, die die *äußere Körnerschicht* bilden, getrennt sind. Das Neuroepithel bildet das 1. Neuron der Sehbahn. Von den Kernen aus erstrecken sich Fasern als Fortsätze nach den inneren Netzhautschichten zu. Das 2. Neuron besteht aus den bipolaren Zellen, die als *innere Körnerschicht* sich schon bei schwacher Vergrößerung abheben. Sie haben je einen Fortsatz, der sich denjenigen der Sinnesepithelien entgegenstreckt und mit diesen die *äußere granulierte Schicht* bildet. Ein zweiter zentripetal gerichteter sucht in der *inneren granulierten Schicht* Anschluß an die Fortsätze der *Ganglienzellenschicht.* Diese liegt samt *Nervenfasern* an der Innenfläche der Netzhaut und stellt das 3. Neuron dar. Es reicht mit den Fasern des Sehnerven bis in die Gegend der primären Opticusganglien in dem Corpus geniculatum laterale. Nach innen zu wird die Netzhaut durch die „innere Grenzschicht" *(Membrana limitans interna)* abgeschlossen. Die Gliederung in die drei Neurone geschieht nun so, daß in der Macula als dem Orte des schärfsten Sehens jede Sinnesepithelzelle ihre eigene bipolare Zelle und diese wieder ihre besondere Ganglienzelle und Nervenfaser als Fortsetzung nach dem Gehirn besitzt, während weiter nach der Peripherie zu immer mehr Sinnesepithelzellen und Bipolare in die Leitung durch eine einzige Ganglienzelle einmünden. Nur die nervöse Erregung der in der Netzhautmitte gelegenen Sinneszellen wird also isoliert zum Gehirn durchgeführt (Vertikalleitung); die die Peripherie treffenden Lichtreize können dagegen infolge der Zusammenfassung vieler Sehzellen zu einer einzigen Leitung nur weniger deutliche Eindrücke geben, selbst wenn das auf diese Netzhautteile fallende Bild genau so scharf wäre, wie das auf der Macula entworfene. Die Macula dient deshalb vor allem dem punktuellen Sehen, die Peripherie mehr dem Bewegungssehen.

Die *Ernährung der Netzhaut* geschieht von der inneren und äußeren Seite her. Mit den Sehnervenfasern dringen die Zentralgefäße in das Auge ein, um sich in der Nervenfaserschichte der Netzhaut zu verzweigen (s. Abb. 5, S. 7). Sie versorgen mit ihren Ästen die Retina bis in die Schichte der äußeren Körner. Arterie und Vene bilden ein Endgefäßsystem; d. h. sie sind bei etwaigen Verstopfungen usw. sofort ausgeschaltet, weil sie mit anderen Gefäßen keine Kollateralen haben. Die

Sinneszellen der Netzhaut hingegen tauchen mit ihren Außengliedern zwischen die Pigmentepithelzellen und werden dort von Ernährungsmaterial versorgt, welches ihnen von seiten der Aderhaut zugeführt wird.

Außer den nervösen Elementen hat die Netzhaut in den radiär angeordneten, die Netzhaut von der Limitans externa zur Limitans interna

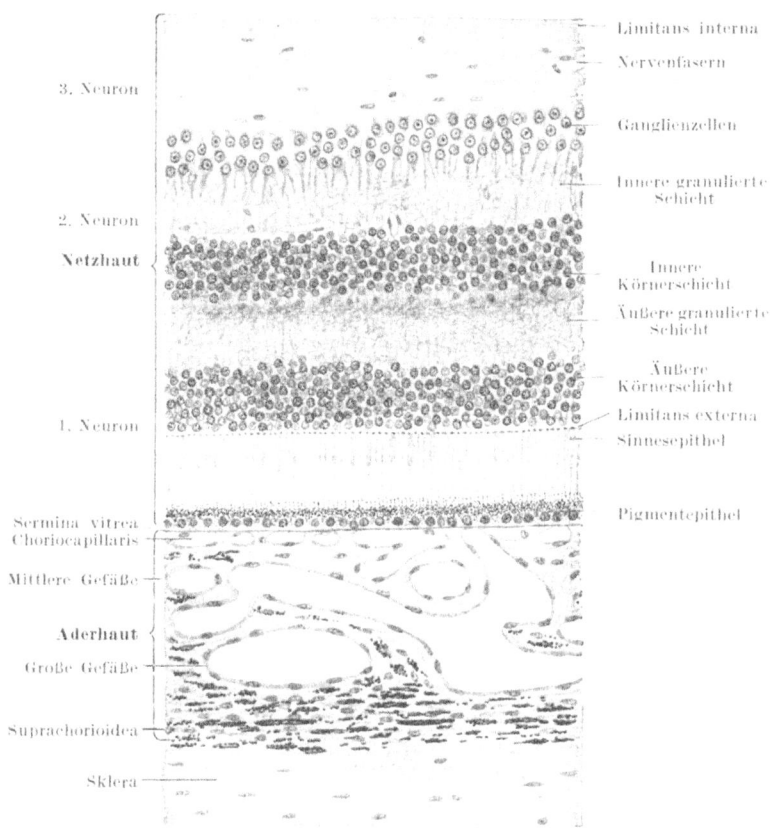

Abb. 120. Schnitt durch Aderhaut und Netzhaut.

durchziehenden MÜLLERschen Stützfasern und in den die nervösen Elemente und Gefäße umspinnenden Netzen noch ein Gerüst von Neuroglia. Die Netzhaut kann nur Lichtreize aufnehmen und weitergeben. Schmerzempfindende Nerven hat sie nicht.

Fundus hypertonicus. Bei längerem Bestehen eines erhöhten Blutdruckes findet man Veränderungen des Gefäßsystems auch am Augenhintergrunde, und zwar im allgemeinen doppelseitig. Die größeren Arterien, im Kaliber noch nicht verengt, erscheinen gespannt, hoch rot, mit zarten Längsreflexstreifen *(Kupferdrahtarterien)*. Die Venen sind geschlängelt, und die feinen Gefäßchen, besonders in der Umgebung der Macula lutea, nehmen eine korkzieherähnliche Schlängelung an.

Wo die Arterien eine Netzhautvene überkreuzen, erscheint diese zusammengedrückt (GUNNsches Zeichen, Überschneidungsphänomen). In fortgeschritteneren Stadien der Hypertonie bemerkt man stets auffallende *Kaliberschwankungen* der Arterien; ihre Wandung wird verdickt, arteriosklerotisch, das Lumen verengt, ja streckenweise völlig obliteriert. Am Fundus erkennt man das daran, daß die Arterien dünner, fadenähnlich aussehen und weißliche Begleitstreifen aufweisen *(Silberdrahtarterien)*. Blutungen und kleine, weißliche, an Baumwollflöckchen erinnernde, fettige Degenerationsherde der Netzhaut treten auf *(Retinitis arteriosclerotica)*. Unter Umständen kann es zur ,,Thrombose'' einer Vene (s. S. 130), zur ,,Embolie'' oder auch zu größeren retinalen und präretinalen, lachenförmigen Blutungen kommen, die man als *Apoplexia retinae* bezeichnet.

Der Sehnerveneintritt pflegt beim Fundus hypertonicus unverändert zu sein.

Retinitis angiospastica, Retinitis albuminurica (vgl. Abb. 121 und 122). Bei malignen Formen der Blutdrucksteigerung (sog. blasser Hochdruck, maligne Angionephrosklerose) kommt im Körper eine dauernde Engstellung der arteriellen Blutbahn zustande, an der vor allem auch die Gefäße der Niere beteiligt sein können. Ist eine Schädigung derselben die Folge (Nephrosklerose, diffuse Glomerulonephritis), so findet man am Augenhintergrund gewöhnlich das als *Retinitis angiospastica* oder auch *Retinitis albuminurica* bezeichnete Bild. Die Ausscheidung von Eiweiß durch den Harn ist aber sicher nicht die Ursache. Wichtiger ist zweifellos die Art des Hochdruckes. Wahrscheinlich muß noch irgendein bislang unbekannter Faktor hinzutreten, damit das Vollbild der ,,Retinitis albuminurica'' entsteht. Hier gehen die Ansichten auseinander. Die einen schuldigen die Giftwirkung von Stoffwechselschlacken an, mit denen das Blut beladen ist (Reststickstoffzunahme: Retinitis azotaemica). Die anderen sehen in der mit der Hypertonie verbundenen spastischen Gefäßverengerung die Ursache (Retinitis angiospastica). Wieder eine andere Erklärung fahndet auf sklerosierende Vorgänge an den Arteriolen. Ebenso ist die Frage noch strittig, ob die Nierenerkrankung die Retinitis nach sich zieht oder ob das Nieren- und das Netzhautleiden voneinander unabhängig und nur die Folgezustände einer gemeinsamen Grundlage sind.

Im Augenhintergrundsbilde wechseln in verschiedener Kombination miteinander ab: Kaliberschwankungen der Gefäße (Verengerung und Streckung der Arterien, ,,Silberdrahtarterien'', Erweiterung und Drosselung der Venen), Kreuzungsphänomene, Netzhautblutungen, fettige Degenerationsherde sowie stellenweise, namentlich im Umkreise der Papille, lokalisierte Ödeme.

Das als ,,Spritz- oder Sternfigur'' beschriebene Bild von weißen, radiär zur Netzhautmitte gestellten, schmalen Entartungsherden (Abb. 123) ist viel seltener als das regellose Auftreten von kleinen weißgelben Stippchen und streifenförmigen Blutungen, die manchmal erst nach langem Suchen zu finden sind. An der Papille macht sich dabei zumeist eine Verwaschenheit der Grenzen, glasige Auflockerung des

Gewebes und Anschwellen der Venen geltend. Das Ödem der Netzhaut in unmittelbarer Nachbarschaft der Papille kann solche Ausmaße annehmen, daß das Bild der Stauungspapille (s. S. 155) entsteht. In

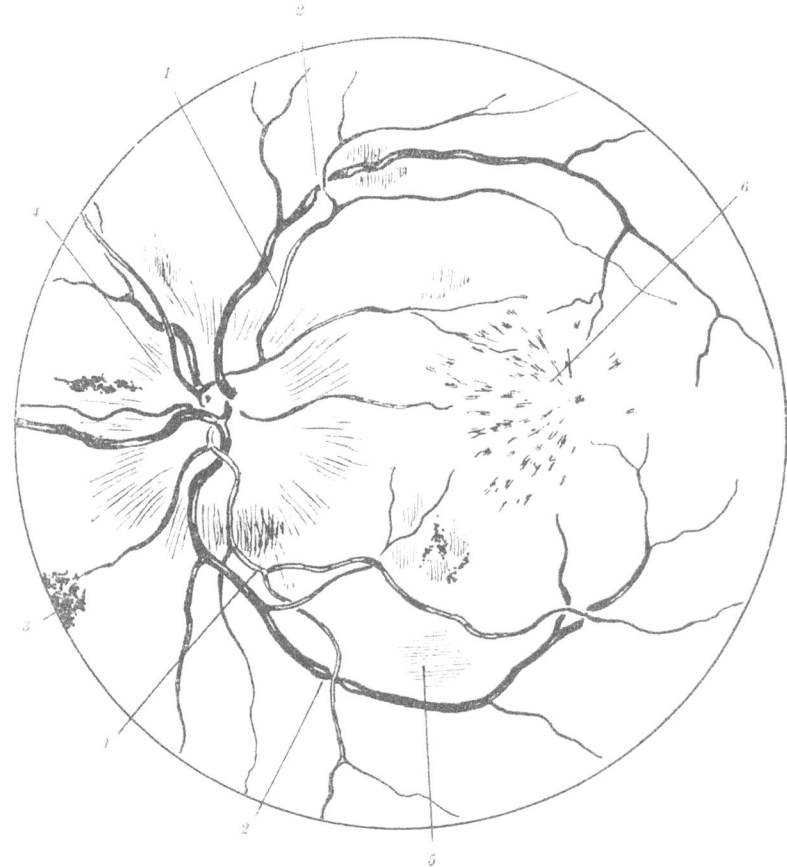

Abb. 121. Erläuterungsbild zu Abb. 122. Retinitis angiospastica, albuminurica. Arterien mit verschieden weitem, oft stark eingeengtem Kaliber, zum Teil mit Wandverdickungen (weißliche Begleitstreifen), zum Teil mit vollständiger Obliteration des Lumens, „Silberdrahtarterien" (1). — Venen nicht verengt, aber ebenfalls von ungleichem Kaliber und deshalb wechselnden Reflexstreifen; bei Überkreuzung durch die starrwandigen Arterien zusammengedrückt: „GUNNsches Überkreuzungsphänomen" (2). Dadurch die Blutzirkulation bereits beeinträchtigt. Venolen nicht besonders geschlängelt. Netzhautblutungen (3). — Ödematöse Schwellung des Sehnervenkopfes (4) und der benachbarten Netzhautteile; nasal eine auch auf die Netzhaut übergreifende Blutung. — Bei (5) kleiner ischämischer Netzhautherd. In der Nachbarschaft von Gefäßen und Netzhautblutungen weißliche Degenerationsherde der Netzhaut, z. B. oberhalb des ischämischen Herdes (fettige Degenerationsherde und „ganglionär" gequollene Nervenfasern). — Um die Macula lutea herum die sehr charakteristische „Sternfigur" (6) aus radiär gestellten spritzerförmigen weißlichen Herdchen, die in den tieferen Netzhautschichten zu liegen pflegen.

solchen Fällen spielen Folgezustände des gesteigerten Hirndrucks eine Rolle mit. Die Sehstörungen richten sich nach dem Sitz der Herde. Schon ein minimaler Prozeß in der Macula vernichtet das zentrale Sehen, während selbst gröbere, mehr peripher gelegene Herde weniger störend empfunden werden.

Die Prognose ist nach derjenigen des zugrunde liegenden Gefäß-
und Nierenleidens zu stellen. Die Veränderungen selbst sind jedenfalls
weitgehend besserungsfähig. Das sehen wir vor allem bei der infolge der

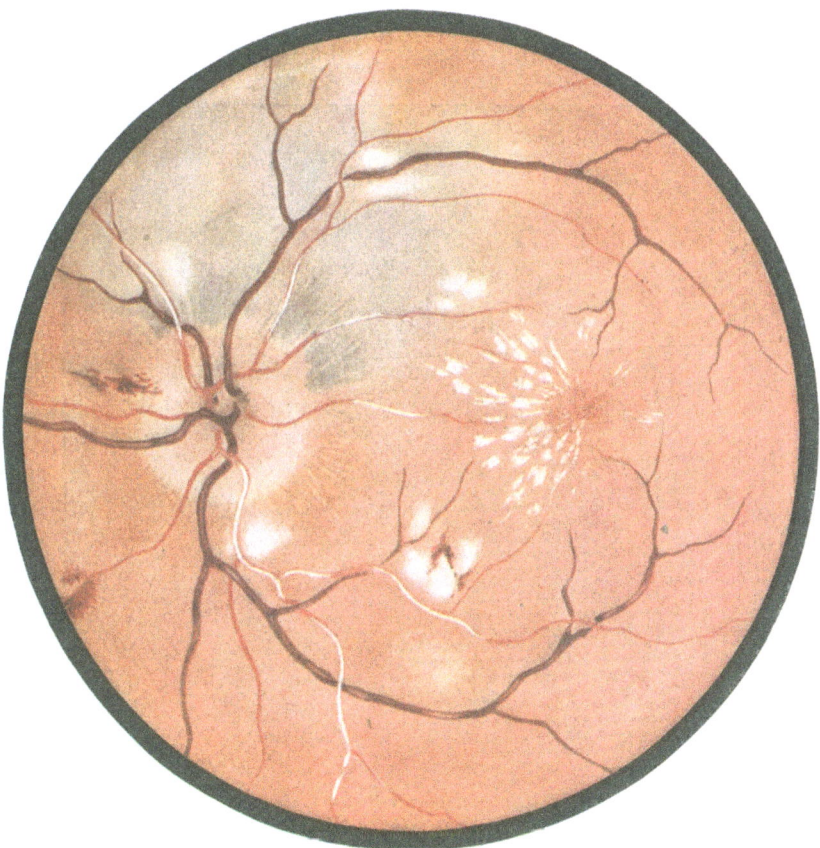

Abb. 122. Retinitis angiospastica, albuminurica. Erlauterungen siehe Abb. 121.

Schwangerschaftsniere auftretenden *Retinitis albuminurica gravidarum*.
Allerdings kann hier das Netzhautleiden, wenn es schon in frühen
Schwangerschaftsmonaten auftritt und die Sehschärfe bedrohlich herab-
setzt, zur Einleitung des Abortes oder der künstlichen Frühgeburt
zwingen. Bei Schrumpfniere ist das Hinzukommen der Retinitis albuminurica immer ein quoad vitam ungünstig zu beurteilendes Symptom.

Therapeutisch kann neben der Behandlung des Nierenleidens nur die
Fürsorge für die Herabsetzung des Blutdrucks in Betracht kommen.
Lumbalpunktionen und Aderlässe bringen oft erhebliche Besserungen
der Retinitis. Örtlich sind Kurzwellen angezeigt.

Die *eklamptische Amaurose* ist etwas von der Retinitis albuminurica
Grundverschiedenes und kann ohne vorheriges Nierenleiden auftreten;

Gefäßspasmen, gelblich-weiße Herdchen und die Sehverschlechterung sind die wichtigsten Symptome. Wenn die Wöchnerin die Eklampsie übersteht, pflegt regelmäßig die ganz schnell einsetzende und nur wenige Tage anhaltende Schwachsichtigkeit oder Erblindung vollständiger Heilung zu weichen. Da die Eklampsie auch bei vorher bereits ausgeprägtem Nierenleiden vorkommt, gibt es im Symptomenbilde

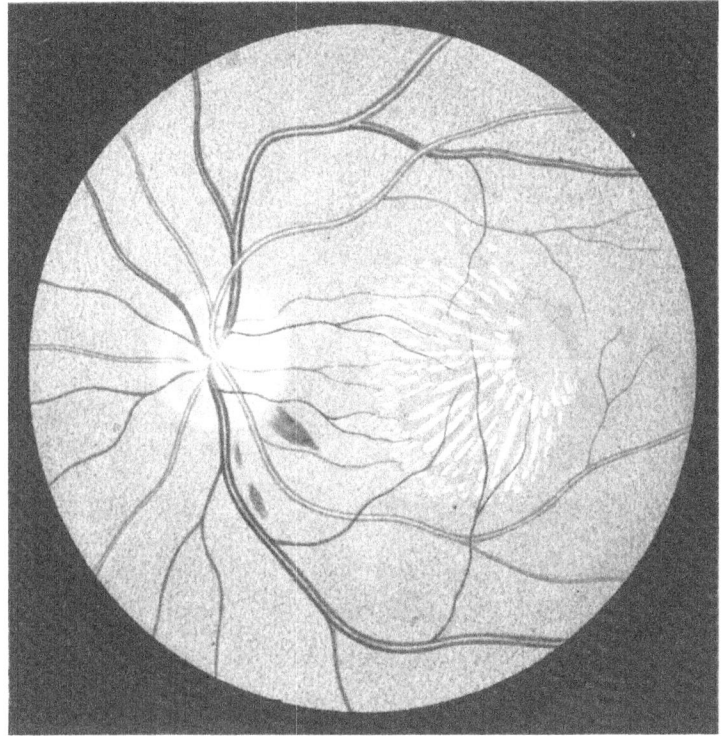

Abb. 123. Retinitis albuminurica. Degenerationsherde in der Nähe der Macula und Blutungen.

Übergangsformen zur Retinitis albuminurica gravidarum. Andererseits können Beziehungen zur *urämischen Amaurose* bestehen, deren Sitz aber in das Gehirn selbst zu verlegen ist. Jedenfalls können die geringfügigen hin und wieder in der Netzhaut anzutreffenden Veränderungen allein die Schwere der Sehstörung nicht bedingen.

Embolie der Arteria centralis retinae und Thrombose der Vena centralis. Da das Zentralgefäßsystem keine Kollateralen hat, bringt ein Verschluß des Lumens einer Netzhautarterie oder -vene die völlige Ausschaltung des versorgten Gebietes zustande. Sitzt das Hindernis in der Arterie, so sprechen wir von einer *Embolie*, ist eine Vene verstopft, von einer *Thrombose* des Retinalgefäßes. Nach dem Ort der Störung wird das Krankheitsbild verschieden sein müssen, wenn der Zentralstamm oder nur einer seiner Äste betroffen ist. Im ersten Falle wird sofort die

Funktion der ganzen Netzhaut, im letzten nur die eines Teilgebietes gestört werden (Astembolie bzw. Astthrombose).

Die Ursache des Verschlusses des Gefäßlumens ist nur recht selten ein in das Gefäß hineingelangtes, anderswoher stammendes Gerinnsel (echte Embolie), sondern in der Regel eine durch lokale Wandungserkrankung (Endarteriitis, Endophlebitis) entstandene obturierende

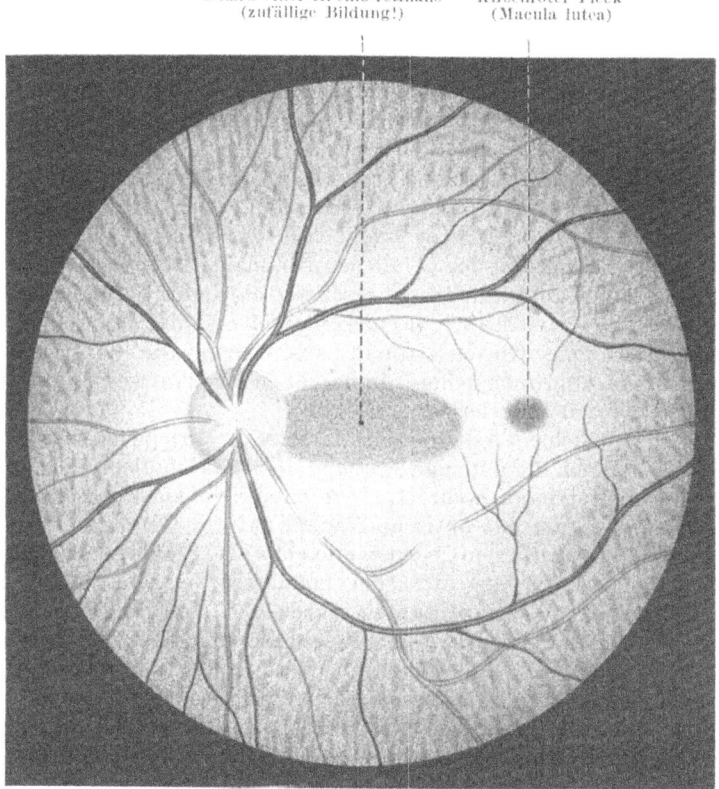

Bezirk einer A. cilio-retinalis   Kirschroter Fleck
(zufällige Bildung!)   (Macula lutea)

Abb. 124. Embolie der A. centralis retinae. (Ein kleiner Bezirk temporal von der Papille ist unberührt geblieben, da ihn hier zufällig eine A. cilio-retinalis versorgt.)

Fibrin- bzw. Bindegewebsmasse. Auch in einem solchen, schon lange an dem Gefäß selbst sich vorbereitenden Prozesse tritt die Katastrophe blitzartig ein; denn solange das Lumen überhaupt noch einer, wenn auch dünnen Blutsäule Raum gibt, bleibt die Zirkulation aufrecht erhalten. Erst der Verlust des letzten Ausweges läßt den Kreislauf plötzlich stillstehen. Der Embolie und Thrombose eines Netzhautgefäßes ist daher der schnelle Eintritt der Sehstörung eigen.

Der Verschluß der Arterie schafft sofortige Blutleere im Gebiete des betroffenen Gefäßes, so daß plötzliche Erblindung eintritt. Bei Sitz des Weghindernisses im Hauptstamm erscheinen sämtliche

Arterien fadendünn. Außerdem prägt sich schon in kürzester Zeit eine ödematöse Trübung der inneren Netzhautschichten aus, so daß die Netzhaut schleierartig milchig-weiß aussieht (Abb. 124). Nur an der Stelle der Macula, wo die Netzhaut am dünnsten ist, kommt der rote Augenhintergrundreflex von der Aderhaut unbehindert zum Vorschein. Dadurch entsteht in der Augenhintergrundsmitte ein von der milchig-weißen Umgebung sich grell abhebender „kirschroter" Fleck. Die Netzhautperipherie wird von der Trübung ebenfalls weniger berührt, weil hier die Lagen der Nervenfaserschicht zu wenig dick sind, um durch ihre Trübung die Aderhaut zu verdecken. Manchmal bleibt unmittelbar neben der Sehnervenscheibe eine Netzhautpartie ungetrübt, wenn das Auge zufällig eine cilio-retinale Arterie hat, die am Papillenrande von der Aderhaut aus die Netzhaut durchbricht und einen kleinen Bezirk derselben versorgt (s. Abb. 124). Indessen hält die Undurchsichtigkeit der inneren Netzhautschichten nur begrenzte Zeit an. Nach ungefähr 14 Tagen bildet sich der Schleier wieder zurück, ohne daß die Funktion der befallenen Netzhautpartie wiederkehrt; sie ist, wenn das Weghindernis nicht rasch verschwindet, dauernd verloren. Allmählich prägt sich auch, wenigstens bei Sitz der Behinderung im Hauptgefäß, eine Opticusatrophie aus, indem die unterernährten Nervenfasern zugrunde gehen. Dann haben wir eine weiße Papille mit kaum sichtbaren Arterien vor uns.

Wenn lediglich ein Ast der Zentralarterie in Mitleidenschaft gezogen ist, erstreckt sich die milchige Trübung und die Gefäßleere nur auf den bezüglichen Netzhautabschnitt. Dem entspricht auch der Ausfall des Gesichtsfeldes. Da das optische System auf der Netzhaut ein umgekehrtes Bild der äußeren Gegenstände entwirft, liegt der Gesichtsfeldausfall genau entgegengesetzt der befallenen Netzhautpartie. Eine Verstopfung des nach innen unten führenden Astes des Zentralgefäßes bringt also einen Sektor des Gesichtsfeldes außen oben zum Erlöschen.

Die häufigste Ursache der Embolie (und der Thrombose) ist ein durch Hypertonie oder Arteriosklerose bedingtes Gefäßleiden.

Eine Behandlung der Embolie ist so gut wie unmöglich. Manchmal, wenn ein echter Embolus vorliegt, verursacht die mit einer Punktion der Vorderkammer verbundene schnelle Herabsetzung des Augenbinnendrucks ein Weitertreiben des Embolus in mehr peripher gelegene Äste der Zentralarterie und damit Wiederherstellung eines größeren Teiles des Gesichtsfeldes. Tuberkulöse und luische Gefäßleiden sind noch am ehesten durch die Therapie zu beheben, doch ist die Hilfe meist zu spät, da die Netzhaut schnell entartet.

Kommt eine Unwegsamkeit der Zentralvene zustande, so entsteht das Bild der *Thrombose* (Abb. 125). Das Blut kann das Netzhautgefäßsystem nicht verlassen und staut sich daher in den strotzend gefüllten Venen, die zu geschlängelt verlaufenden breiten, dunkelblauroten Strängen anschwellen, hier und da auch in dem ödematösen Netzhautgewebe untertauchen. Zahlreiche flächenhafte und streifig radiär gestellte dunkle Blutaustritte liegen neben den Venen. Bald sieht man auch weiße, fettige Entartungsherde in der Retina, so daß der

Fundus vielgestaltige Veränderungen aufweist. Seltener entstehen auch Blutungen in den Glaskörper. Später können sich die Hämorrhagien langsam wieder aufsaugen; auch verschwinden die Fettdegenerations-herde unter Zurückbleiben von Unregelmäßigkeiten des Pigment-epithels. Nicht selten kommt es im Gefolge der Zentralvenenthrombose endlich zum Sekundärglaukom (s. S. 204).

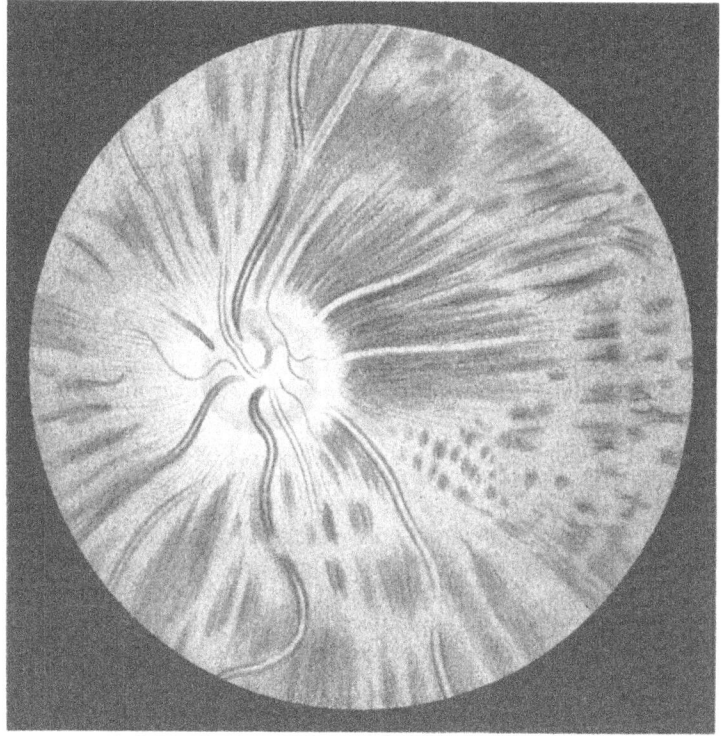

Abb. 125. Thrombose der Zentralvene.

Die Thrombose der V. centralis kann ophthalmoskopisch bisweilen ein Bild aufweisen, das dem einer Retinitis haemorrhagica (irgendeiner Ursache) sehr ähnlich sieht. Differentialdiagnostisch ist hier wichtig, daß die Thrombose im Gegensatz zur Retinitis mit einem sehr er-heblichen Funktionsausfall verbunden ist und meist einseitig bleibt, während die gewöhnlichen Formen hämorrhagischer Retinitis im all-gemeinen doppelseitig auftreten.

Die Funktion geht bei der Thrombose zwar auch, wie bei der Embolie der Arterie, plötzlich, aber nicht so restlos verloren. Meist ver-mögen die Patienten noch Finger in einigen Metern zu zählen. Bei Thrombose in nur einem Aste der Zentralvene bleibt ein entsprechender Teil des Sehvermögens und des Gesichtsfeldes erhalten.

Die Behandlung ist ebenfalls wenig erfolgversprechend.

Periphlebitis retinae. Juvenile rezidivierende Glaskörperblutung. Retinitis proliferans (Abb. 126). Bei jugendlichen Personen kann ein Bild auftreten, welches mit der Thrombose der Zentralvene eine gewisse Ähnlichkeit hat, sich aber von ihr dadurch unterscheidet, daß immer nur Teile des Augenhintergrundes inselförmig befallen sind. In den betreffenden Gebieten sieht man zarte oder gröbere weißliche Einscheidungen die Venen bedecken und in der Nachbarschaft venöse Blutungen, die oft nur ganz vereinzelt, in anderen Fällen wieder mehr flächenhaft und gruppenweise auftreten. Vielfach ergießt sich das Blut aus den durchlässig gewordenen Venen in den Glaskörper hinein, so daß dieser zunächst in der ganzen Ausdehnung oder an vereinzelten Stellen so trübe wird, daß man den eigentlichen Prozeß an den Venen gar nicht zu erkennen vermag. Erst allmählich wird dies nach Aufhellung des Glaskörpers möglich. In der Regel schließen sich weitere Blutergüsse (rezidivierende Glaskörperblutung) und nach erfolgter Aufsaugung Bindegewebsneubildungen auf der Innenfläche der Netzhaut an, die als weiße Stränge und derbe Auflagerungen in den Glaskörperraum vorspringen. Mit den Strangbildungen im Glaskörperraum und auf der Netzhaut (Retinitis proliferans) sind Schrumpfungsvorgänge verbunden, welche die Gefahr der Netzhautablösung durch Zug von der Innenseite in sich schließen. Im weiteren Verlaufe dieser sehr chronischen und zu häufigen Rückfällen an den schon von vornherein ergriffenen Stellen oder an neu befallenen Venen neigenden Erkrankung kommt es oft auch zur Bildung eigentümlicher netzförmiger Anastomosen zwischen benachbarten Venengebieten (Abb. 126). Der meist positive Ausfall der Tuberkulinreaktion klärt die Ursache auf. Nach vorliegenden pathologischanatomischen Untersuchungen muß angenommen werden, daß es sich um einen tuberkulösen Prozeß, vielleicht auf allergischer Basis handelt. Von den Scheiden der Venen aus wird das Gefäßrohr geschädigt und ermöglicht dadurch die gefürchteten Blutaustritte in den Glaskörper.

Die Prognose ist ernst, zumal das Leiden vielfach beide Augen befällt. Auffallend ist dabei, daß die Patienten in der Regel keine sonstigen Erscheinungen von Tuberkulose darbieten. Zwar findet man häufig einen vergrößerten Schatten der Hilusdrüsen der Lungen auf der Röntgenplatte, doch fehlen schwerere Veränderungen. Damit steht im Einklang, daß die Höhe der erlangten Immunität gegen die Tuberkulose auch an den Netzhautvenen nur schwelende, chronische Prozesse, keine fortschreitende Tuberkulose aufkommen läßt. Die Behandlung ist ziemlich machtlos. Liegekur, Lebertran, Kalkpräparate, roborierende Kost und eventuell salzfreie Diät sind empfehlenswert.

In seltenen Fällen scheinen auch andere Ursachen, z. B. eine Lues oder etwa eine besondere obliterierende Erkrankung der Blutgefäße (Thrombangitis obliterans) in Betracht zu kommen.

Retinitis diabetica. Diese mit einer Stoffwechselerkrankung, eben dem Diabetes mellitus, zusammenhängende Retinitis äußert sich in dem doppelseitigen Auftreten von regellos verstreuten, meist punktförmigen Blutungen und weißen Degenerationsherden (Abb. 127). Die Papille ist dabei selten beteiligt. In reinen Fällen fehlen die Kennzeichen des Ödems. Die Maculagegend ist nicht sonderlich bevorzugt; die Spritzfigur wird kaum gefunden. Freilich sind manchmal die Veränderungen nicht ausschließlich Folgen des Diabetes, sondern zum Teil einer gleichzeitig vorhandenen Blutdrucksteigerung. Deshalb finden wir auch nicht selten die Zeichen eines Fundus hypertonicus (s. S. 126).

Die Störungen der Funktion sind genau so wie die bei der Retinitis albuminurica von der jeweiligen Lage der Herde abhängig. Indessen hat

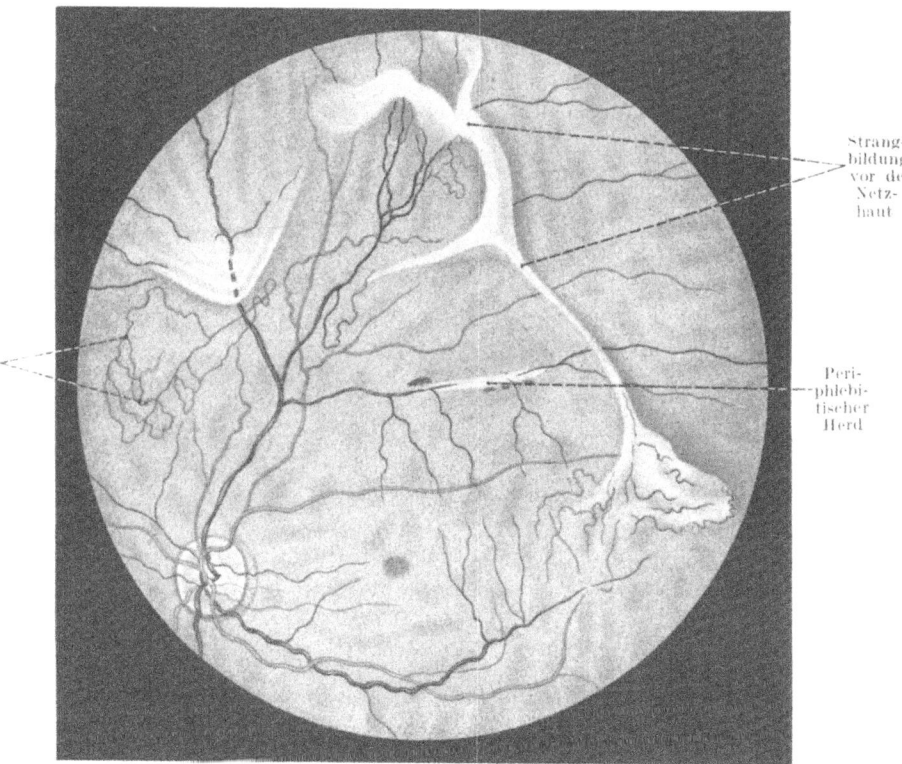

Abb. 126. Periphlebitis retinae tuberculosa mit Retinitis proliferans.

das Augenleiden für den Verlauf des Diabetes selbst keinerlei prognostische Bedeutung, wenn auch eine Parallele zwischen Zuckerausscheidung und Schwere der Störungen im einzelnen Falle nicht zu leugnen ist. Es gibt aber viele Diabetiker, die nie eine Netzhauterkrankung bekommen.

Manchmal paart sich mit dem Netzhautleiden ein solches des Sehnerven nach dem Typus der Neuritis retrobulbaris (vgl. auch S. 151); dann findet man ein zentrales Skotom. Andere Diabetiker bekommen eine Trübung der Linse (Cataracta diabetica) von eigenartig atlasähnlichem Aussehen. Auch Entzündungen der Iris sind nicht selten.

Als Behandlung der Retinitis diabetica kommt Diät, Trinkkur usw. in Betracht. Auch Insulinpräparate entfalten nur indirekt durch die Beeinflussung des Diabetes eine Wirkung. Örtlich gibt man Kurzwellen.

Pigmentdegeneration der Netzhaut (sog. Retinitis pigmentosa). Die Pigmententartung der Netzhaut hat mit Entzündungsvorgängen nichts zu tun, sondern gehört zu den erbbedingten Leiden (meist recessiv,

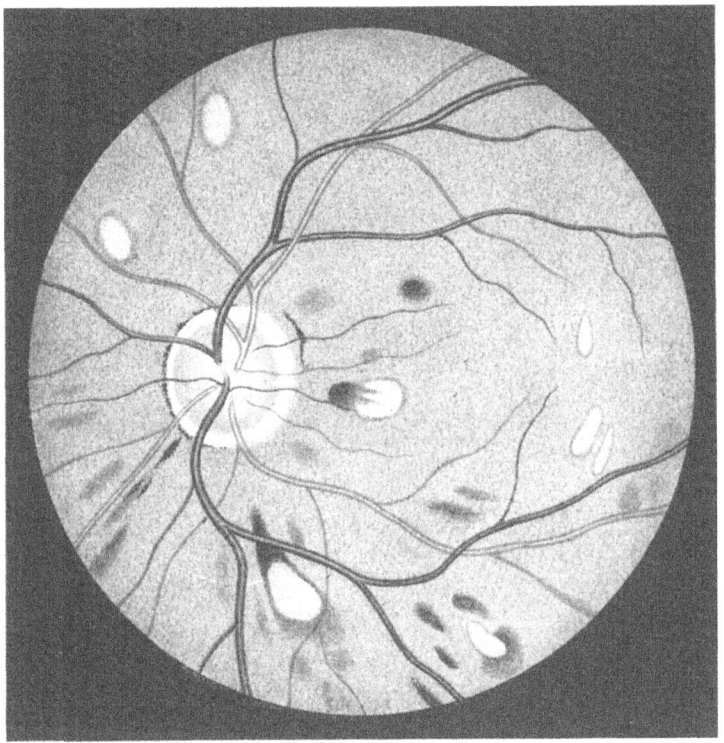

Abb. 127. Retinitis diabetica.

bisweilen recessiv-geschlechtsgebunden; s. S. 218). Der Name Retinitis ist daher falsch. Es handelt sich auch nicht um einen einheitlichen Krankheitsbegriff, obgleich der Typus des Krankheitsbildes unschwer zu umgrenzen ist.

Schon frühzeitig merken die Patienten eine gegenüber Gesunden sehr auffällige Minderwertigkeit ihres Sehorgans beim Eintritt der Dämmerung (Hemeralopie, Nachtblindheit s. S. 22). Sie sind bei herabgesetzter Beleuchtung hilflos wie Blinde. Allmählich sinkt auch bei Tageslicht ihre Sehfunktion. Die zentrale Sehschärfe nimmt mehr und mehr ab, und vor allem verfällt das Gesichtsfeld. Anfangs findet man sichelförmige oder ringförmige Skotome in der intermediären Zone (Abb. 128). Später fallen die peripheren Teile ganz aus, bis

schließlich nur noch ein schmales um den Fixationspunkt herum konzentrisch eingeengtes Areal übrigbleibt. Die Patienten bekommen
daher nur ganz kleine Ausschnitte der Außenwelt auf einmal zu Gesicht, als wenn sie durch ein Schlüsselloch sähen (Röhrengesichtsfeld)
(Abb. 129). Dadurch verlieren sie die Fähigkeit, sich im Raume rasch
zurechtzufinden.

Den Namen hat die Erkrankung von der Ansammlung kleinster
schwarzer Pigmentfiguren in der Netzhautperipherie (Abb. 130), die
mit zarten Ausläufern untereinander verbunden sind, wie die Knochen-
körperchen in den HAVERSschen Kanälen, und oft der Verzweigung
kleiner Netzhautgefäße folgen. Allmählich nimmt diese Pigmentierung
an Dichte und Ausdehnung zu, so daß die so veränderte Zone immer
mehr nach dem Zentrum der Retina zu vorrückt. Eine auffallende
Verengerung der Zentralarterie und -vene sowie eine wachsbleiche

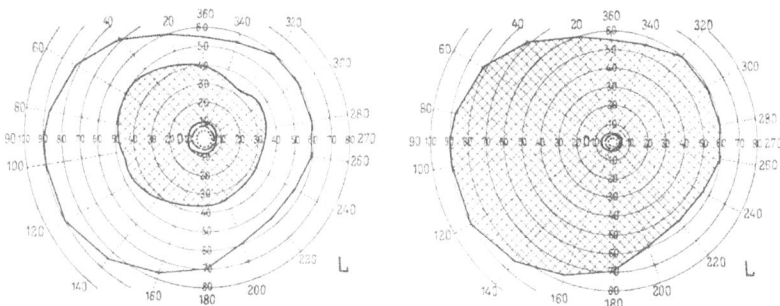

Pigmentdegeneration der Netzhaut.
Abb. 128. Ringskotom.   Abb. 129. Röhrengesichtsfeld.

Verfärbung der Papille ergänzen das Bild des typischen Falles. Doch
kommen mannigfache Abweichungen vor, so hinsichtlich der Ausbreitung des Pigmentes (es gibt z. B. eine *Degeneratio pigmentosa „sine
pigmento")*, einer Mitbeteiligung der Aderhaut mit Sklerose der Gefäße und Atrophie usw.

Das Leiden ist in der Anlage angeboren, häufig verbunden mit
anderen Degenerationszeichen, z. B. Taubstummheit. Nicht selten ist
Blutverwandtschaft der Eltern vorhanden (s. S. 218). Eine Therapie
gibt es nicht. In einem Teil der Fälle geht das Leiden unaufhörlich vor-
wärts, so daß mit den vierziger Jahren Erblindung eintritt, in anderen
wieder hält sich ein Rest der Sehfunktion und des Gesichtsfeldes bis
ins höhere Alter. Die Therapie ist machtlos; symptomatisch kann man
für große Helligkeiten eine graue Schutzbrille verordnen.

Pathologisch-anatomisch handelt es sich um eine in den äußeren
Netzhautschichten einsetzende Degeneration der nervösen Elemente,
vor allem der Stäbchen und Zapfen, aber auch der Bipolaren und schließlich der Ganglienzellen und Nervenfasern. Das zugrunde gegangene
nervöse Material wird durch Glia- und Bindegewebswucherung ersetzt,
wobei das Pigmentepithel mit zerfällt und der frei werdende Farbstoff
in die Salträume der Netzhaut einwandert.

Augenhintergrundsbilder, die denen bei dem vorliegenden Leiden sehr ähnlich sehen, kommen im Gefolge der Lues sowie alter, ganz oder teilweise wieder angelegter Netzhautablösungen vor. Die letzteren lassen sich von der echten Pigmentdegeneration unschwer dadurch unterscheiden, daß die pigmentierten Partien genau den früher abgelösten Netzhautteilen entsprechen, also z. B. sektorenförmig begrenzt

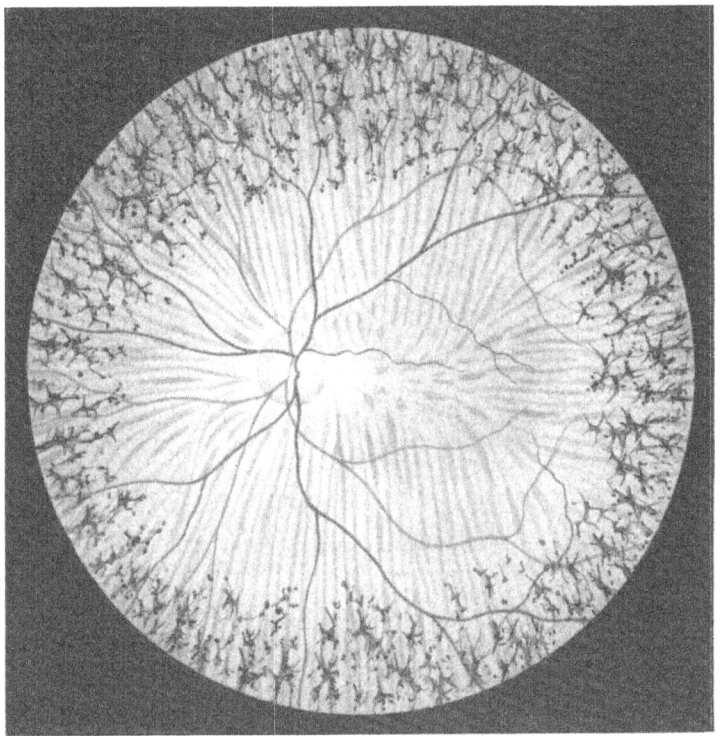

Abb. 130. Pigmentdegeneration der Netzhaut.

sind. Sie weisen dann auch stärker pigmentierte „Wiederanlegungsstreifen" im Randbezirk auf und gelangen, wie die Amotio selbst, vorwiegend einseitig zur Beobachtung, während die Pigmentdegeneration der Netzhaut stets doppelseitig ist.

Bei einem anderen Erbleiden der Netzhaut, der TAY-SACHSschen Form der *familiären amaurotischen Idiotie* ist jederseits die Netzhautmitte von einer weißlichen Trübung umgeben, in deren Zentrum die Fovea als kirschroter Fleck erkennbar ist. Das Leiden führt schnell nach vorherigem Verfall der geistigen Kräfte zur Erblindung und zum Tode des Patienten. In der Retina geht der Prozeß pathologischanatomisch von der Ganglienzellenschicht aus. Allgemein: Degeneration der Ganglienzellen des Gehirns.

Retinitis durch Allgemeinerkrankungen. Bei einer ganzen Reihe von Erkrankungen des Gesamtorganismus kommen Netzhautentzündungen vor. Wir kennen eine *Retinitis nach kongenitaler Lues*, die mannigfache Beziehungen zum Krankheitsbilde der Pigmentdegeneration der Netzhaut hat, ferner eine *Retinitis septica*, die Blutungen und Trübungen der Retina zeitigt, ferner eine *Retinitis leucaemica* mit eigentümlich gelblicher Verfärbung des ganzen Fundus, starker venöser Hyperämie und Hämorrhagien, und noch eine Reihe anderer mehr. Sie sind im allgemeinen außerordentlich selten und haben nur kasuistisches Interesse, wenn sie uns auch die vielfältigen Beziehungen des Sehorgans zu dem Gesamtkörper immer neu vergegenwärtigen.

Die Erkrankungen der Netzhautmitte. Die Stelle des deutlichsten Sehens nimmt physiologisch, anatomisch wie auch klinisch eine Sonderstellung ein. Etwa zwei Papillendurchmesser lateral vom Sehnerveneintritt gelegen, zeichnet sie sich schon bei der Augenspiegeluntersuchung dadurch aus, daß sie frei von Gefäßen erscheint, obwohl die kleineren Netzhautgefäße von allen Seiten auf sie zustreben. In vielen Augen, besonders Jugendlicher, wird die *Area centralis* von einem zarten ringförmigen Reflex umgeben, in dessen Zentrum die Netzhautgrube *(Fovea centralis)* mit dem punktförmigen „Foveolarreflex" erkennbar wird. Benutzt man zum Spiegeln eine starke grüne Lichtquelle, die keine roten Strahlen enthält („rotfreies Licht"), so erscheint die Stelle des deutlichsten Sehens als gelber Fleck *(Macula lutea)*. Die Fovea centralis enthält in einer Ausdehnung von etwa 0,44 mm (1,5°) einen „stäbchenfreien Bezirk" der Netzhaut und in der eigentlichen Sehgrube sogar nur die Photoreceptoren, während die übrigen Netzhautschichten seitlich verlagert sind.

Dieser Teil der Netzhaut, der allein höchste Sehschärfe besitzt, ist nun auch sehr leicht verletzlich. Bei der *hochgradigen Myopie* z. B. kommt es durch Dehnung der Netzhautmitte und der darunter liegenden Aderhaut zu atrophischen Veränderungen, die die zentrale Sehschärfe und somit die Lesefähigkeit erheblich beeinträchtigen können: Sprünge in der Glaslamelle der Aderhaut, Rarefikation oder völliger Schwund der Aderhaut, aber auch maculare Blutungen und Pigmentverschiebungen (FUCHSscher Fleck, vgl. S. 32) stellen den sichtbaren Ausdruck dieser zentralen Netzhautschädigung dar: *myopisches Macularleiden*. Die Anwendung von Kurzwellenbestrahlungen wird oft wohltuend empfunden. Eine eigentliche Heilung ist natürlich nicht möglich.

Bei Einwirkung stumpfer Gewalt auf den Bulbus findet sich nicht selten als Contrecoup-Wirkung eine Quetschung der Maculagegend; anfangs bemerkt man hier vielleicht nur eine grauweiße Trübung (BERLINsche *Trübung*), manchmal aber auch zarte Netzhautblutungen. Die Sehschärfe ist herabgesetzt, oft besteht ein zentrales Skotom. In der Folge entwickeln sich dann in der Regel verschiedenartig umgrenzte Aufhellungen, Pigmentverschiebungen und eventuell sogar richtige Lochbildungen: *traumatisches Macularleiden*. Ganz ähnliche

Veränderungen der Maculagegend können entstehen, wenn jemand ohne genügenden Lichtschutz in die Sonne starrt, z. B. *bei Sonnenfinsternis*.

Hier und da beobachtet man — und zwar in den verschiedensten Lebensaltern — ohne erkennbare Ursache eine doppelseitige Abnahme des zentralen Visus mit Zentralskotom. Die objektiv sichtbaren Netzhautveränderungen können im Anfang sehr geringfügig sein. Später sind kleine bienenwabenartige oder auch landkartenförmig begrenzte Aufhellungen in der Macula lutea, manchmal mit pigmentierten Rändern, erkennbar. Obwohl hier die Netzhautmitte schwer geschädigt und die Lesefähigkeit oft endgültig zerstört ist, bleibt der übrige Augenhintergrund dauernd gesund und das periphere Gesichtsfeld und die Orientierung intakt. Männliche und weibliche Personen können von dem Leiden betroffen werden. Da oft ein familiäres Auftreten nachweisbar ist, sprechen wir von einer *Heredodegeneration der Macula lutea*, und zwar je nach dem Lebensalter bei Beginn der Erkrankung von juveniler, viriler oder seniler Heredodegeneration. Der Vererbungsgang ist, mindestens in vielen Fällen, dominant, die Behandlung, z. B. Kurzwellenbestrahlung, machtlos.

Als *scheibenförmige Maculadegeneration* kennen wir eine oft nur einseitige Veränderung, bei der sich im Laufe der Jahre eine immer auffallender werdende weißliche scheibenartige, etwas prominente Narbenbildung in der Netzhautmitte entwickelt. Oft sieht man gleichzeitig in der Nachbarschaft girlandenähnliche, aus punktförmigen, weißlichen Herdchen zusammengesetzte Einlagerungen der Netzhaut, die den eigentlichen Fundus umkreisen *(Retinitis circinata)*. Die Ursache ist unbekannt. Die Behandlung, z. B. Jodpräparate oder Wärmeanwendung, vermag das Leiden nicht aufzuhalten.

Als seltenere Erkrankung der Netzhautmitte kommt ohne vorheriges Trauma ein grauliches, zentral gelegenes Netzhautödem vor, das mit Abnahme des Visus verknüpft ist, mehrere Wochen bestehen kann und endlich verschwindet oder auch in eine zarte Netzhautaderhautnarbe übergeht, die dann von den Veränderungen bei der Heredodegeneration nur schwer zu unterscheiden ist: *Retinitis centralis serosa*.

Endlich seien hier noch zwei eigenartige kongenitale Störungen der Netzhautmitte erwähnt, die eigentlich eine umfangreichere Systemerkrankung darstellen: der *Albinismus* und die *angeborene totale Farbenblindheit* (s. S. 218 und 19).

Netzhautablösung (Amotio retinae). Die Netzhaut ist nur vorn an der Ora serrata, unmittelbar an der Grenze zum Strahlenkörper, und hinten an der Papille mit der Unterlage fest verwachsen. Soweit das Gebiet der Chorioidea reicht, liegt sie nur lose dem Pigmentepithel auf, welches mit der Glaslamelle der Aderhaut fest verwachsen ist. In dieser normalen Lage hält sie einesteils der Druck des Glaskörpers auf ihre Innenfläche, andernteils ein durch capillare Attraktion bedingtes Haften am Pigmentepithel. Druckerniedrigung auf der dem Glaskörper zugewendeten Fläche und Druckerhöhung in dem capillaren Raume zwischen den Neuroepithelien und den Pigmentepithelien können somit die Netzhaut von ihrer Unterlage zur Abhebung bringen. Demnach liegen zwei Möglichkeiten vor: eine Zugwirkung auf die Innenfläche und eine Druckwirkung auf die Außenfläche der Netzhaut.

Die Retina kann also abgezogen und emporgehoben werden. In beiden Fällen entfernt sie sich von der sie ernährenden Aderhaut. Damit hängt eine unmittelbare Störung in der Funktion der äußerst empfindlichen und schnell der Degeneration anheimfallenden Sinnesepithelien zusammen.

Schwere Sehstörungen sind somit unausbleiblich. Sie sind um so ernster, als die Netzhaut die Neigung hat, bei einer einmal in die Wege geleiteten Ablösung ganz und gar sich von der Unterlage zu trennen. Es droht daher die Gefahr der Erblindung.

In einer Reihe von Fällen, die man *sekundäre Formen* der Netzhautablösung nennt, ist das Zustandekommen der Trennung der Retina von ihrem Pigmentepithel leicht verständlich. So beobachten wir z. B. nach durchdringenden Verletzungen der Augenwandung vielfach das Auftreten von Exsudationen im Glaskörperraum, die sich an die Netzhaut anheften und bei der später einsetzenden Schrumpfung sie mechanisch von ihrer Unterlage abziehen. Auch bei starken Glaskörperverlusten und dem damit verbundenen Nachlassen des Glaskörperdrucks auf die Innenfläche der Retina kommen ähnliche Bedingungen in Betracht. Andererseits kann der an sich capillare Raum zwischen der Netzhautaußenfläche und dem Pigmentepithel dadurch erweitert werden, daß Ausschwitzungen oder Blutungen aus der Aderhaut sich in ihn ergießen oder Aderhautgeschwülste in ihn hineinwuchern. Die hiermit zusammenhängende ebenfalls mechanische Abdrängung der Retina von der Aderhaut löst wiederum den Symptomenkomplex der Ablösung aus.

In der Mehrzahl der Fälle fahnden wir jedoch vergebens auf dergleichen offenkundige Ursachen; denn die sog. *idiopathische Amotio retinae* beruht auf mikroskopisch feinen Veränderungen in ihrer Substanz selbst, gleichzeitig auch in Vorgängen innerhalb der Glaskörperstruktur. Schon längst war bekannt, daß vor allem das hochgradig kurzsichtige Auge von dem Eintritt einer Netzhautablösung bedroht ist; doch konnte der Schleier von ihrem Zustandekommen erst gelüftet werden, als man inne wurde, daß dann stets eine Rißbildung in der Retina den Prozeß einleitet. Sie wird durch *cystoide Degenerationen* und *cystische Hohlräume* vorbereitet, welche sich in dem Gewebe der Netzhaut in vielen kurzsichtigen, aber auch in alternden Augen, ja selbst bei Jugendlichen bisweilen (juvenile cystoide Degeneration), einstellen, während eine zweite Disposition zur Ablösung darin besteht, daß der Glaskörper seine gallertige Beschaffenheit einbüßt und unter Zerreißen seines zarten Stützgewebes verflüssigt wird. Es bedarf dann nur einer Gelegenheitsursache, um aus einer verdünnten Stelle der Netzhaut ein die ganze Dicke der Membran durchsetzendes Loch werden zu lassen, durch das nun der wäßrige Inhalt des Glaskörperraumes den Weg unter die Retina findet und sie von hinten her emporhebt.

So finden wir fast bei jeder serösen Amotio ein oder mehrere
Löcher. Was *die Form der Löcher* anlangt, so unterscheiden wir zunächst
solche mit einem nach innen gekehrten Deckelchen. Diese Löcher sehen
im Spiegelbild oft hufeisenförmig aus *(Hufeisenriß, Deckelriß)*. Bei
ausgedehnteren cystoiden Degenerationen kommen auch multiple
kettenförmig angeordnete Risse vor *(Rißkettenamotio)*. Dann gibt es
Fälle, wo die Netzhaut an der Ora serrata abgerissen ist *(Orarisse)*,

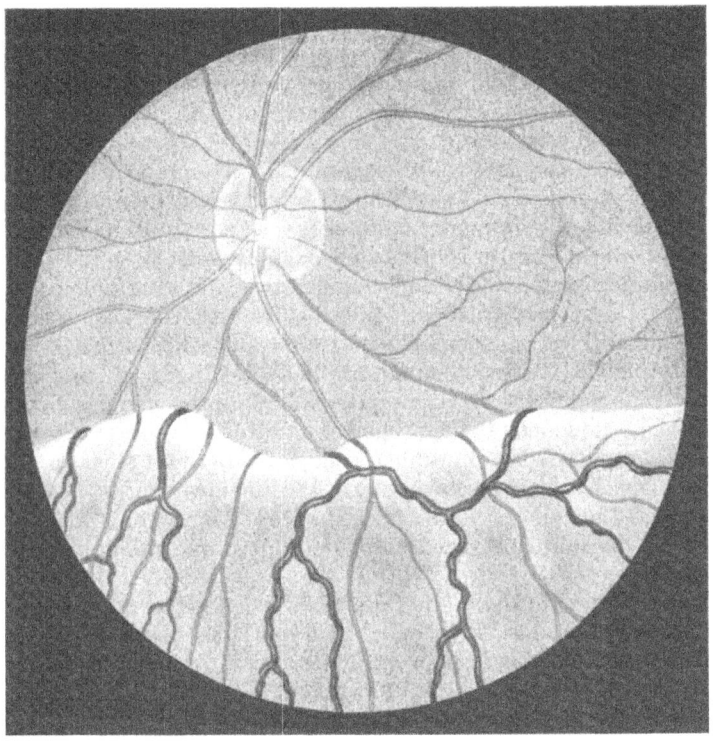

Abb. 131. Frische Netzhautablösung.

z. B. nach Kontusionen. Und endlich kann sich, z. B. bei Dehnungs-
erscheinungen im Rahmen einer Myopia maligna, im Bereiche der
Stelle des deutlichsten Sehens ein kleines, wie ausgestanztes Loch
aus bilden *(Maculaloch)*. Die Lochbildung in der Netzhaut ist jedenfalls
sowohl für die Pathogenese wie für die Therapie der Amotio von entscheidender Bedeutung. Nach den Löchern muß deshalb in jedem Falle
sorgfältigst gesucht werden.

Die Beschaffenheit der Netzhaut spielt natürlich eine wichtige Rolle
bei der Entscheidung der Frage nach der Abhängigkeit einer Netzhautablösung von einer traumatischen Einwirkung. Wenn ein Schlag das
Auge trifft und heftig erschüttert, dann ist ein Zusammenhang zwischen
beiden Ereignissen wohl stets anzunehmen. Hingegen liegen die Ver-

hältnisse viel schwieriger, sobald nur eine allgemeine Körpererschütte-
rung oder eine übermäßige Kraftanstrengung mit Blutandrang zum
Kopf geltend gemacht werden. Hier hat die augenärztliche Erfahrung
unter sorgsamer Abwägung aller Nebenumstände das letzte Wort zu
sprechen. Das Trauma spielt dabei in der Regel keine Rolle oder
höchstens die eines auslösenden Momentes („Verschlimmerung eines
bestehenden Leidens").

Die Patienten bemerken den Eintritt der Erkrankung an einer Beschattung des Gesichtsfeldes, z. B. von unten her (Abb. 132), wenn die
Ablösung sich zuerst in der oberen Hälfte der Netzhaut einstellt. Aber
auch wenn sie anfänglich oben beginnt, senkt sich die hinter der Ablösung befindliche Flüssigkeit der Schwere folgend gern nach abwärts,
womit die Ablösung von oben
nach unten gelangt. Gleichzeitig werden die Kranken von
subjektiven Lichtempfindungen
(durch Netzhautreizung), Flimmern, Funkensehen und Ver-
zerrtsehen der Außenwelt (Meta-
morphopsie) geplagt, weil das
auf der Netzhaut entstehende
Blid auf eine faltige Fläche fällt,
die sich außerdem bei Augenbewegungen in ihrer Oberflächen-
gestaltung fortwährend ändert.
Die Größe der Gesichtsfeld-
beschränkung stellen wir am

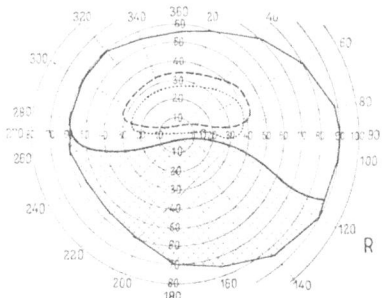

Abb. 132. Gesichtsfeldausfall unten bei Amotio
retinae in dem oberen Quadrantus. Man beachte
die besonders starke Einengung der Blau-
Gelbgrenze (— — —) im Bereich der Amotio.

besten fest, wenn wir bei der Gesichtsfeldaufnahme das Zimmer leicht
verdunkeln; dann reicht das verminderte Licht nicht mehr zur Erregung der abgelösten Netzhautpartie aus.

Auch die zentrale Sehschärfe sinkt gemeinhin schon frühzeitig,
da die Ablösung sich mit ihren äußersten Ausläufern gern bis zur
Maculagegend erstreckt und Glaskörpertrübungen die Netzhaut beschatten.

Mit dem Augenspiegel ist eine *frische Netzhautablösung* (Abb. 131)
oft zunächst nur an dem Verlaufe der Gefäße kenntlich; denn im Anfang behält die Netzhaut trotz der Trennung von der Unterlage noch ihre
Durchsichtigkeit, weil die subretinale Flüssigkeit, die in dem Raum hinter
der Ablösung sich sammelt, zunächst noch eine gewisse Ernährung der
äußeren Netzhautschichten gewährleistet. Wie jedes zerfallende nervöse
Gewebe aber schließlich durch Glia ersetzt werden muß, so auch bei den
nervösen Elementen der Netzhaut. Das führt zu einem allmählichen
Verlust der Durchsichtigkeit. Infolgedessen sieht eine Amotio im frischen
Stadium ganz anders aus als im späteren. Anfänglich fällt nur auf,
daß die Netzhautgefäße eigentümlich zackig und wellig verlaufen.
Noch vermögen wir die Falten, die diese Veränderungen bedingen,
nicht zu sehen; aber schon bemerkt man an den Gefäßen, daß sie dem
Hintergrund nicht mehr glatt aufliegen. Sie erscheinen streckenweise

von dunkler Farbe, weil sie von dem von der roten Aderhaut zurück-
kehrenden roten Lichte von rückwärts beleuchtet werden, gleichwie der
gegen den Himmel gesehene fallende Schnee dunkel aussieht. Später
treten erkennbare Falten auf und endlich (Abb. 133) heben sich mit der
Ersetzung des nervösen Gewebes durch Stützsubstanz die Falten als
weißliche Kuppen, ihre Zwischenräume als grauweiße Schatten ab. Die
Netzhaut läßt kein Licht mehr durch, sondern reflektiert es nun selbst

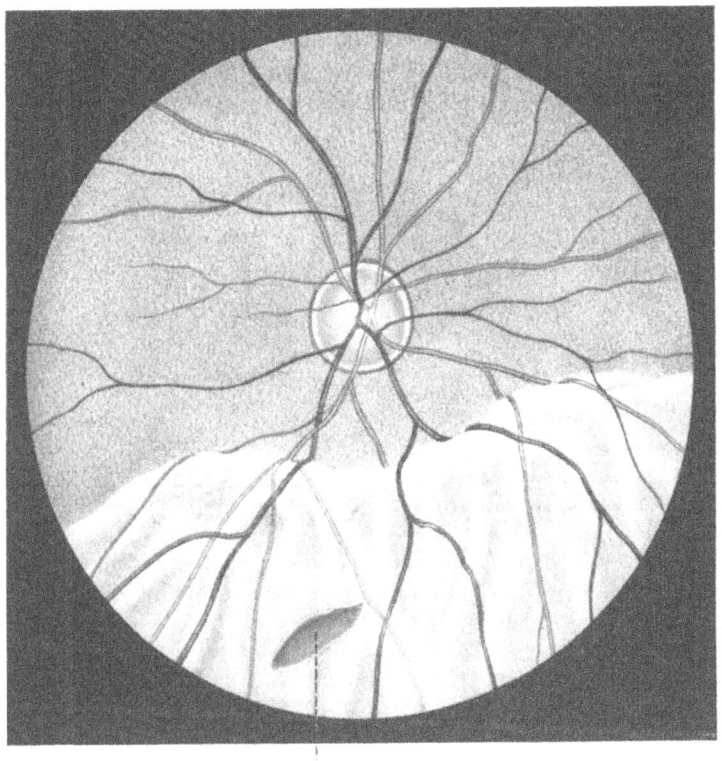

Lochbildung

Abb. 133. Alte Netzhautablösung mit Lochbildung in der abgelösten Partie.

und leuchtet als eine weißliche in Berg und Tal gefältelte Membran
auf. Deswegen heben sich die Gefäße nun von der hellen Unterlage sehr
deutlich als rote gewellte Linien ab.

Außer den im Gewebe der Netzhaut sich abspielenden und zeitlich
bedingten Vorgängen beeinflußt selbstverständlich auch die Beschaffenheit der hinter der abgelösten Partie befindlichen Massen ihr Aussehen
im Augenspiegelbild. Ein glasklarer flüssiger Erguß wird anders durchschimmern als eine Schicht geronnenen Blutes, welche eine dunkle
Unterlage bildet. Noch anders gestaltet sich das Bild bei Vorhandensein einer *Geschwulst der Aderhaut*. Hier gewinnt man sogleich den Eindruck, daß eine starre, an einzelnen Stellen marmoriert erscheinende

Substanz die Retina prall emporhebt (s. Abb. 134). In solchen Fällen vermißt man auch die sonst nachweisbare und vorzüglich die idiopathische Netzhautablösung auszeichnende Herabsetzung des intraokularen Druckes, welche mit der Verflüssigung des Glaskörpers zusammenhängt.

Als wichtigste Ursachen der Netzhautablösung sind folgende zu nennen: *Cystoide Degenerationen der Netzhaut* (bei Myopia maligna, im

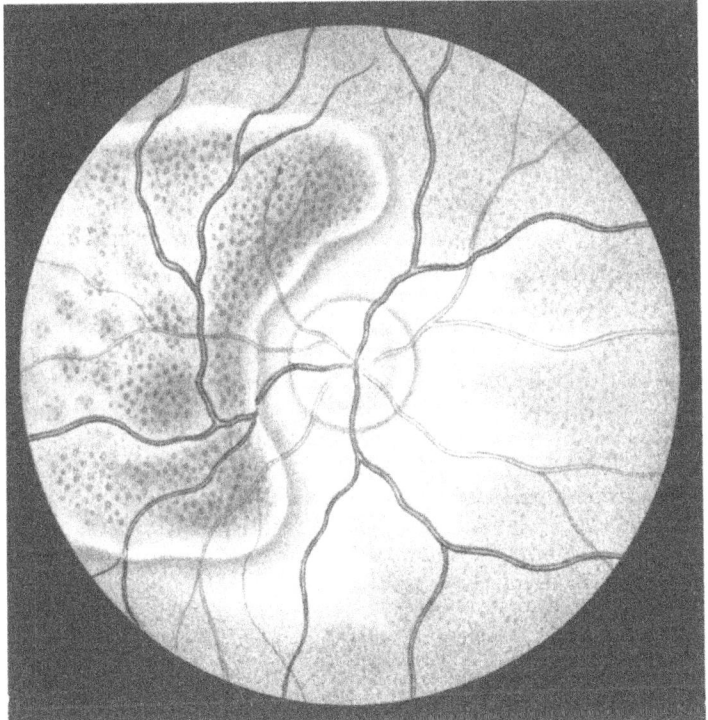

Abb. 104. Netzhautablösung durch ein Melanosarkom der Aderhaut.

senilen Auge, in der juvenil entarteten Netzhaut), *Destruktionen des Glaskörpers. Traumen. Ausschwitzungen* (z. B. bei Chorioiditis exsudativa) oder *Blutungen* unter der Netzhaut. *Tumoren.*

Die Behandlung richtet sich nach der Verschiedenheit der Ursachen. Ausschwitzungen und Blutungen unter die Netzhaut sucht man durch Anwendung von Wärme zur Aufsaugung zu bringen, unter Umständen auch durch eine Punktion zu verkleinern. Sobald ein Tumor festgestellt ist, sind wir zur Enucleation gezwungen. Handelt es sich aber um eine idiopathische Ablösung, so richtet sich unser ganzes Bestreben darauf, zunächst die Rißbildung durch genauestes und wiederholtes Absuchen des Augenhintergrundes ausfindig zu machen. Gelingt der Nachweis, dann setzt die operative Therapie ein, welche den Zweck verfolgt, mittels Elektrokoagulation, Elektrolyse, Glühhitze (nach Gonin) usw. das Loch zu schließen und das weitere Absickern der Glaskörperflüssigkeit hinter die Retina unmöglich zu machen. Die Erfolge dieser Methoden sind selbst bei der hochgradigen Kurzsichtigkeit außerordentlich segensreich.

Eine konservative Behandlung der idiopathischen Netzhautablösung ist heute nur noch in den seltensten Fällen erlaubt bzw. angezeigt. Wer die operativen Methoden nicht beherrscht, darf Netzhautablösungen nicht behandeln, sondern muß den Patienten *ohne Zeitverlust* zum Operateur schicken. Abwarten würde ein Kunstfehler sein.

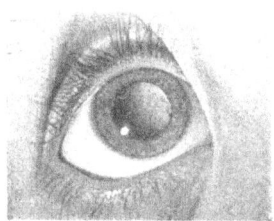

Abb. 135. Glioma retinae, das den Glaskörper bereits vollständig ausgefüllt hat. Man sieht die weißen gefäßhaltigen Tumormassen durch die Pupille. Amaurotisches Katzenauge.

Von der Netzhautablösung zu unterscheiden ist die Ablösung der Aderhaut *(Amotio chorioideae)*. Diese tritt gar nicht selten nach druckentlastenden Operationen, z. B. Staroperationen oder Trepanationen gegen Glaukom auf. Man beobachtet dann eine Abflachung der vorderen Kammer und unter Umständen mit dem Augenspiegel in der äußersten Peripherie des Fundus eine dunkle, aber diaskleral durchleuchtbare Vorbuckelung der Netzhaut-Aderhaut, meist von scharf begrenzter Ausdehnung. Die Prognose ist im allgemeinen günstig, denn schon nach wenigen Tagen pflegen sich Aderhaut und Netzhaut von selbst ohne Funktionsausfall vollständig wieder anzulegen.

Eine besondere Bedeutung haben unter der Retina zur Entwicklung gelangende *Cysticerken*. Die oft recht schwierige Entbindung der Parasiten durch Einschnitt in Sklera und Aderhaut wird nur selten durch Wiederkehr einer nennenswerten Funktion belohnt; denn die mit den Cysticerken verknüpften Schwarten verhindern meist eine Wiederanlegung der Sinnesepithelien der Netzhaut an die ernährende Aderhaut.

Die Geschwülste der Netzhaut. Die gemeinhin in Betracht kommende Geschwulstform der Retina ist das sehr bösartige *Gliom* (auch *Neuroepitheliom* oder besser *Neuroblastom* genannt). Die vielfach hereditär bedingte Erkrankung (s. S. 219) beruht wahrscheinlich auf durch Mutation veränderten Zellen der Retina und tritt in den ersten sechs Lebensjahren in die Erscheinung; nur selten noch nach dem 7. Lebensjahr. Man erblickt dann eine Ablösung, hinter oder auf welcher träubchenähnliche, meist weißliche Knoten oder Auswüchse sitzen. Es gibt Gliome, die von der Netzhaut aus nach außen zu in den subretinalen Raum wuchern. Dann bleibt auf der Innenfläche das Zentralgefäßsystem der Netzhaut sichtbar, sog. *Glioma exophytum* (Abb. 137). Andere brechen sogleich in den Glaskörperraum ein: *Glioma endophytum*. Schreitet das Gliom dann fort. so findet man bald hinter der Linse gelblich-weiße Massen, die den ganzen Glaskörperraum oder Teile desselben ausfüllen. Der wachsende Tumor läßt schließlich die Netzhaut in eine unregelmäßig gestaltete Masse aufgehen. In solchen Fällen sieht man dann meistens schon bei

der gewöhnlichen Inspektion im Tageslicht statt der schwarzen Pupille
einen eigentümlichen grünlichen oder gelblichen Schein aus dem erblindeten Auge hervordringen. Wir sprechen von *amaurotischem Katzenauge* (Abb. 135). In solchen Fällen
ist eine Verwechslung mit Glas-
körperexsudaten möglich, die infolge
metastatischer Prozesse im Uvealtractus zustande kommen können.
Die Entscheidung ist oft nicht leicht.
Derartige Glaskörperexsudate, die
ein Gliom vortäuschen, bezeichnet
man auch als *Pseudogliome*. Solche
sind in der Regel aber durchleucht-
bar, wenn man eine helle Lichtquelle
außen auf die Sklera aufsetzt und

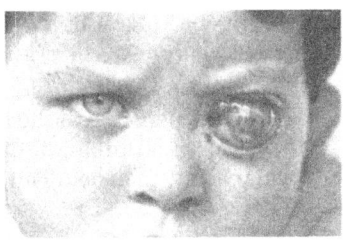

Abb. 136. Glioma retinae, das den linken
Bulbus bereits stark aufgetrieben und
medial oben die Sklera durchwuchert hat.

beobachtet, ob die Pupille Licht austreten läßt. Kommt es trotzdem
vor, daß man nach Enucleation ein Pseudogliom vorfindet, so ist der

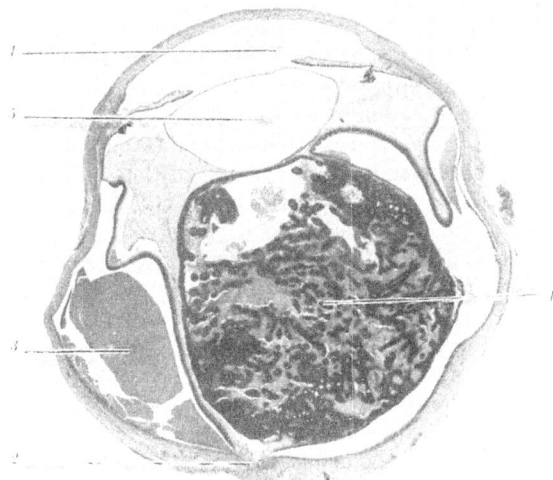

Abb. 137. Glioma retinae exophytum mit totaler Amotio retinae. *1* Der Tumor mit den schlauch-
artigen Wucherungen und zwischengelagerten Nekrosen, von der Retina nach außen zu gewachsen. *2* Papilla nervi optici. *3* Subretinales Exsudat. *4* Vordere Kammer. *5* Linse (im
Präparat ausgefallen).

Schaden nicht sehr groß; denn Augen mit Pseudogliom sind stets blind
und pflegen mit der Zeit zu schrumpfen, so daß sie früher oder später
doch der Enucleation anheimfallen.

Die Gliome sind außerordentlich schnell wachsende Tumoren, vor
allem dann, wenn sie die Bulbushüllen durchbrochen haben und frei
in die Augenhöhle hineinwuchern.

Als Behandlung des Glioms kommt deshalb nur die sofortige
Enucleation in Frage (Abb. 136). Unbehandelt wachsen sie fast immer
in die Schädelkapsel ein. Auch können bösartige Metastasen auftreten.
Die Patienten sterben fast immer eines oft schmerzhaften Todes.

Doppelseitiges Auftreten wird häufig beobachtet. Wenn man sich in solchen Fällen nicht dazu verstehen kann, beide Augen zu enukleieren, ist dies begreiflich. Fälle, die nach Röntgenbestrahlungen Besserungen zeigten, sind beschrieben. Trotzdem ist die Strahlentherapie nur bei doppelseitigem Auftreten erlaubt, und selbst in diesen Fällen wird man mindestens das schwerer erkrankte Auge entfernen.

Äußerst seltene Gebilde sind die nicht ausschließlich an die Kinderjahre gebundenen cystischen *Hämangiome* (*Angiomatosis retinae*; v. HIPPELsche Erkrankung), die auf angeborener Grundlage entstehen und vielfach mit gleichen Tumoren des Gehirns vergesellschaftet sind (s. S. 219).

Die Erkrankungen des Sehnerven.

Normale Anatomie. Der N. opticus ist eigentlich eine Gehirnbahn, wie die Netzhaut ein vorgeschobener Gehirnteil ist. Das zeigt sich daran, daß er von den drei Gehirnhäuten umgeben und vom Liquor cerebrospinalis umspült ist. Es ist deshalb eine ungenaue Vorstellung, wenn man gemeinhin den Sehnerven erst dort beginnen läßt, wo seine Fasern sich zur Sehnervenpapille vereinigen; denn die Sehnervenfasern haben ihre zugehörigen Zellen in den Ganglienzellen der Netzhaut. Das 3. Neuron der Sehleitung erstreckt sich von den Ganglienzellen der Netzhaut durch den Sehnerven und Tractus opticus bis ins Gehirn, wo es in den primären Opticusganglien endigt, die in dem Corpus geniculatum laterale zu suchen sind. Ein besonders wichtiger Zug von Nervenfasern ist jener, der von den Sinneszellen der Netzhautmitte seinen Ausgang nimmt. Es ist das *papillo-maculare Bündel*. Von der Macula aus zieht es zunächst nach nasal zur Papilla nervi optici, wo es den temporalen Quadranten desselben einnimmt. Hinter der Lamina cribrosa wendet es sich allmählich den inneren Teilen des N. opticus zu und liegt etwa 15 mm hinter dem Bulbus ziemlich genau in der Achse des Sehnerven. Es wird deshalb auch als axiales Bündel bezeichnet. Die Kenntnis des Faserverlaufs der 3. Neurone der Sehleitung verschafft uns einen besseren Einblick in die Pathologie des Sehnerven; denn wir werden ohne weiteres verstehen, daß ein die inneren Netzhautschichten zerstörendes Leiden die Sehnervenfasern genau so angreift wie eine intrakranielle Erkrankung. Daraus ergibt sich ohne weiteres, daß es *aufsteigende und absteigende Sehnervenerkrankungen* geben muß. Zu diesen gesellen sich noch die Läsionen des Opticus selbst.

Auf einem Querschnitt durch den Sehnerven hinter dem Auge sehen wir außen die Hüllen: *Dura mater* mit dem subduralen Raum, die Arachnoidea und *Pia mater*. Von der Pialhülle aus dringt ein Netzwerk von Bindegewebe ins Innere des Sehnerven ein. Mit ihm verlaufen die ernährenden Blutgefäße. In dem Maschenwerk der Bindegewebssepten verlaufen die zu Bündeln zusammengefaßten *Nervenfasern* mit den sie begleitenden *Gliafasern*. Die Nervenfasern weisen hinter der Papille Markscheiden auf. Im Augeninneren sind diese normalerweise nicht

mehr vorhanden. Im Inneren des Sehnerven verlaufen aber von der
Papille aus eine Strecke weit (etwa 10—15 mm) auch die A. und V. centralis retinae.

Ophthalmoskopisch sehen wir vom Sehnerven nur die Papille, den
„blinden Fleck" des Augenhintergrundes. Wir erblicken die Sehnervenscheibe scharf umgrenzt, umgeben von dem roten Fundus, nicht deswegen, weil die Fasern sich mit scharfer Linie gegen die Netzhaut
absetzten (im Gegenteil ist der Übergang zu der Nervenfaserschicht
der Netzhaut natürlich ein ganz kontinuierlicher!), sondern weil die
normalen Fasern durchsichtig sind und wir deshalb das für den Durchtritt des Nerven in der Aderhaut ausgesparte scharflinig begrenzte Loch
deutlich erkennen können. Hat die Papille „verwaschene Grenzen",
dann hat die Durchsichtigkeit der Nervenfasern gelitten, und die Begrenzung der Aderhaut schimmert nur noch undeutlich oder gar nicht
mehr durch. Außer der Beschaffenheit der sog. Papillengrenzen be-
anspruchen noch die Farbe des Gewebes und der Füllungszustand der
Gefäße unsere Aufmerksamkeit. Eine normale Papille sieht bei Gas-
oder nicht zu weißem elektrischem Licht gelblichrot aus. Den gelblichen
Ton liefert die Gesamtmasse der Nervenfasern, den rötlichen ein feines
die Papille durchziehendes Netz capillarer Gefäße. Tritt Atrophie des
Nerven ein, dann wird der Farbton infolge Schwindens der Fasern und
Capillaren weiß, bei Entzündungen hingegen beobachten wir eine
Rötung infolge von Gefäßerweiterung. Die größeren auf der Sehnervenscheibe frei werdenden Äste der Zentralarterie und -vene liegen klar
auf der Oberfläche der Nervenfaserbündel. Bei entzündlichen Prozessen
schwellen die Venen an, während die Arterien schmäler werden. Die
Venen verlaufen dann auch leicht geschlängelt. In der Mitte der Papille,
manchmal nach der temporalen Seite zu verschoben, liegt die „physiologische Exkavation" (s. Abb. 188 u. 189). Sie kommt dadurch zustande, daß von der Papillenmitte aus die Nervenfasern trichterförmig
auseinanderweichen. Unter Umständen tritt hier auch ein schmaler
Bezirk der Siebplatte *(Lamina cribrosa)* als weißer, grau getüpfelter
Fleck zutage.

Die Neuritis nervi optici. Entzündliche Vorgänge im Sehnerven
können sich ophthalmoskopisch durch zweierlei Symptome kundtun; bei
Lokalisation am peripheren Ende durch das Bild der sog. Neuritis
nervi optici und bei Befallensein einer mehr proximal gelegenen Stelle
des Nerven durch den Ausfall der unterbrochenen Nervenfasern, der
sich im Spiegelbilde erst mit der Zeit durch partielle oder totale
weiße Verfärbung der Papille nachweisen läßt.

Die entzündliche Veränderung der Papille *(Papillitis)* äußert sich
vorzüglich in einer Verwaschenheit ihrer Grenzen, Trübung und Rötung
des Gewebes (Abb. 138), Stauung und Verbreiterung der Venen. Die
Arterien sind oft etwas verengt. In schweren Fällen können Blutungen
aus den Venen und weiße im Gebiete der Papille und ihrer Nachbarschaft
gelegene fettige Degenerationsherde der zerfallenden Nervensubstanz
hinzutreten. Geht der Prozeß nicht bald zurück, so fängt das Stützgewebe an, das zugrunde gegangene nervöse Material durch Wucherung

zu ersetzen. Allmählich veröden unter fortschreitendem Schwinden der
Nervenfasern die feinen Capillaren der Papille, und damit geht ein
Abblassen der ganzen Sehnervenscheibe, oft bis zu einem kreidigen
Weiß, Hand in Hand. Der Zustand der Neuritis nervi optici weicht
damit dem Krankheitsbilde der *neuritischen Atrophie.* Einer sol-
chen Papille sehen wir noch nach Jahren an, daß sie durch eine in

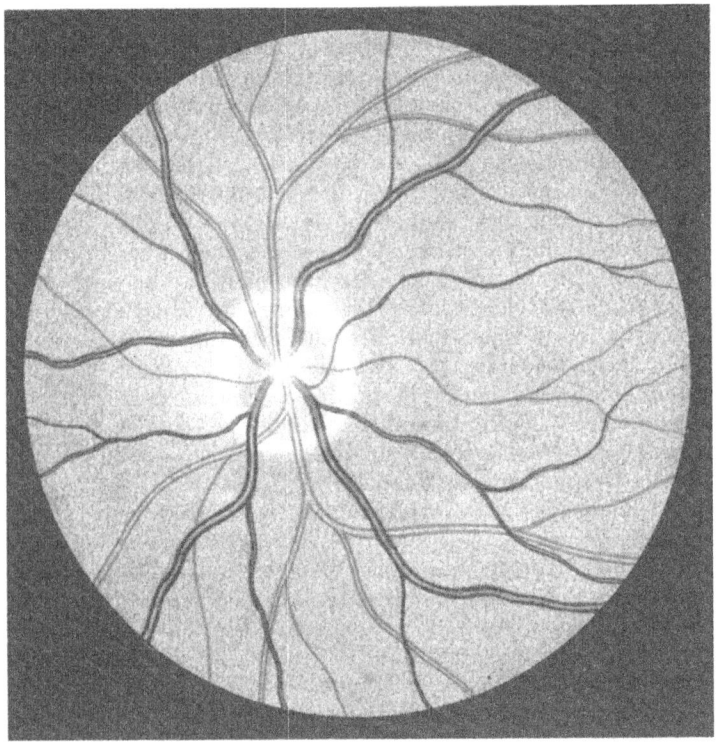

Abb. 138. Neuritis nervi optici. (Papillengrenzen unscharf. Venen gestaut.)

ihr selbst zustande gekommene Entzündung zur Atrophie gebracht
worden ist; denn sie behält trotz ihres weißen Aussehens die trübe,
undurchsichtige Beschaffenheit, die unscharfe Begrenzung, die Stauung
der Venen und die Verengerung der Arterien. Insonderheit ist die
Siebplatte, die bei nicht mit Entzündung verbundenem einfachem
Sehnervenfaserschwund deutlich sichtbar wird, nicht oder nur undeutlich; denn die darüber gelagerte Masse des gewucherten Stützgewebes
deckt sie zu.

Die Funktionsstörung ist ganz verschieden. Sie ist durch den Um-
stand bestimmt, wie viele Nervenfaserbündel durch die Entzündung zum
Entarten gebracht werden, und zu welchen Stellen der Netzhaut die
betreffenden Bündel gehören. Sind die Maculafasern beteiligt, dann
empfindet der Patient eine entsprechend schwere Herabsetzung der

zentralen Sehschärfe. Bei Befallensein der die Peripherie der Netzhaut versorgenden Nervenfasern machen sich dagegen sektorenförmige Einsprünge oder konzentrische Einschränkungen des Gesichtsfeldes geltend. Und zwar leidet bei beginnender Atrophie zuerst das Gesichtsfeld für Rot und Grün, bzw. wenn, wie das oft geschieht, das Grün weniger gesättigt gewählt wurde, zuerst für Grün, später für Rot, Blau und Weiß.

Differentialdiagnostisch muß die Papillitis vor allem von der Stauungspapille getrennt werden (vgl. darüber S. 155ff.).

Die Ursachen der Neuritis nervi optici sind ganz verschieden. Bei sehr vielen *Infektionskrankheiten* werden entzündliche Erscheinungen am Sehnervenkopf beobachtet. Bei Lues und Tuberkulose finden sich die Herde oft im Nerven selbst oder in seinen Scheiden. Desgleichen kann eine absteigende, in dem Zwischenscheidenraum weiterkriechende *Meningitis* das Leiden hervorrufen. Die Erkrankung kann aber auch durch ein *Netzhautleiden* bedingt sein. So sehen wir bei schwerer, die Netzhaut in Mitleidenschaft ziehender Chorioiditis manchmal gleichzeitig eine Entzündung des Sehnervenkopfes. Auch die Retinitis angiospastica pflegt mit Papillenveränderungen verbunden zu sein. Ferner beobachtet man Reizung der Papille nach *intraokularen Verletzungen*, die mit Infektionen kompliziert sind, wenn auch hier die Trübung des Glaskörpers die Möglichkeit der Augenspiegeluntersuchung erschweren oder gar verhindern kann. Bei der sympathischen Ophthalmie ist die Beachtung einer Papillitis, sei es des ersten oder auch des zweiten Auges, von oft entscheidender Bedeutung. Endlich können auch *Erkrankungen der Orbita* eine Neuritis nervi optici auslösen, wenn der entzündliche Prozeß auf die Sehnervenscheiden übergreift.

Wir haben daher die Aufgabe, die Ursache der Neuritis in jedem Falle aufzudecken und unsere Behandlung danach einzurichten. Eine direkte Beeinflussung des Leidens durch lokale Therapie ist schwer; Kurzwellenbestrahlung wird empfohlen. Sehr wichtig ist die Behandlung des ursächlichen Leidens.

Die Neuritis retrobulbaris. Die im Sehnerven zum Gehirn ziehenden Nervenfasern sind in ihrer Funktion und Wertigkeit insofern verschieden, als die von der Macula lutea ausgehenden Fasern als Vermittler des zentralen Sehens höhere Leistungen zu tragen haben und deswegen auch an die Ernährung die größten Anforderungen stellen. Die Tatsache, daß jeder Zapfen des Sinnesepithels der Macula mit einer eigenen Nervenfaser seinen Reiz zum Gehirn leitet, während die Sehzellen der Netzhautperipherie in größerer Zahl an eine Faser gekoppelt sind, bringt es außerdem mit sich, daß das „papillomaculare Bündel" ungefähr die Hälfte aller Nervenfasern umfaßt. Über seinen Verlauf wurde bereits berichtet (S. 148). Auf der Sehnervenscheibe selbst nimmt es fast die ganze temporale Hälfte ein. Daher führt die Atrophie dieses Bündels zur „temporalen Abblassung der Papille". Nach dem Durchtritt des Nerven durch die Siebplatte liegt das Bündel im temporalen Sektor des Querschnittes, senkt sich aber bald in den zentralen Abschnitt des Nerven ein, so daß es wenige Millimeter hinter der

Siebplatte schon den axialen Bezirk des Nerven einnimmt. Auch im knöchernen Kanal liegt das Bündel ziemlich genau in der Mitte, von den peripheren Fasern rings umschlossen. Nach der Halbkreuzung im Chiasma finden wir die Fasern im Tractus wieder in zentraler Lage. Es ist nun eine Erfahrungstatsache, deren letzte Erklärung noch nicht völlig gegeben werden kann, daß bei Schädlichkeiten, die den Nerven in seinem Verlaufe vom Bulbus bis zum Chiasma treffen, *das papillomaculare Bündel vor allem gefährdet ist.* Daraus ergibt sich eine typische Störung im Gesichtsfeld derart, daß seine Mitte von einem dunklen Fleck eingenommen wird. Wir nennen diese Erscheinung *zentrales Skotom.* In leichten Fällen ist das Skotom ein *relatives*; d. h. im Bereiche der Gesichtsfeldmitte verliert die zur Untersuchung benutzte Marke nur ihre Helligkeit. Weiß erscheint etwas grautrübe, die Farben

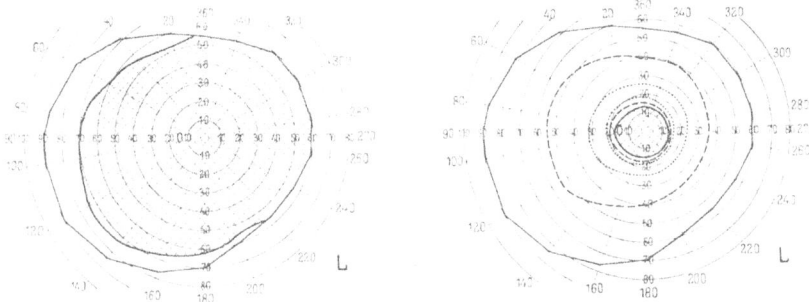

Abb. 139 und 140. Gesichtsfeldausfälle bei retrobulbärer Neuritis. Links: temporales Restgesichtsfeld bei akuter retrobulbärer Neuritis; rechts: absolutes Zentralskotom für Weiß und alle Farben.

blasser, z. B. Rot blaß graurot usw. Auch zeigt sich bei den zentralen Skotomen wiederum, daß die Farbenempfindung eher leidet als die Weißempfindung, und daß unter den Farben Grün am leichtesten angegriffen wird, später die Rotempfindung und dann erst die Blauempfindung. Wird in der Mitte des Gesichtsfeldes eine Farbe oder Weiß überhaupt nicht mehr erkannt, dann spricht man von einem *absoluten zentralen Skotom* für Grün oder Weiß usw. (Abb. 140). Die Ausdehnung des Skotoms ist ganz verschieden. In chronischen Fällen pflegt es im Gesichtsfeld ein liegendes Oval in der Ausdehnung von 20—30° Durchmesser zu bilden. Bei akuten Erkrankungen und besonders schweren Fällen kann das Skotom so groß sein, daß es nur noch die äußerste Peripherie des Gesichtsfeldes frei läßt (Abb. 139), ja, es kann auch völlige Erblindung Platz greifen. Dann sehen wir aber bei eventuellem Rückgang des Leidens die Funktion auch zuerst von der Netzhautperipherie aus wieder eintreten, so daß allmählich das zentrale Skotom deutlich wird. Wenn der Patient den Ausfall in dem Gesichtsfelde als dunklen Schatten spontan empfindet, spricht man von einem „positiven" Skotom, dagegen von einem „negativen" dann, wenn die Lücke erst bei der Aufnahme des Gesichtsfeldes mittels des Perimeters zum Bewußtsein gebracht wird.

Wir unterscheiden *akute und chronische Erkrankungsformen. Die akute retrobulbäre Neuritis,* die z. B. für die multiple Sklerose typisch ist, kann ein- oder doppelseitig auftreten. Sie setzt meist mit einem rapiden Verfall der Sehschärfe ein, indem gleichzeitig dumpfe Schmerzen in der Stirn, manchmal auch bei Bewegungen des Auges in der Tiefe der Augenhöhle empfunden werden. Drückt man bei geschlossenen Lidern den Augapfel sanft in die Orbita zurück, dann werden heftige Schmerzen hinter dem Auge geäußert. In anderen Fällen wiederum fehlt jede Empfindlichkeit. Das Sinken der Sehschärfe kann sich in kurzer Zeit bis zum Eintritt völliger Blindheit steigern, wobei die Pupille auch bei einseitiger Erkrankung sich maximal erweitern und starr sein kann. Sonst ist äußerlich und *mit dem Augenspiegel nichts Krankhaftes an dem Auge sichtbar.* Kommt es nur zu hochgradiger Schwachsichtigkeit, dann pflegt im Gesichtsfelde das zentrale Skotom nachweisbar zu sein. Auch in schweren Fällen bleibt jedoch die Sehstörung nur selten in voller Ausdehnung bestehen; nach Verlauf einiger Zeit pflegt eine Erholung einzutreten,

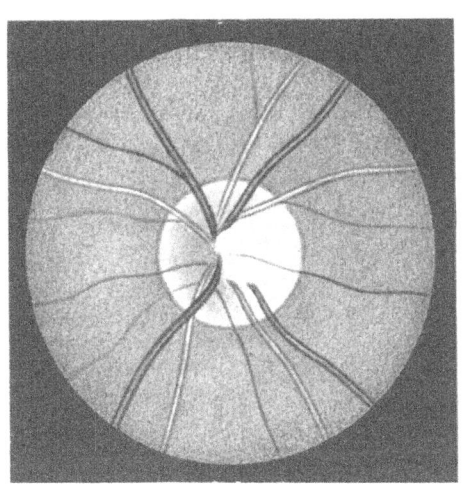

Abb. 141. Temporale Abblassung der Papille infolge retrobulbärer Neuritis bei multipler Sklerose. (Nach KÖLLNER.)

die selbst trotz vorhanden gewesener Amaurose bis zur Herstellung der vollen Sehschärfe führen kann, wie es überhaupt das Kennzeichen fast aller Formen der retrobulbären Neuritis ist, daß sie weitgehend rückbildungsfähig sind.

Erst nach einigen Wochen prägt sich bei langerem Anhalten des Leidens *die charakteristische Abblassung der temporalen Papillenhälfte* aus (Abb. 141), deren Diagnose Übung in der Beurteilung des Augenhintergrundbildes voraussetzt; denn manche Papille, deren Nervenfasertrichter sich nach der temporalen Seite zu öffnet, erscheint temporal blasser als nasal und ist trotzdem frei von Erkrankung. Die Grenzen der Papille können in den schwereren Fällen unscharf, die umgebende Netzhaut trübe werden.

Die chronische (meist doppelseitig auftretende) Form, wie wir sie vor allem bei Tabakrauchern finden (Abb. 142), beginnt schleichend und entwickelt sich allmählich. Sie führt wohl zu Schwachsichtigkeit und zentralem Skotom, aber nicht zu so großen Skotomen, daß Erblindung erreicht wird. Bei der chronischen Neuritis retrobulbaris ist die temporale Abblassung der Papille immer ausgesprochen.

Die *Ursachen* der retrobulbären Neuritis sind mannigfaltig. Zunächst ist darauf hinzuweisen, daß eine akute einseitige oder doppelseitige retrobulbäre Neuritis ein *Frühsymptom der multiplen Sklerose* sein kann. Und zwar sind Fälle beobachtet, in denen die Sehnervenerkrankung bis zu 14 Jahren dem Manifestwerden der anderen Zeichen vorauseilte. Namentlich die flüchtig verlaufenden Fälle von retrobulbärer Neuritis sind immer verdächtig auf multiple Sklerose, wenn es sich um jugendliche Individuen handelt. Andere akute retrobulbäre Sehnervenerkrankungen wollte man früher auf rheumatische Schädlichkeiten zurückführen; indessen ist dies ein Irrtum, wenn auch Erkältungen auf dem Umwege über eine *katarrhalische oder eiterige Affektion der Schleimhaut der pneumatischen Nasennebenhöhlen, insonderheit der Siebbeinzellen und der Keilbeinhöhle* eine solche Neuritis auslösen können. Es hat sich nämlich herausgestellt, daß die Siebbeinzellen und die Keilbeinhöhle vielfach unmittelbar an den knöchernen Kanal des Opticus angrenzen und von ihm nur durch papierdünne Knochenplättchen getrennt sind, die noch dazu mitunter Defekte aufweisen. So ist es leicht verständlich, daß entzündliche Veränderungen an der Schleimhaut der Nebenhöhlen auf den Sehnerven übergreifen können. Sowohl bei multipler Sklerose auch bei Nebenhöhlenerkrankung kann die Erkrankung ein- und doppelseitig, mit und ohne Schmerzhaftigkeit auftreten.

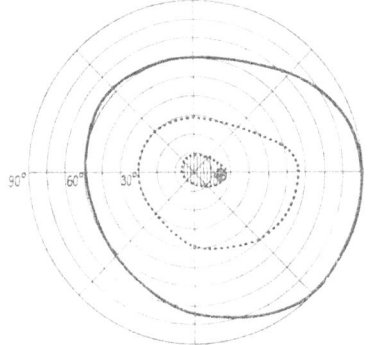

Abb. 142. Zentrales Skotom im Gesichtsfeld des rechten Auges bei Alkohol-Tabak-Amblyopie. (Der Ausfall ist schraffiert. Der schwarze Punkt ist der blinde Fleck.) (Nach H. RÖNNE.)

Auch die *Myelitis* vermag eine akute retrobulbäre Neuritis auszulösen.

Ferner kommen als Ursache *Vergiftungen* in Frage. Manche Gifte, wie vor allem *Methylalkohol*, sind in dieser Hinsicht für das Sehorgan ungemein gefährlich. Sie führen binnen wenigen Tagen zu unter Umständen irreparabler Erblindung. Ähnlich verhalten sich die *Toxine bei septischen Prozessen* anderer Körperteile, ohne daß es sich dabei um wirkliche Metastasen der Eiterung handelt. *Filix mas, Blei* und andere Gifte können in gleicher Weise wirken. Auch *Diabetes* sowie *Unterernährung*, z. B. bei zu lange fortgesetztem Stillen, bringen ähnliche Bilder zustande. In ganz seltenen Fällen sind *tuberkulöse* oder *luische Prozesse* im Nerven an der Sehstörung schuld.

Unter den *chronischen Formen* der Neuritis retrobulbaris nimmt die „*Intoxikationsamblyopie*" durch den Genuß von *Nicotin* (besonders von schlecht fermentiertem Tabak) und *Äthylalkohol* eine besondere Stellung ein. Nie sind bei dieser Form Schmerzen vorhanden. Sie entsteht sehr langsam und zunächst unbemerkt, führt dann zu einem

stets doppelseitigen zentralen Skotom von mäßiger Ausdehnung.
Häufig ist der Ausfall nur „relativ". Dennoch sind die Sehstörungen
erheblich, zumal die Lesefähigkeit stark beeinträchtigt zu sein pflegt
und Besserung nur in den Anfangsstadien zu erwarten ist.

Die ähnlich verlaufende „familiäre Opticusatrophie" (sog. LEBERsche
Form) gehört zu den vererbbaren Augenleiden (s. S. 219).

So ist die Erscheinungsweise wie die Ursache der retrobulbären
Neuritis ungemein mannigfaltig.

Unsere Behandlung muß darauf Rücksicht nehmen. Untersuchung
des Nervensystems, der Nebenhöhlen, genaue Nachforschung betreffs
etwaiger Intoxikationsmöglichkeiten usw. sind nötig. Bei multipler
Sklerose ist eine Behandlung des Grundleidens möglichst anzustreben.
Liegen Erkrankungen der Nebenhöhlen vor, so ist die Mithilfe des Nasen-
facharztes notwendig. Bei Intoxikationen ist strengste Enthaltsamkeit
von den schädlichen Stoffen unerläßlich. Örtlich verordnet man gern
Wärme und Kurzwellen; als Allgemeinbehandlung zur Anregung des
Stoffwechsels usw. verwenden wir Schwitzbäder und Jod.

Die Methylalkoholvergiftung ist einer erfolgreichen Therapie zugänglich,
wenn der Körper *sofort* ausgiebig alkalisiert wird, am besten durch intravenöse
Infusionen von Natrium-r-Lactat. Gleichzeitig soll Natriumbicarbonat per os
(eventuell Magenschlauch) verabreicht werden, z. B. 4 g alle 15 Min. (insgesamt
12—100 g in 24 Stunden). Bestimmung der Alkalireserve im Blut ist aber
notwendig.

Die Stauungspapille. Die Stauungspapille ist in mancher Hinsicht
zwar dem Bilde der Neuritis nervi optici ähnlich, ihrer ganzen Bedeutung
und Entwicklung nach jedoch von dieser grundverschieden. Die Ursachen der Stauungspapille nämlich sind *raumbeengende Prozesse im
Schädelinneren*, die eine erhöhte Produktion von Liquor oder eine Verdrängung des Liquor cerebrospinalis veranlassen. Die Stauungspapille
kommt dadurch zustande, daß der aus dem Schädelbinnenraum ver-
drängte oder vermehrte Liquor cerebrospinalis eine Erhöhung des Flüssig-
keitsdrucks in dem Zwischenscheidenraum des Sehnerven herbeiführt.
Dadurch gelangt ein Ödem des peripheren Endes des Opticus, also der
Papille, zur Entwicklung. Dieser Zustand wird auch dadurch begünstigt,
daß innerhalb der Nervenfaserbündel ein Saftstrom normalerweise
gehirnwärts fließt, der gestaut wird. Pathologisch-anatomisch findet
man vor allem das lockere, die Zentralgefäße umhüllende Bindegewebe,
das eine Fortsetzung der weichen Hirnhäute darstellt, mit Flüssigkeit
angefüllt. Es sind entwicklungsgeschichtlich Einstülpungen der weichen
Hirnhaut, die die Gefäße kanalartig umhüllen und dem Liquor den
Weg in die Papille bahnen. Im Vordergrunde steht also das *Ödem
des Sehnervenkopfes*; eine *Entzündung der Papille fehlt*, wenigstens in den
ersten Stadien der Erkrankung. Sie kann später unter gleichzeitiger
Proliferation des Stützgewebes hinzutreten, wenn die Ödem bildende,
im Gewebe liegende Flüssigkeit sich zersetzt und damit reizt.

Mit der Neuritis nervi optici hat die Stauungspapille (Abb. 143) die
Unschärfe der Grenzen, die hochgradige venöse Hyperämie und die
Trübung des Gewebes, später auch das Hinzutreten von Blutungen
und fettigen Entartungsherden auf und neben der Sehnervenscheibe

gemeinsam. Was sie aber von der Neuritis trennt, ist die charakteristische *Vortreibung der Papille in den Glaskörper* und ihre *starke Ver-*
breiterung auf Kosten der umgebenden Retina. In diesen Zuständen zeigt
sich der Einfluß des das Wesen des ganzen Prozesses bedingenden
Ödems. Man spricht von einer „pilzförmigen Vortreibung" der Papille
in den Glaskörperraum.

Bekanntlich kann man mit dem Augenspiegel im aufrechten Bilde
die Refraktion des Auges bestimmen. Wird die Papille vorgetrieben,

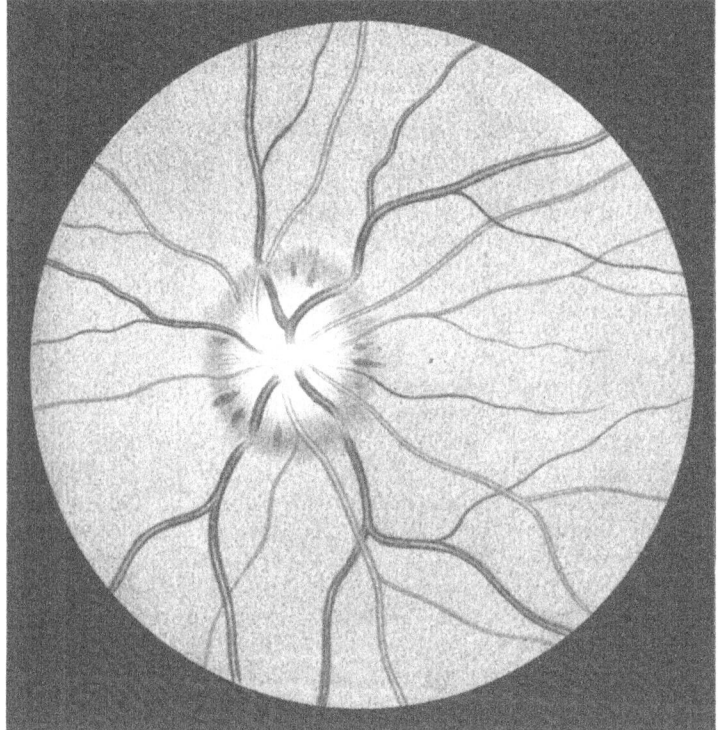

Abb. 143. Stauungspapille.

so ist das Auge an dieser Stelle verkürzt, also hypermetrop. Bei der
Neuritis nervi optici beträgt die Vorwölbung der Papille im allgemeinen
nicht mehr als $1^{1}/_{2}$ bis höchstens 2 D, während die Stauungspapille
meist höhere Werte aufweist. Die Messung der Höhe der Papille
kann dann als differentialdiagnostisches Moment verwertet werden.

Da es sich anfänglich nur um eine Flüssigkeitsdurchtränkung des
Sehnervenkopfes handelt, können selbst bei hochgradig entwickelter
Stauungspapille die zentrale Sehschärfe und das periphere Gesichtsfeld
längere Zeit intakt bleiben. Der blinde Fleck pflegt allerdings vergrößert zu sein. Mit der sekundären Reizung des Gewebes und der
allmählichen druckatrophischen Degeneration der Nervenfasern sinkt

dann aber auch die Sehschärfe, und in dem Maße, in dem sich die bei lang dauernder Stauungspapille unausbleibliche *Atrophie des Sehnerven* ausbildet, schränkt sich auch das Gesichtsfeld ein. Zuerst leidet, wie bei allen Atrophien, die Empfindung von Grün und Rot, dann Blau, zuletzt Weiß. Mit dem Augenspiegel erkennen wir den Eintritt der Atrophie an dem Nachlassen der rötlichen Verfärbung und ihrem Ersatz durch einen mehr und mehr hervorhebenden weißlichen Schimmer, bis endlich die Papille die typische Weißfärbung des atrophischen Stadiums aufweist. Die ophthalmoskopischen Symptome der Atrophie nach Stauungspapille erlauben auch später noch die Diagnose der Entstehung; denn die Papillengrenzen bleiben verbreitert und unscharf, die Schwellung geht infolge starker Wucherung der Stützsubstanz nicht völlig zurück, das Gewebe erlangt die normale Durchsichtigkeit nicht wieder, und deswegen ist die Tüpfelung der Lamina unsichtbar. Die Venen zeigen noch spät Verbreiterung, manchmal auch Einscheidung.

Als *Ursache* kommen in erster Linie *Gehirngeschwülste* in Frage, die vor allem dann eine Stauungspapille erzeugen, wenn sie nahe der freien Gehirnoberfläche liegen. Deswegen machen selbst große Tumoren des Vorderhirns, wenn sie in die Gehirnmasse eingebettet sind, nur selten Stauungspapille, dagegen Tumoren an der Gehirnbasis und im Kleinhirn schon verhältnismäßig früh. Auch *Reizungen der Meningen nach infektiösen Prozessen* des Mittelohrs, nach Meningitis serosa tuberculosa, syphilitica usw. können auf dem Wege übermäßiger Flüssigkeitsproduktion Stauungspapille machen. Die gleiche Rolle spielen Cysticerken in der Schädelkapsel. Wie wir bereits kennengelernt haben, vermag auch eine allgemeine Blutdrucksteigerung auf dem Wege der Erhöhung des intrakraniellen Drucks eine Papillenschwellung hervorzurufen, so daß sich zu dem Bilde der Retinitis albuminurica das der Stauungspapille hinzugesellt (S. 127). In allen diesen Fällen pflegt die Papillenschwellung doppelseitig aufzutreten. *Einseitige Stauungspapille* kommt zustande, wenn ein Prozeß vorhanden ist, der lediglich die eine Seite der Schädelbasis nahe der Orbita in Mitleidenschaft zieht. So können Tumoren in der Umgebung eines Sehnerven oder schwere von den Siebbeinzellen und der Keilbeinhöhle ausgehende entzündliche Schwellungen einseitige Stauungspapille erzeugen. Es muß aber hinzugefügt werden, daß einseitige Stauungspapille für sich noch kein lokalisatorisches Moment darstellt.

Je nach der Natur des zugrunde liegenden Leidens gesellen sich noch andere Symptome hinzu: Kopfschmerzen, Schwindel, Erbrechen, Druckpuls bei raumbeengenden Prozessen in der Schädelkapsel, Gesichtsfeldausfälle und Augenmuskellähmungen bei Sitz der Erkrankung in der Nähe der Sehbahn oder der Kerne und der Bahn des Oculomotorius, Trochlearis, Abducens. Ferner können sich bei einseitigen, in der Orbita selbst lokalisierten Prozessen Vortreibungen und Verdrängungen des Augapfels zugleich mit der Stauungspapille geltend machen.

Die *Behandlung* berücksichtigt einesteils das Grundleiden, muß aber andernteils darauf ausgehen, daß der Zustand der ödematösen

Schwellung des Sehnervenkopfes nicht so lange bestehen bleibt, daß eine Atrophie eintritt. Deswegen müssen wir vom augenärztlichen Standpunkt aus auf eine Druckentlastung der Schädelkapsel in solchen Fällen dringen. Dank der Fortschritte der Hirnchirurgie geschieht diese heute zumeist durch die Exstirpation des Tumors, der Cyste usw.. so daß die früher angewandte Palliativtrepanation des Schädels nur noch selten ausgeführt wird.

Bei gelungener frühzeitiger Entlastung geht die Stauungspapille meist vollkommen zurück, ohne Spuren zu hinterlassen. Sonst richten sich die Folgezustände nach dem Grade, in dem schon eine sekundäre Entzündung oder gar eine Atrophie eingesetzt hatte. Bei luischer Meningitis z. B. sehen wir die Schwellung nach spezifischer Behandlung oft restlos abklingen. Ebenso steht es bei den cerebralen Komplikationen nach Ohroperationen, wenn die Meningitis heilt.

Die Sehnervenatrophie. Was sich an den Hintersträngen des Rückenmarks bei Tabes, an den peripheren Nerven bei Leitungsunterbrechung, bei Verletzungen und bei degenerativen Prozessen nach Systemerkrankungen abspielt und durch besondere Untersuchungsmethoden erst festgestellt werden muß, liegt am Auge klar vor uns: wir erkennen mit dem Augenspiegel das Absterben des Sehnerven; denn *die Papille wird weiß.*

Allerdings dürfen wir dabei eines nicht vergessen. Die Papille kann schließlich kein anderes Licht reflektieren, als welches sie von der Lichtquelle erhält. Infolgedessen muß eine Papille bei rotfreiem Licht z. B. grellweiß erscheinen. Demgemäß ist die Wertung der Papillenfarbe daran gebunden, daß man mit einigermaßen gleichbleibenden Lichtquellen untersucht, damit das Urteil über die Papillenfarbe genügend gesichert ist. Nichts ist schwieriger, als mit unbekannten Lichtquellen spiegeln und ein Urteil abgeben zu müssen, ob eine Papille blaß oder rötlich, also normal ist.

Pathologisch-anatomisch ist das Leiden durch den Zerfall der Sehnervenfasern gekennzeichnet. Wenn keine entzündlichen Prozesse mitspielen, dann wird entsprechend dem Schwinden der Sehnervenfasern auf der Papille die Siebplatte mit ihren feinen Löchern sichtbar. Infolgedessen verliert die Papille mit der Zeit ihre ursprünglich gelbrötliche Farbe, die einen weißlichen Tone Platz macht. Allerdings wird die Farbänderung nur in denjenigen Fällen durch die freiliegende Siebplatte selbst bedingt sein, in denen die Nervensubstanz ohne entzündliche Neubildung von Stützgewebe schwindet. Das ist die Regel bei *einfacher* (genuiner) *Opticusatrophie*, z. B. bei Tabes oder bei Schädelbasisfraktur, wobei der Sehnerv im knöchernen Kanal abgequetscht wird und demzufolge eine absteigende Degeneration ohne alle Entzündungserscheinungen an der Papille Platz greift. Für die Augenspiegeluntersuchung ist die *Papille scharf begrenzt, bläulichweiß und flach.* Die Gefäße sind eng und verlaufen gestreckt über den Papillenrand.

Ganz anders sieht die Papille aus, wenn die *Atrophie im Gefolge von Erkrankungen des Sehnerven oder der Netzhaut* zustande kommt. Dann zeugt das Bild der abblassenden Sehnervenscheibe noch spät von der im Sehnerven selbst dagewesenen Entzündung. Eine Neubildung von Stützsubstanz, wie sie bei Ersatz entzündlich geschwundenen Nervengewebes stets zu finden ist, trübt das Bild; die *Grenzen der Papille bleiben unscharf*, der Einblick auf die Lamina cribrosa ist behindert, und infolgedessen gewährt die Papille in ihrer Gesamtheit das Bild einer *trübweißen*, unscharf begrenzten Scheibe. Dann sprechen wir von einer *neuritischen Atrophie* (s. S. 150), an der noch lange Zeit eine stärkere Füllung der Venen und die Schmalheit der Arterien als Folgezustand der dagewesenen Entzündung auffällt. Ja, wenn sich die *Atrophie nach Stauungspapille* (s. S. 155) einstellt, bleibt sogar eine Verbreiterung und mäßige Vortreibung der Sehnervenscheibe zurück, die uns die Entstehung noch nach Jahren verrät. Wiederum eine andere Form ist die *retinitische Atrophie*, wie sie sich im Gefolge von Pigmentdegeneration der Netzhaut (s. S. 136) entwickelt. Dann sehen wir eine „wachsbleiche" Papille mit verengten Arterien und Venen bei gleichzeitiger Unschärfe der Papillengrenzen.

Mithin ergibt sich, daß wie bei den entzündlichen Veränderungen, so auch bei der Atrophie des Sehnerven die verschiedensten Ursachen vorliegen und die Bilder recht wenig einheitlich sind. Sie haben nur die Entfärbung der Papille als Kennzeichen gemeinsam.

Wie fast alle Augenleiden darf man daher eine Sehnervenatrophie nur im Lichte des Zustandes des Allgemeinorganismus beurteilen. Hier prägt sich das Nervensysten in sichtbarer Form als krank aus, mögen nun die Störungen lokal oder allgemein-organisch bedingt sein.

Auch die am Gesichtsfeld erkennbaren Symptome richten sich nach der Ursache. In der Regel leidet zuerst der Sinn für ungesättigtes Grün. Bei Anwendung physiologischer Farben in die Außengrenze für Grün und Rot wenigstens eingeschränkt. Bald stellt sich auch für Gelb und Blau ein ähnliches Verhalten ein, und schließlich leidet die Grenze für Weiß. Die Einschränkungen zeigen oft den Typus von sektorenförmigen Einsprüngen, die bis nahe an den Fixationspunkt reichen. Indessen ist gerade die Form des Gesichtsfeldes vielgestaltig, je nach der zugrunde liegenden Ursache. Bei Atrophie nach Glaukom (s. S. 205) kommt es vor allem zu Einsprüngen von der Nasenseite her. Bei Pigmentdegeneration der Netzhaut schwindet das periphere Gesichtsfeld konzentrisch. Wiederum bei Schädigung des papillomacularen Bündels fehlt vor allem die Gesichtsfeldmitte (zentrales Skotom!). Und so gibt es unzählige Varianten der Gesichtsfeldstörung in den einzelnen Fällen.

Eine besondere Würdigung verlangt noch die sog. *genuine, durch Entzündungserscheinungen nicht komplizierte Atrophie*, die sich also auf dem Fundus und in der Funktion geltend macht, ohne daß man am Auge vorher etwas Krankhaftes bemerken konnte.

Sie ist durch die weiße, scharf begrenzte, flache Papille und durch die Unversehrtheit der Zentralgefäße gekennzeichnet. Mithin ist sie der Ausdruck einer Leitungsunterbrechung, die mehr zentral ihren Sitz hat. Der absteigende Charakter vieler genuiner Atrophien wird uns nach *Verletzungen des Nerven* klar, wie sie durch Fremdkörperverwundungen der Orbita, durch Schädelbasisfraktur (Abquetschung des Nerven im knöchernen Kanal) zustande kommen. Es bedarf unter diesen Bedingungen eines Zeitraumes von mehreren Wochen, bis die Abblassung der Sehnervenscheibe eintritt, d. h. bis die Degeneration der Nervenfasern im Auge selbst anlangt. Ähnliche Verhältnisse liegen bei Tumoren an der Basis cranii vor. Auch *Lues cerebri* kann zur einfachen Sehnervenatrophie führen.

Die wichtigste Form der genuinen Sehnervenatrophie ist aber die bei *Tabes* oder *progressiver Paralyse*. Wie an den Hintersträngen so prägt sich auch an der Papille eine eigentümlich grau erscheinende Entfärbung aus. Die *Sehschärfe* sinkt allmählich; das *Gesichtsfeld*, das zunächst sektorenförmige Einschränkungen aufweist, verfällt mehr und mehr. Meist finden sich gleichzeitig enge Pupillen mit *reflektorischer Pupillenstarre* (s. S. 103). Die Sehnervenatrophie schreitet fast immer unaufhaltsam fort. Die Prognose ist also schlecht. Viele Fälle erblinden vollständig. Antiluische Kuren können zwar mit Vorsicht versucht werden. Bisweilen hat man aber den Eindruck, daß sie den Verfallsprozeß geradezu beschleunigen.

Eine Behandlung ist natürlich auch bei denjenigen Fällen, in denen es sich um eine Kontinuitätstrennung der Nervenfasern handelt, ausgeschlossen. Sonst richtet sie sich nach den ursächlichen Zeichen. Die üblichen Methoden, den Opticus mit schwachem faradischen oder galvanischen Strom oder mittels Diathermie beeinflussen zu wollen, sind in ihrer Wirksamkeit fragwürdig.

Markhaltige Nervenfasern. Die Nervenfasern verlieren beim Durchtritt durch die Siebplatte ihre Markscheiden und liegen als nackte Fasern auf der Innenfläche der Retina (Abb. 7, S. 8). Ab und zu bleibt aber auch noch in der Netzhaut das Mark eine Strecke weit erhalten, sei es in unmittelbarer Nachbarschaft der Papille (Abb. 144), oder sei es weiter peripher. Dadurch entstehen flammig begrenzte hellweiße Flächen, die teilweise die Äste der Zentralgefäße zudecken. Der Befund hat nur kasuistisches Interesse; man muß ihn aber kennen, damit man nicht etwa eine Krankheit des Fundus diagnostiziert.

Geschwülste des Sehnerven. Die *Opticustumoren* sind selten. Die eigentlichen Tumoren des Sehnerven, die ihren Ausgang vom Gliagewebe nehmen, wachsen meist ziemlich langsam, sie drängen aber durch ihre Lage genau hinter dem Bulbus diesen schon sehr bald nach vorn, ohne seine Beweglichkeit wesentlich zu behindern. Dagegen ist die Sehschärfe frühzeitig stark beeinträchtigt oder gar erloschen. Die Papille erscheint dann atrophisch. In der Regel handelt es sich um *Gliome* (*Oligodendrocytome*, die mit dem „Glioma" retinae gar nichts zu tun haben). Das Wachstum dieser Geschwülste geschieht nur per continuitatem; sie sind also relativ gutartig. Etwas bösartiger sind andere Tumoren, die als *Meningeome* von den Scheiden des Sehnerven ausgehen. Sie zeigen entsprechend ihrer Wachstumsform meist auch eine stärkere seitliche Verdrängung des Auges in der Orbita. Temporäre Resektion der äußeren Orbitalwand nach KRÖNLEIN ermöglicht die Stellung einer exakten Diagnose und unter Umständen

Entfernung der Sehnerven samt Tumor unter Erhaltung des Bulbus (s. auch Erkrankungen der Orbita, S. 186).

Die Erkrankungen der Sehbahn.

Die Erkrankungen der Sehbahn vom Chiasma aufwärts lassen sich selbstverständlich nur aus bestimmten Funktionsausfällen der Leitung

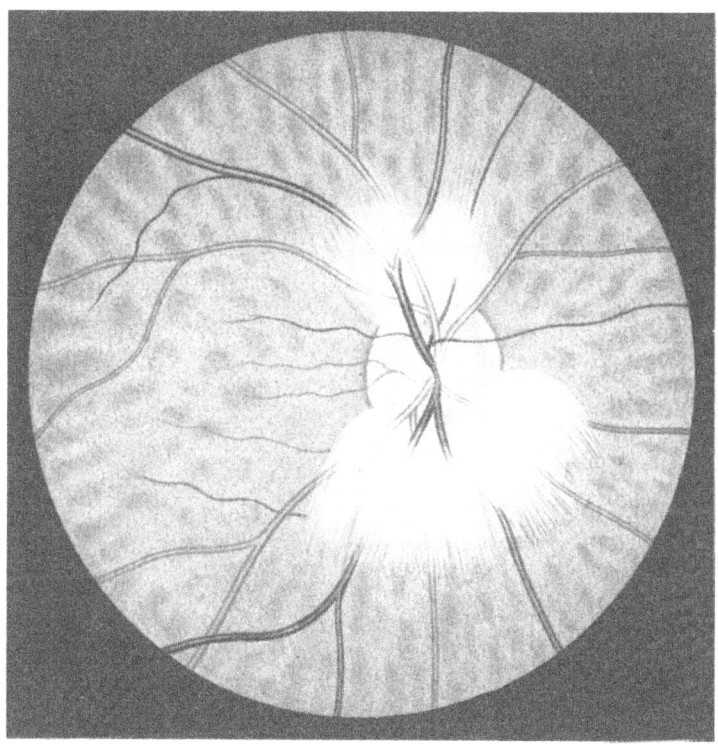

Abb. 144. Markhaltige Nervenfasern.

diagnostizieren. Mit dem Augenspiegel sind die Veränderungen nur selten festzustellen; vorzüglich dann, wenn die Störung innerhalb der intracerebralen Leitungsstrecke liegt, ist das Augenhintergrundsbild ganz normal.

Um die Bedeutung der Funktionsausfälle voll ermessen zu können, bedarf es der Kenntnis des *Verlaufs der Sehbahn*.

Die im Sehnerven das Auge verlassenden Fasern des 3. Neurons der Netzhaut ziehen vom Sehnerven zum *Chiasma nervorum*. Hier findet eine *Halbkreuzung der Nervenfasern* statt, so daß im rechten Tractus opticus diejenigen Fasern zusammengefaßt sind, welche die rechte Netzhauthälfte des rechten und des linken Auges versorgen, und der linke Tractus alle zu den linken Netzhauthälften ziehenden Bahnen

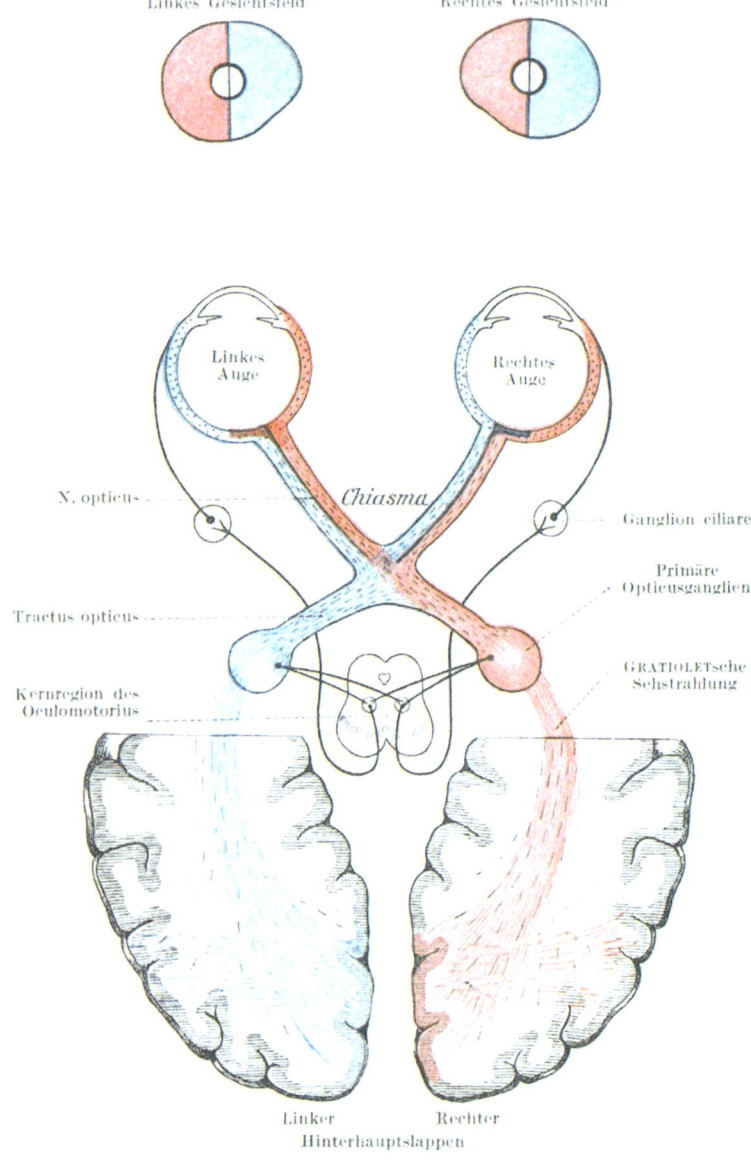

Abb. 145. Die Sehbahn.

enthält und die rechte Gehirnhälfte den beiden rechten, die linke
Gehirnhälfte den beiden linken Netzhauthälften zugeteilt ist. Da aber
die Netzhaut umgekehrte Bilder der Außendinge empfängt, kann man
auch sagen, daß die rechte Gehirnhälfte die linke Gesichtsfeldhälfte ver-
tritt, die linke entsprechend die rechte Gesichtsfeldhälfte beider Augen.

Das 3. Neuron der Sehleitung findet in den primären Opticus-ganglien an der Rückfläche des Gehirnstamms sein Ende. Diese werden von Zellen im äußeren Kniehöcker (Corpus geniculatum laterale), im Pulvinar thalami optici und in den vorderen Vierhügeln gebildet (Abb. 145).

Wichtig ist, daß sich hier diejenigen Nervenfasern von der Sehleitung trennen, die von der Netzhaut aus den Lichtreiz zur Pupille leiten. Die *Pupillenbahn* zweigt hier zu dem Kerngebiet des Oculomotorius an dem Boden des Aquaeductus Sylvii ab und kehrt von hier über die Oculomotoriusfasern und das Ciliarganglion in den Bulbus zurück, wo dann in der Iris die Pupillenmuskulatur eine dem Lichtreiz sofort

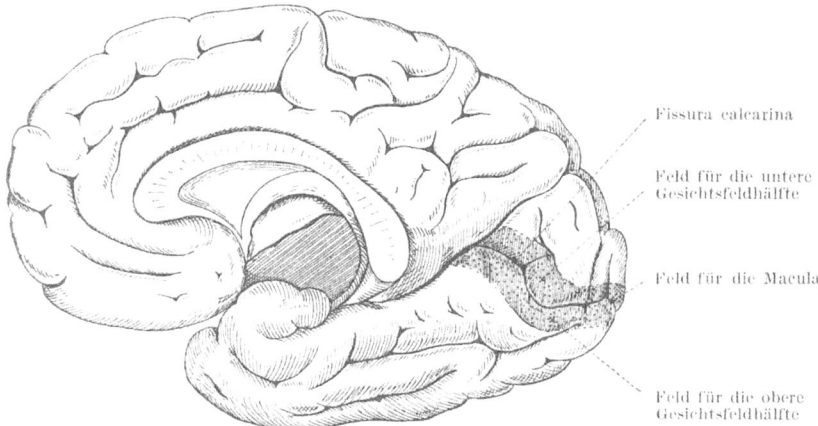

Fissura calcarina

Feld für die untere Gesichtsfeldhälfte

Feld für die Macula

Feld für die obere Gesichtsfeldhälfte

Abb. 146. Das Sehzentrum. Rechte Hemisphäre. Innenfläche.

antwortende Steuerung erfährt, so daß wir mit dem Moment der Änderung der Belichtung eine Änderung der Pupillenweite feststellen.

Die eigentliche *Sehbahn* geht aber weiter nach rückwärts in die GRATIOLETsche Sehstrahlung hinein, welche in die *Rinde des Hinter-hauptlappens* führt. Hier liegt das *Sehzentrum* (Abb. 146). Wir finden es an der der Falx cerebri zugekehrten Innenfläche des Hinterhaupt-lappens, und zwar in unmittelbarer Nachbarschaft der *Fissura calcarina*. Die oberhalb der Fissur liegenden Rindengebiete versorgen die obere Netzhauthälfte; d. h. eine Läsion der Gegend oberhalb der rechten Fissura calcarina würde einen Gesichtsfelddefekt auf beiden Augen nach links unten zur Folge haben. Die Begrenzung der Fissur entspricht also der horizontalen Trennungslinie in beiden Gesichtsfeldern, während die vertikale Trennung der beiden Gesichtsfeldhälften rechts und links durch den Zwischenraum gegeben ist, der zwischen beiden Hinterhaupt-lappen liegt und von der Falx cerebri eingenommen wird. Die Ver-tretung der Macula selbst, also des scharfen zentralen Sehens, hat seinen Ort in der Hirnrinde unmittelbar am hinteren Pol des Hinter-hauptlappens.

Nach diesem Leitungsverlaufe ergeben sich folgende Möglichkeiten eines Funktionsausfalls.

Eine das *Chiasma* mitten durchsetzende Läsion (z. B. ein Tumor der Hypophysis) durchtrennt die sich kreuzenden Nervenbahnen des Opticus und verursacht einen Funktionsausfall der medialen Netz-

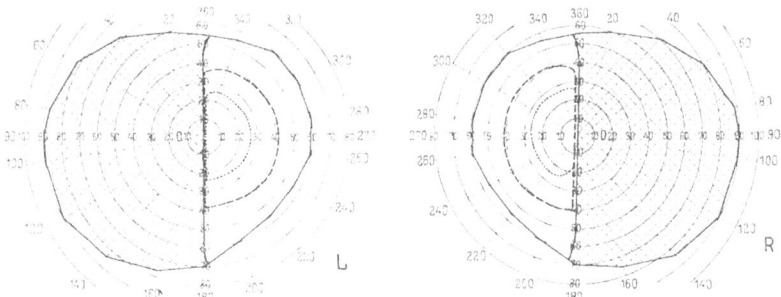

Abb. 147. Bitemporale Hemianopsie bei Hypophysentumor, der das Chiasma nervorum geschädigt hat.

hauthälften, also das Fehlen beider temporalen Gesichtsfeldhälften (heteronyme Hemianopsie). Hingegen bringt eine Zerstörung der Sehbahn im *Tractus* und weiter aufwärts eine Erblindung der beiden rechten oder der beiden linken Netzhauthälften zuwege, je nachdem der rechte

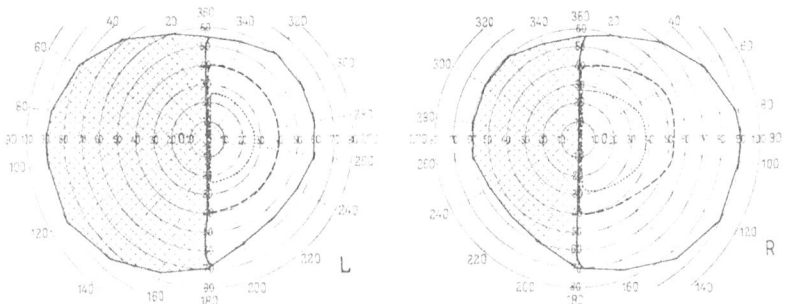

Abb. 148. Linksseitige, homonyme Hemianopsie bei Erkrankung des rechten Tractus opticus. Der Gesichtsfeldausfall geht mitten durch die Stelle des deutlichsten Sehens hindurch (vgl. auch Abb. 149).

oder der linke Strang der Sehbahn befallen ist (homonyme Hemianopsie). Die Läsion kann auf dem Wege vom Chiasma bis zur Occipitalrinde liegen. Indessen haben wir an der oben dargelegten Abzweigung der Pupillenbahn in Höhe der primären Opticusganglien zum Oculomotoriuskern hinüber einen weiteren Anhaltspunkt, um die Lokalisierung der Störung noch mehr zu umgrenzen. Wir untersuchen die Funktion der einzelnen Netzhauthälfte in bezug auf die Weiterleitung des Pupillenreflexes, indem wir unter besonderen Vorsichtsmaßregeln das Licht einer scharf umschriebenen Lichtquelle nur auf eine Netzhauthälfte fällen lassen, und beobachten, ob der Pupillenreflex ausgelöst wird oder nicht. Liegt die Unterbindung der nervösen Leitung auf der

Strecke *vom Chiasma bis zur Gegend der primären Opticusganglien*, dann ist auch die Leitung zum Oculomotoriuskern und von da aus zur Irismuskulatur unterbrochen, d. h. bei Belichtung der nicht sehenden Netzhauthälfte bleibt die Pupille unverändert *(hemianopische Pupillenstarre)*. Sitzt die *Störung* aber weiter *zentral*, dann springt trotz vorhandener Unterbrechung der Leitung des Lichtreizes der Bewegungsimpuls für die Pupille zum Oculomotoriuskern über, und die Pupillarreaktion tritt prompt ein, da der Reflexbogen nicht gestört ist.

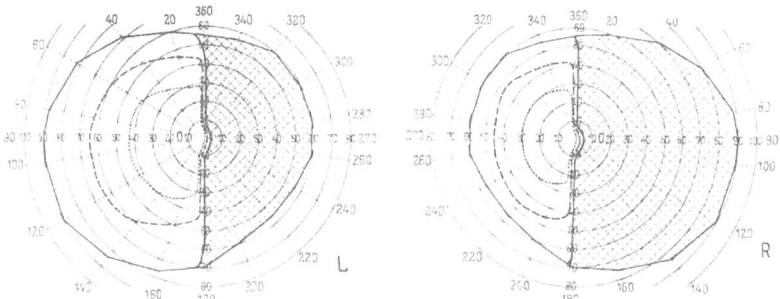

Abb. 149. Rechtsseitige homonyme Hemianopsie bei Verletzung der linken Occipitalhirnrinde. Maculare Aussparung (Unterschied gegenüber der Tractushemianopsie).

Bei den durch krankhafte Prozesse in der *Occipitalhirnrinde* bedingten Hemianopsien pflegt außerdem, im Gegensatz zu den Tractushemianopsien, die dem macularen Sehen entsprechende Stelle des Gesichtsfeldes auch auf der sonst ausgefallenen Gesichtsfeldhälfte jederseits erhalten zu sein, so daß also die gesunde Gesichtsfeldhälfte hier auf die kranke Seite übergreift: *Maculare Aussparung* (Abb. 149).

Die Erkrankungen der Linse.

Entwicklungsgeschichte, normale Anatomie. Struktur und Erkrankungsarten der Linse versteht man nur im Lichte der Entwicklungsgeschichte. Noch im 1. Fœtalmonat stülpt sich von dem Ektoderm aus eine blasenförmige Abschnürung in den Becher der sekundären Augenblase ein (Abb. 150 und 201). Bald trennt sich die Einstülpung von dem Ektoderm vollständig durch Zwischenschieben einer Mesodermschichte (Anlage der Hornhaut). Während der Epithelzellenbelag der vorderen Wandung des so entstandenen Linsensäckchens aus annähernd kubischen Zellen zusammengesetzt bleibt, strecken sich die Zellen der rückwärtigen Wandung und bilden so einen in das Blaseninnere vorspringenden Wulst. Wir haben schon den Typus des Linsenbaues vor uns (Abb. 151): Vorn einschichtiges schmales Epithel, hinten aus Epithelzellen durch Längswachstum entstandene Fasern. Wo die Vorderfläche der Kugel in die Hinterfläche übergeht, am *Äquator*, findet sich auch der allmähliche Übergang der Epithelzellen in die Fasern. Bald umgibt sich das ganze Gebilde durch eine Tätigkeit der Zellen mit einer *Kapsel*, die somit auch rein epithelialer Herkunft ist wie die Linsensubstanz selbst. Beim weiteren Wachstum füllen die Linsenfasern das Innere der ehemaligen Blase völlig aus. Um die zuerst ausgebildeten Fasern legen sich durch Auswachsen neuer Epithelzellen am Äquator immer wieder junge Faserschichten schalenartig herum. Die Linse wächst also nur „per appositionem". Die im Innersten der Fasermassen liegenden alten Fasern werden durch Wasserabgabe mit der Zeit dünner, ihre Konturen schmelzen zu einem „*Linsenkern*" zusammen, und außen legen sich während des ganzen Lebens immer neue Schichten als „*Linsenrinde*" an. So nimmt der Kern langsam an Volumen zu, indem

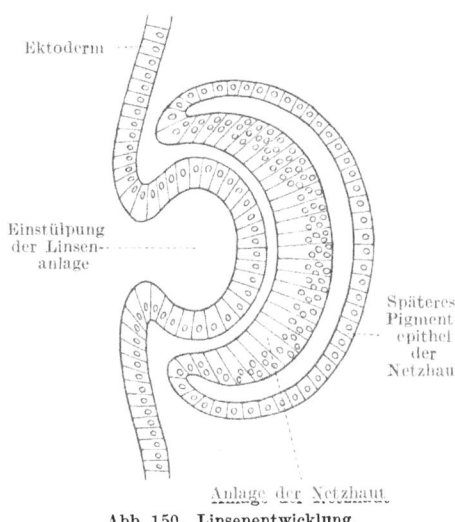

Abb. 150. Linsenentwicklung.

sich auf seine alten Fasern immer neue auflagern und mit ihm verschmelzen. In demselben Maße wird die Rinde immer schmäler, wenn sie auch bis ins Alter hinein durch die am Äquator noch auswachsenden Fasern etwas neues Material hinzugewinnt.

Mit der Vollendung des 3. Jahrzehnts hebt sich der Kern durch seine Härte und Größe schon deutlich von der weichen, klebrigen und elastischen Rinde ab, und im 7. Jahrzehnt ist meist die ganze Linse sklerosiert, d. h. die Linse besteht nunmehr nur noch aus Kernmaterial, die Rinde ist ganz in dem großen Kern aufgegangen.

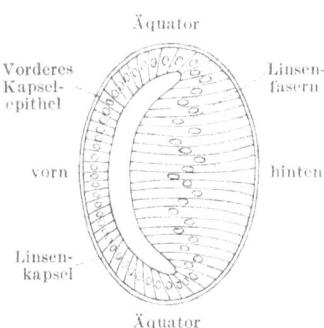

Abb. 151. Wachstum der Linse.

Bildung des Kerns (Nucleus) auf Kosten der Rinde (Cortex) bis zur totalen Linsensklerose sind also physiologische Erscheinungen, auf denen unter anderem die Entwicklung der Alterssichtigkeit (s. S. 40) *beruht.*

Betrachten wir die *ausgebildete* Linse, so sehen wir sie in einem Aufhängeband (Zonula Zinnii) ringsum an den Fortsätzen des Corpus ciliare befestigt (s. auch Abb. 3, S. 2). Die Zonulafasern treten in der Gegend der vorderen Netzhautgrenze (Ora serrata) aus den hintersten Abschnitten des Strahlenkörpers aus, heften sich dann an die Fortsätze an und ziehen von hier aus teils direkt zum Äquator, teils an die vordere, teils an die hintere Linsenkapsel (s. Abb. 3, S. 2 und Abb. 152).

An der alternden Linse selbst unterscheiden wir (Abb. 152): die Vorderfläche mit vorderer Kapsel und dem unmittelbar dahinterliegenden vorderen Kapselepithel; dann folgt die vordere Rindenschicht, dann in der Mitte des Gebildes der Kern, hierauf die hintere Rindenschicht und dann die hintere Kapsel, deren Epithel zu Linsenfasern umgebildet wurde, und die deshalb kein Epithel hat. Die Rückfläche der Linse ist in die tellerförmige Grube des Glaskörpers eingebettet, die Vorderfläche wird vom Kammerwasser umspült und berührt im Umfange des Pupillarrandes die Hinterfläche der Iris, die auf der Linsenkapsel beim Pupillenspiel hin und her gleitet.

Für die *Ernährung der Linse* spielt die Kapsel eine bedeutsame Rolle; denn sie läßt als semipermeable Membran die notwendigen Stoffe auf osmotischem Wege durchtreten. Doch kommt Ernährungsmaterial nur den äußeren Faserschichten zu, während die zentral gelegenen wie die (ebenfalls epithelialer Herkunft entstammenden) Nägel und Haare biologisch absterben und zu einem dem übrigen Körpereiweiß fern stehenden Stoff werden. Wahrscheinlich wird das zum Haushalt des Linsenstoffwechsels nötige Material an gelösten Salzen vom Corpus ciliare abgeschieden und der Linse vom Äquator aus zugeführt.

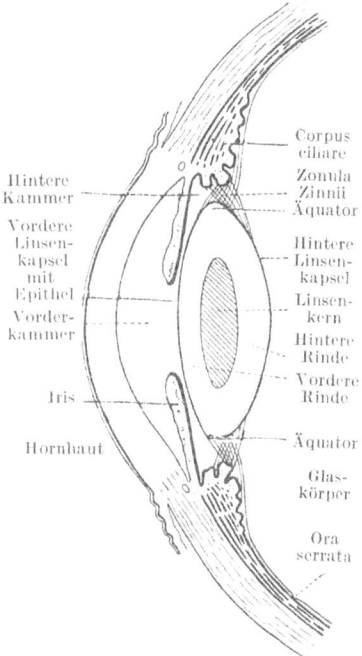

Abb. 152. Schema der Linse im Alter von 50 Jahren.

Pathologische Zustände können sich an der Linse nur durch Trübungen, Änderungen des Aussehens und der Lage, nie durch entzündliche oder gar exsudative Vorgänge äußern, weil die Voraussetzung eines Blut- oder Lymphgefäßsystems hier völlig fehlt. Da die Linse auch keine Nerven hat, kommen Schmerzen nur dann vor, wenn andere Teile des Augeninnern in Mitleidenschaft gezogen werden.

Linsentrübung (Katarakt). Das normalerweise transparente Linseneiweiß kann unter krankhaften Verhältnissen undurchsichtig werden, und zwar entweder schon in der Entwicklungszeit von vornherein getrübt ausgebildet sein *(kongenitale, stationäre Katarakt)* oder im Laufe des Lebens infolge von Schädlichkeiten seine ursprünglich vorhanden gewesene Durchsichtigkeit verlieren *(erworbene, progressive Katarakt)*.

Das Wort Katarakt (man sagt: *die* Katarakt) ist dem Griechischen entnommen und heißt in der Übersetzung „Wasserfall", weil die Alten glaubten, daß eine geronnene Flüssigkeit sich vor der Linse über die Pupille ergossen habe. Das deutsche Wort „Star" kommt von Starren her.

Zur Untersuchung von Linsentrübungen muß man stets zwei sich
ergänzende Methoden anwenden: Die *fokale Beleuchtung*, bei der Linsentrübungen (im auffallenden Lichte) grau, grauweiß, bläulich, bisweilen
auch bräunlich aussehen, und zweitens die *Durchleuchtung* (z. B. mit dem
Planspiegel), bei welcher Medientrübungen als schwarze Schattenrisse
vor dem rot auffallenden Hintergrunde stehen. In den seltenen Fällen,
wo die fokale Beleuchtung im senilen Auge einen diffusen grauen Reflex
erkennen läßt, die Durchleuchtung aber keine Trübung ergibt, handelt
es sich nicht um eine Katarakt, sondern um den sog. *Altersreflex* der
noch durchsichtigen Linse.

Störungen bei der Entwicklung der Linse werden im Hinblick auf
die oben beschriebene Anlage als Epithelblase und dann als zwiebel-
schalenartiges Gebilde bei
frühzeitigem intrauteri-
nem Auftreten die älte-
sten, zentralliegenden Fasern betreffen, bei Ein-
setzen in späteren Schwangerschaftsmonaten oder in
den ersten Lebensjahren
die mehr oberflächlichen
(Rinden-) Schichten zur
Trübung bringen.

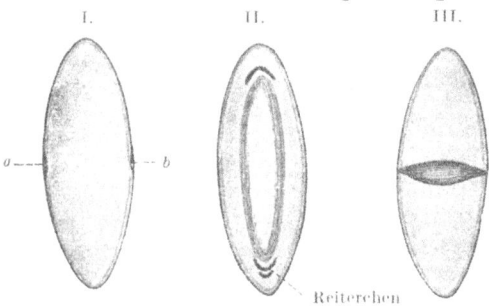

Abb. 153. Angeborene Katarakte.
I. *a* Cat. polaris anterior, *b* posterior.
II. Cat. zonularis (Schichtstar).
III. Cat. fusiformis (Spindelstar).

Unter den **angeborenen
Katarakten,** die in vielen
Fällen auf hereditäre Ein-
flüsse zurückzuführen sind (s. S. 219), unterscheiden wir Kapsel-
und eigentliche Linsentrübungen.

Kapseltrübungen kommen vor als *Cataracta polaris anterior und
posterior.* Hemmungen beim Abschnürungsvorgang der Linsenepithel-
blase vom Ektoderm erzeugen einen feinen oder gröberen weißen Punkt
in der Mitte der Vorderkapsel, oft mit einer zeltförmigen Verdickung
derselben (Cataracta pyramidalis). Hingegen markiert sich in Fällen
von abnorm langem Bestehenbleiben der A. hyaloidea des fetalen
Glaskörpers an dem Mittelpunkt der hinteren Kapsel ein ganz ähnliches Gebilde (Cataracta polaris posterior) (Abb. 153 I *a* und *b*).

Innerhalb der Linsenfasermassen kommen zur Beobachtung: die
Cataracta fusiformis (Spindelstar), die *Cataracta zonularis (Schichtstar)*
und die *Cataracta punctata.*

Der *Spindelstar* (Abb. 153 III u. Abb. 154) stellt eine in sagittaler
Richtung die Linse von vorn nach hinten durchsetzende Trübung
dar, die in der Mitte spindelig aufgetrieben ist. Sie verdankt ihre
Herkunft Störungen in der ersten Linsenanlage und setzt sich manchmal nach vorn und hinten in einen Polstar fort.

Der *Schichtstar* (Abb. 153 II) schwebt wie eine ovale Blase inmitten
der Linse. Je früheren Wachstumsperioden er seine Entstehung verdankt, desto kleiner ist seine Ausdehnung, je späteren, desto mehr
deckt er das Pupillargebiet zu. Seine Genese ist so zu erklären, daß

zunächst die Linsenentwicklung durch Bildung durchsichtiger Fasern normal einsetzt. Dann kommt eine Periode, in der eine Störung Platz greift: die gerade in der Umbildung zu Linsenfasern begriffenen Kapselepithelien der Äquatorzone wachsen zu trüben Fasern aus, die sich als milchig aussehende Schicht um die älteren Fasern herumlegen. Hält die Störung lange an, dann wird die trübe Schicht entsprechend dicker. Läßt aber schließlich der krankhafte Zustand nach, so kommt es nun wieder zur Ausbildung normaler Gewebe. Diese legen sich als Schichten durchsichtiger Fasern auf die getrübten; die kranke Faserzone schwebt also in der Linse, gesunde Fasern umhüllend und von gesunden Fasern selbst umhüllt. Manchmal sieht man zwei Schichtstare ineinander gekapselt; dann war ein Rückfall der Störung eingetreten, nachdem schon eine Schicht durchsichtiger Fasern wieder geliefert worden war.

Von vorn nach hinten treffen wir daher beim Schichtstar folgendes Verhalten an. Unter der transparent bleibenden Linsenkapsel liegt eine Schicht durchsichtiger vorderer Rindenfasern, dann kommt eine trübe Schicht der vorderen Rinde, dann der klare Kern (daher Cataracta perinuclearis), dann die trübe Schicht der hinteren Rinde, dann die klare Schicht und schließlich die klare hintere Kapsel. In der Regel liegen über der eigentlich getrübten Zone noch mehr oder weniger zahlreiche radiär gestellte Einzeltrübungen, die der Schichttrübung wie die „Reiterchen" einer chemischen Waage aufzusitzen scheinen und deshalb auch als *Reiterchen* bezeichnet werden.

Demgegenüber stellt die *Cataracta punctata* eine über die ganze Linse regellos verteilte Entwicklungsstörung dar; sie besteht in der Bildung feiner graublauer Punkte (*Cataracta coerulea*), die sich bei stärkster Vergrößerung in gruppenweise Ansammlungen allerkleinster hellglänzender Stäubchen auflösen lassen. Sie können aber, wie die Cataracta zonularis, auch in ganz bestimmten Schichten angeordnet sein, und da an den äquatorialen Umschlagsstellen die Trübungen etwas gröber zu sein pflegen, entsteht oft das Bild eines bläulichen Kranzes, so daß man von einer *Cataracta coronaria* spricht.

Den angeborenen Staren ist die Eigentümlichkeit gemeinsam, daß die Trübungen nicht fortschreiten. Allerdings hat man den Eindruck, daß kongenitale Katarakte dazu neigen, in späteren Lebensjahren von hinzukommenden, mit der Entwicklung nicht zusammenhängenden Linsentrübungen befallen zu werden.

Ihre *Behandlung* kann nur eine *operative* sein. Man wird sich dazu entschließen müssen, wenn die hervorgerufenen Sehstörungen zu hinderlich sind und durch Korrektion mit Brillengläsern nicht beseitigt werden können. Die mehr zentral gelegenen Trübungen des Spindelstars und kleinerer Schichtstare können schon durch den wenig schweren Eingriff der optischen Iridektomie (s. Abb. 154 und 85, S. 87) so weit umgangen werden, daß eine erhebliche Besserung des Visus erreicht wird. In allen Fällen, in denen eine große Differenz im Sehvermögen bei enger und erweiterter Pupille festzustellen ist, erscheint die Iridektomie nasal- oder temporal-unten aussichtsvoll. Wenn der Schichtstar aber dicht getrübt und so umfangreich ist, daß bei erweiterter Pupille nur die Peripherie durchsichtig bleibt, hat freilich der Versuch einer Iridektomie keinen Zweck mehr. Die seitlichen Teile der Hornhaut und der Linse sind optisch so wenig brauchbar, daß sie doch keine scharfen Bilder gewährleisten, wenn man in ihrem Gebiete eine periphere Iridektomie ausführt. Es bleibt dann nur übrig, die ganze Linse durch Discission und Extraktion (s. S. 175) zu entfernen und die Notwendigkeit in Kauf zu nehmen, daß der Patient später eine Starbrille für die Ferne und eine zweite für die Nähe tragen muß, während bei optischer Iridektomie die Linse und damit die ursprüngliche Refraktion und vor allem auch die Akkommodation erhalten bleiben.

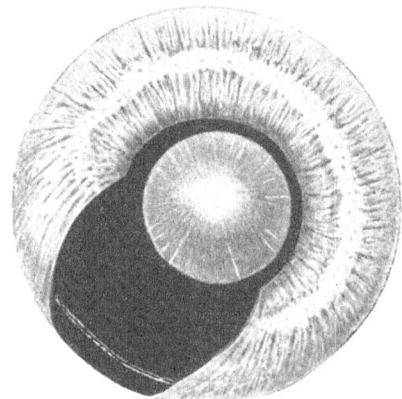

Abb. 154. Schichtstar mit ausgeführter optischer Iridektomie.
(Das Kolobom ist übertrieben groß gezeichnet, um den Linsenäquator sichtbar zu machen.)

Erworbene Stare sind solche, die sich erst während des Lebens — unter den verschiedensten Bedingungen — entwickeln und also im Gegensatz zu den angeborenen Formen auch fortschreiten.

Der Altersstar *(Cataracta senilis)* und die entsprechenden endogenen juvenilen Starformen. Einen Star erkennt man zwar in fortgeschrittenen Fällen an der weiß oder grau getrübten Pupille. Aber man darf nicht jede trüb aussehende Pupille kritiklos als Ausdruck einer Katarakt ansprechen; denn wir haben gesehen, daß vor der Linsenkapsel im Anschluß an Iritis fibrinosa (s. S. 106) Pupillarexsudate und Schwarten zustande kommen, während sich dichte weißgraue Glaskörpertrübungen hinter die Linse legen können. Das Merkmal für einen Star ist daher die Lage der Trübung unmittelbar in der Linse selbst.

Jugendliche Stare sehen zufolge der reichlichen getrübten Rindenschichte milchig-weiß aus, Altersstare infolge der geringen Dicke der Corticalis und wegen der Größe des Kerns nur grau (grauer Star). Ist der Kern stark verhärtet, so schimmert er als braune Masse durch die graue Rindenschichte hindurch (Cataracta brunescens). Im hohen Alter kommt es auch vor, daß der große nunmehr die ganze Linsenmasse ausfüllende Kern eine dunkelbraune Farbe annimmt, die nicht mehr genügend Licht durchtreten läßt und daher dieselbe Sehbehinderung wie der eigentliche Altersstar nach sich zieht. Eine solche nicht eigentliche Startrübung heißt Cataracta nigra.

Die *Entwicklung der erworbenen Stare* geht nicht mit einem Male vor sich. Namentlich der Altersstar braucht Zeit. Wir unterscheiden daher *bei der Cataracta senilis verschiedene Stadien: Cataracta incipiens, Cataracta immatura oder intumescens, Cataracta matura und Cataracta hypermatura.*

Untersucht man bei erweiterter Pupille die Linsen alter Leute, so findet man fast ausnahmslos in der Peripherie feine Trübungen. Von einem beginnenden Star im klinischen Sinne sprechen wir aber erst dann, wenn die Trübungen anfangen, sich in das Pupillargebiet vorzuschieben und Sehstörungen zu verursachen (Abb. 155). Dann erblickt man bei der gewöhnlichen Form des sich in der Rinde entwickelnden Altersstars mehr oder weniger ausgesprochene weißgraue, radiär gestellte Striche (Speichen), die in nächster Nähe der Vorderkapsel gelegen sind. Oft sind sie schon bei Tageslicht sichtbar, doch werden sie bei seitlicher Beleuchtung im Dunkelzimmer viel deutlicher und können in der ganzen Aus-

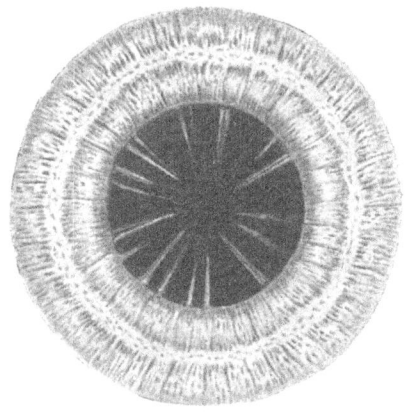

dehnung am besten nachgewiesen werden, wenn man mit dem Planspiegel oder auch mit dem Augenspiegel Licht in die Pupille wirft und hinter den Spiegel Vergrößerungslinsen (Lupenspiegel; s. S. 13) vorsetzt. Selbst die zartesten Trübungen erscheinen dann als schwarze Schatten auf rot leuchtendem Grunde (Cataracta corticalis incipiens).

Was sich in der vorderen Rindenschichte abspielt, vollzieht sich genau so auch in der hinteren; nur können wir hier

Abb. 155. Beginnender Altersstar (Speichen).

die Veränderungen meist nicht so gut nachweisen, weil die Trübungen vorn die rückwärtig gelegenen verdecken. Der Kern bleibt aber von den Trübungen frei. Er ist ein Fremdkörper, der sich nicht mehr ändert.

Zur Beurteilung der Ausdehnung und der Lage der Trübung in bezug auf ihre Tiefe dient die *Beobachtung des Irisschlagschattens.* Leuchtet man mit einer elektrischen Taschenlampe, einer anderen Lichtquelle oder bei der fokalen Beleuchtung seitlich in die Pupille (Abb. 156), so wirft der der Lichtquelle zugekehrte Abschnitt der Iris auf die Linse einen Schatten. Ist diese ganz klar, so erscheint die Pupille selbstverständlich schwarz. Liegen aber in der Linse Trübungen, dann fangen diese die Strahlen der Lampe auf, und zwar so, daß unter der Kapsel sitzende unmittelbar am Pupillarrand schon hell aufleuchten, während tiefer liegende durch einen entsprechend breiten Schatten vom Pupillarrand getrennt werden. Nahe der hinteren Kapsel befindliche Trübungen werden vom Irisschlagschatten erst in der Gegend der Pupillenmitte freigegeben. Je schmaler also der Schlagschatten, desto näher ist die Linsentrübung bereits der vorderen Linsenkapsel gerückt, desto fortgeschrittener ist die Katarakt.

Nach und nach werden bei dem subkapsulären und supranucleären Rindenstar immer weitere Gebiete von speichenförmigen und wolkigen

Trübungen befallen, bis die ganze Rinde, soweit sie sichtbar ist, in der Trübung aufgegangen ist (Abb. 157). Dies geschieht manchmal unter starker Wasseraufnahme der Linsenfasern, wodurch eine solche Quellung zustande kommen kann, daß die vordere Kammer seicht wird (Cataracta intumescens). Dieser Zustand ist aber nur vorübergehend. Nach einigen Monaten ist die frühere Gestalt der Linse wieder erreicht und die Kammer besitzt wieder die normale Tiefe. Die Linse ist aber inzwischen vollständig getrübt, so daß die Iris keinen Schlagschatten mehr werfen kann, obwohl die Kapsel in der Regel klar bleibt. Immer noch erkennt man auch in der Linse die eigentümliche radiäre Strukturzeichnung. Der Star ist „reif" (Cataracta matura, Abb. 158).

In diesem Zustande hat das Auge die Fähigkeit, Gegenstände zu erkennen, völlig verloren. Es kann nur noch hell und dunkel und *die*

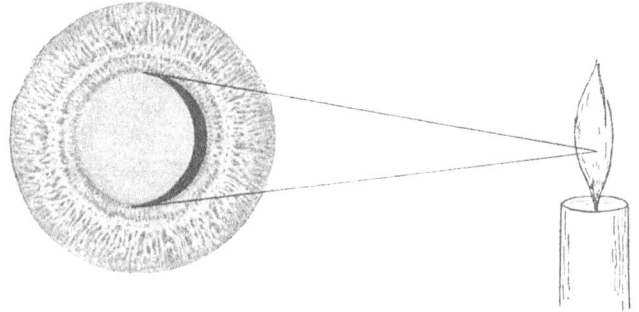

Abb. 156. Irisschlagschatten bei noch nicht völlig reifer Katarakt.

Richtung des einfallenden Lichtes unterscheiden. Dieser erhaltene Funktionsrest ist aber ungemein wichtig, damit wir sicher sind, daß die Netzhaut in der Tiefe des Bulbus hinter der getrübten Linse noch voll leistungsfähig geblieben ist. Vor Ausführung einer Staroperation überzeugen wir uns daher stets davon, ob das Auge auch schwaches Licht noch wahrnimmt und allseitig im Außenraum richtig lokalisiert. Zu diesem Zwecke prüfen wir den „*Lichtschein*" und die „*Projektion*".

Wir stellen im verdunkelten Zimmer eine Lichtquelle, deren Leuchtkraft man drosseln kann, seitlich hinter den Patienten, verschließen das gesunde Auge mit einem Wattebausch und lassen nun unter ständigem Wechsel der Richtung von allen Seiten nacheinander schwaches Licht in die Pupille des starkranken Auges fallen, indem wir mit dem Planspiegel die Lichtstrahlen auffangen und in die Pupille werfen. Macht der Patient in der Angabe, von woher das Licht kommt, keine Fehler, so spricht man von „richtiger Projektion". *Richtige Projektion ist eine unbedingte Voraussetzung für* die Möglichkeit der Staroperation.

Im Stadium der „Reife" (Cataracta matura) kann der Star mehrere Jahre verharren. Allmählich macht sich aber eine Auflösung und Verflüssigung der getrübten Linsenfasern zu einem Brei geltend. Für die fokale Beleuchtung ist die bei der reifen Katarakt noch erkennbare Strukturzeichnung verloren gegangen, die Pupille sieht mehr homogen grau-weiß aus. Wir bezeichnen diesen Zustand als „überreifen" Star *(Cataracta hypermatura)*. Der Kapselsack ist anfangs noch prall gespannt, wird allmählich leicht faltig, und der Kern sinkt in der schlaff

gewordenen Kapsel inmitten des Breies zu Boden (Abb. 159). Bei
raschen Bewegungen des Auges sieht man ihn als bräunliches Gebilde

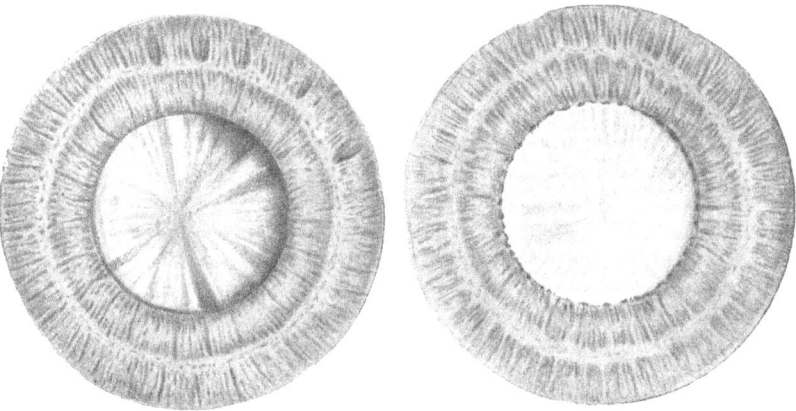

Abb. 157. Fast reifer Altersstar.   Abb. 158. Reifer Altersstar.

in dem unteren Teile des Kapselsackes hin und her schlottern *(Cataracta
hypermatura* MORGAGNI*)*. Ja, er kann bei einer heftigen Ruckbewegung
sogar die Kapsel sprengen und durch
Selbstentbindung entweder in die Vorderkammer oder in den Glaskörper
hineingleiten. Mit ihm tritt auch der
Rindenbrei aus und die Pupille wird
wieder klar. Indessen freuen sich die
Patienten meist nicht lange dieser
Wunderheilung, weil die Sehkraft in
vielen Fällen durch nachträgliches
Hinzutreten eines sekundären Glau-
komes zugrunde geht (s. S. 204).

Von der bisher geschilderten Star-
form, die in der Rinde beginnt
(Cataracta corticalis), unterscheidet
man eine andere, etwas seltenere, bei
welcher sich zuerst der Kern trübt,
während die Rinde zunächst noch
.weitgehend durchsichtig ist *(Cataracta
nuclearis)*. Diese Starart findet man
z. B. bei der hochgradigen Kurzsichtigkeit, wo sie besonders störend wirkt
und oft nur langsam fortschreitet,
obwohl der Patient längst nicht mehr
lesen und schreiben kann.

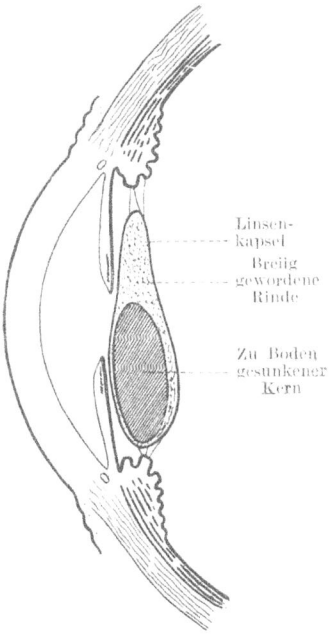

Linsen-
kapsel

Breiig
gewordene
Rinde

Zu Boden
gesunkener
Kern

Abb. 159. Cataracta hypermatura.

Wundstar (Cataracta traumatica) tritt ein, wenn bei durchdringenden
Verletzungen die Linsenkapsel aufgerissen oder bei stumpfen Traumen
durch schwere Gewalteinwirkung zum Bersten gebracht wird. In einem

solchen Falle bekommt das Kammerwasser ungehinderten Zutritt zu den Linsenfasern, deren Eiweiß dann durch eine chemische Veränderung seine Durchsichtigkeit einbüßt.

Schon beim Wundstar sehen wir den Einfluß des Alters des Patienten deutlich. Solange noch in jugendlichen Jahren reichlich Rinde vorhanden ist, saugt sich die Linse schnell mit Kammerwasser voll. Die Linsenfasern zerfallen zu weißen Flocken und quellen oft so stark in die vordere Kammer hinein, daß sogar sekundäre Drucksteigerungen (s. S. 204) durch Behinderung des Kammerwasserabflusses infolge Verstopfung des Bälkchengeflechtes im Kammerwinkel (s. Abb. 3, S. 2) vorkommen. Je älter aber die Linse und je größer der Kern auf Kosten der Rinde geworden ist, desto weniger lebhaft reagiert die Linse auf Kapselverletzungen. Die Linse ist dann schon zum größten Teile ein harter unwandelbarer Körper geworden.

Diese wichtige Differenz in dem Verhalten der jugendlichen und der alten Linse zwingt auch dazu, *juvenile von senilen Starformen zu trennen*; denn wie beim Wundstar, so verhält sich auch bei dem gewöhnlichen erworbenen Star die Linse in den Lebensaltern ganz verschieden. *Die juvenilen Katarakte sind weiche, leicht zerfallende Gebilde*, die man schon durch eine schmale Operationswunde aus dem Auge herausbringen kann, während *die harten senilen Katarakte* die Eröffnung der Vorderkammer mit einem großen Schnitt fordern, durch welchen die harte Linse in ihrer ganzen Größe austreten kann.

Ursachen der Starbildung. Zweifellos ist die Ursache der erworbenen Starbildungen nicht einheitlich. Der traumatischen Katarakte wurde bereits gedacht. Die *Genese vieler gewöhnlichen juvenilen und senilen Stare* ist noch unbekannt. Wahrscheinlich liegen örtliche Ernährungsstörungen zugrunde. Erblichkeit spielt bei den frühzeitig auftretenden Formen eine unverkennbare Rolle, aber wohl auch zum Teil beim Altersstar. Für diesen, den *Altersstar*, hat man auch Erkrankungen des Corpus ciliare oder die Einwirkung strahlender Energie (vor allem der ultravioletten Strahlen der Sonne) angeschuldigt. Andere dachten an innere Sekretionsstörungen, z. B. eine leichte Form der senilen Tetanie. Im allgemeinen pflegt der Altersstar zur Gruppe der Altersveränderungen an sich gerechnet zu werden, doch ist damit natürlich nicht viel erklärt.

Für gewisse Starformen können wir wohlbekannte *Stoffwechselerkrankungen* verantwortlich machen, so z. B. die Störungen des Kohlenhydratstoffwechsels für die beim Diabetes mellitus auftretenden Linsentrübungen *(Cataracta diabetica)*. Sie sind symptomatisch vom gewöhnlichen Altersstar nicht immer zu unterscheiden. Andere Krankheitserscheinungen, die wir beim Diabetes am Auge antreffen, sind die Retinitis diabetica, Veränderungen des Sehnerven und auch der Regenbogenhaut (Quellung der Zellen des Pigmentepithels).

Sehr gut bekannt ist ferner die *Tetaniekatarakt*, welche im Gefolge der als *Tetanie* bezeichneten Erkrankung der Epithelkörperchen auftritt. Hier liegt eine Störung des Kalkstoffwechsels vor. Der Kalkspiegel im Blut ist zu niedrig. Man findet außerdem eine *elektrische Übererregbarkeit* der peripheren Nerven (ERBsches Symptom), *mechanische*

Übererregbarkeit z. B. bei Beklopfen des Facialisstammes vor dem Ohr (CHVOSTEKsches *Phänomen*) und künstliche Krampfzustände der Armmuskulatur: Geburtshelferstellung der Hände (TROUSSEAUsches *Phänomen*).

Auch der seltenere *Myotoniestar* beruht wahrscheinlich auf einer Störung von Drüsen mit innerer Sekretion.

Durch chronische übermäßige Erhitzung, vielleicht durch die dabei wirksame Ultrarotstrahlung, findet sich bei Glasbläsern und verwandten Berufen als Gewerbekrankheit der sog. *Glasbläserstar*. Leicht und mit Sicherheit ist er als solcher erkennbar, wenn man an der Vorderfläche der Linse im Pupillargebiet die *Zonulalamelle aufgesplittert* sieht.

Zu starke Radium- oder Röntgenbestrahlung des Auges, vor allem mit „weichen" Strahlen (mehr als 300 R), bewirkt die *Röntgenkatarakt*, die ebenfalls ganz charakteristische Symptome, hier am hinteren Linsenpol, macht. Die Bestrahlung des Kopfes — nicht nur der Augen! — darf deshalb nur vom Röntgenfacharzt vorgenommen werden, der mit den möglichen Gefahren für das Sehorgan vertraut ist. Auch durch starke elektrische Ströme, die den Körper durchschlagen, z. B. durch Blitzschlag, entsteht Star *(Cataracta electrica)*.

Ferner können verschiedene *Vergiftungen* Ursache einer Starbildung abgeben (z. B. Naphthalinstar, Ergotinstar usw.).

Von einer *Cataracta complicata* sprechen wir dann, wenn die Linsentrübungen als Komplikationen anderer Erkrankungen des Augapfels auftreten. So wissen wir, daß im Gefolge von Entzündungen des vorderen Tractus uvealis (chronische Iridocyclitis mit ihren Komplikationen) oft Linsentrübungen vorkommen, die zur praktischen Erblindung und zu Eingriffen zwingen können.

Bei der malignen *Myopie* findet man nicht selten sehr langsam fortschreitende Kerntrübungen der Linse; auch Pigmentdegeneration der Netzhaut, Glaukome und Amotionen der Netzhaut führen oft schließlich zur Katarakt, ebenso intraokulare Eisen- und Kupfersplitter, die die Linse an sich nicht verletzt haben.

Endlich sei noch der sog. *Heterochromiekatarakt* gedacht, einer Krankheit, die wahrscheinlich auf dem Boden einer Sympathicusstörung zustande kommt. Die Iris verändert dabei Farbe und Zeichnung. Sie erscheint in fortgeschrittenen Stadien stahlgrau; es entstehen feine Präcipitate an der Hornhauthinterfläche ohne sonstige Zeichen einer Cyclitis, und endlich trübt sich die Linse. Die Prognose bei der Operation ist günstig (vgl. auch den HORNERschen Symptomenkomplex S 44).

Die Staroperationen. Eine durchsichtige *jugendliche* Linse ist von zäh-klebriger Konsistenz. Erst wenn sie getrübt` wird, nimmt sie eine weiche flockige Beschaffenheit an, und nur in diesem Zustande läßt sie sich bequem extrahieren.

Sind wir daher gezwungen, eine erst teilweise getrübte jugendliche Linse zu entfernen (z. B. bei einem nicht ausgedehnten Schichtstar), dann machen wir zunächst dadurch die Trübung zu einer totalen, daß wir eine *Discission* ausführen.

Eine Starnadel (Discissionsnadel, Abb. 160, *4*) wird innerhalb der Sklera unmittelbar im Limbusgebiet hindurchgestoßen.

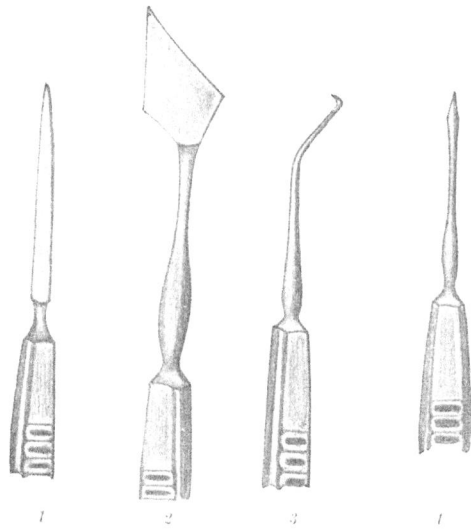

Mit der Spitze der Nadel zielt man auf die Pupille und reißt durch mehrere Schnitte die vordere Linsenkapsel auf. Nun hat das Kammerwasser, wie bei einem Wundstar, freien Zutritt zu den Linsenfasern und vollendet das Werk der Trübung. Bei Kindern kann unter Umständen schon die Discission genügen, um die Pupille klar zu machen. Die aus dem Kapselsack hervorquellenden Linsenfaserflocken gelangen in die Vorderkammer, werden dort vom Kammerwasser allmählich aufgelöst und in fein verteiltem Zustande mit ihm aufgesogen. Nur

Abb. 160. *1* Schmalmesser nach V. GRAEFE, *2* Lanze, *3* Cystitom, *4* Discissionsnadel.

muß man acht geben, daß nicht durch Verstopfen des Kammerwinkels durch größere Brocken ein Sekundärglaukom auftritt (s. S. 204).

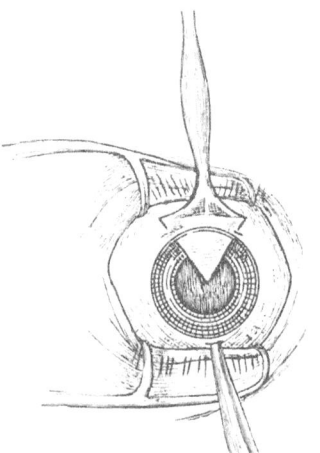

Gemeinhin schließt man einige Zeit nach der Discission die *lineare Extraktion* an. Diese kann auch ohne vorangegangene Discission sofort vorgenommen werden, wenn die Linse schon von selbst genügend getrübt ist, wie z. B. bei dem jugendlichen Totalstar, der Cataracta mollis.

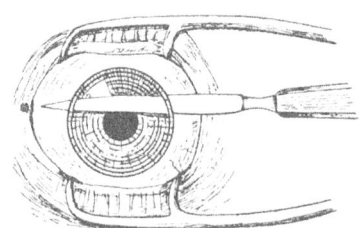

Abb. 161. Lineare Extraktion einer Cataracta mollis mit Lanze.

Abb. 162. Lappenschnitt mit Schmalmesser bei Cataracta senilis.

Das Instrument, mit dem wir die vordere Kammer eröffnen, ist in diesem Falle die *Lanze* (Abb. 160, *2*). Sie hat eine Spitze und von dieser ausgehend zwei in einem Winkel zueinander verlaufende geschliffene Seitenschneiden. Wo das Instrument in den Schaft übergeht, ist es winklig über die Fläche gebogen. Mit der Lanze sticht man am Limbus ein und führt die Spitze parallel zur Irisebene bis etwa zur Pupillenmitte vor (Abb. 161). So schafft man sich eine lineare, tangential zum Limbus gelegene Wunde, deren Größe man durch mehr oder weniger weites Vorschieben der Lanze beeinflussen kann. Ist die Kapsel, wie nach geschehener Discission oder nach Verletzungen, schon hinreichend aufgerissen, so genügt ein leichter Druck mit der Fläche der Lanze nach rückwärts, um die Wunde zum Klaffen zu bringen und die Linsenflocken austreten zu lassen. Leichtes Massieren mit einem Spatelchen oder Löffelchen vollendet den Akt der Linsenentbindung. Ist die Kapsel noch intakt, wie bei primärer Linearextraktion, so macht man mit der Lanzenspitze durch eine Hebelbewegung einen Schnitt in die Linsenumhüllung und verschafft sich so den Zugang zu den Fasermassen.

Wenn eine einzige Extraktion nicht alles Linsenmaterial herausschafft, kann man die Operation nach einiger Zeit nochmals wiederholen und dann den Rest der gequollenen und getrübten Fasern beseitigen.

Beim *Altersstar* wenden wir andere, etwas umfangreichere Operationsmethoden an, weil wir nicht eine breiige Masse, sondern einen harten, dem Alter der Patienten entsprechend großen Kern entbinden müssen.

Deswegen verwenden wir ein *Schmalmesser* (Abb. 160, *1*), dessen Spitze wir am temporalen Limbus einstoßen, und an der gegenüber befindlichen Stelle des Limbus wieder ausstoßen (Abb. 162). Durch sägende Züge schneidet man dann den Limbus nach oben hin durch, so daß je nach der Größe der zu entbindenden Linse ein *Lappen* gebildet wird, der etwa $^2/_5$ des ganzen Hornhautumfanges umgreift und zugleich einen um ungefähr 2—3 mm breiten Bindehautstreifen mit ablöst. Die Größe der beim Altersstar nötigen Wunde birgt Gefahren in sich, die erheblicher sind als bei der linearen Extraktion mit der Lanze; denn mit der Ausdehnung der Wunde wächst die Möglichkeit, daß Keime aus dem niemals völlig sterilen Bindehautsack in das Augeninnere eindringen und die Wunde infiziert wird. Dann aber besteht auch während der Operation und noch während einiger Tage später die Gefahr, daß Glaskörper vorfällt. Reichlicher Glaskörperverlust zieht aber leicht Netzhautablösung nach sich. Der zweite Akt der Operation ist die Eröffnung der Linsenkapsel. Die *Aufreißung der Kapsel* geschieht mittels des Cystitoms oder mittels der Kapselpinzette. Das Cystitom (Abb. 160, *3*) hat eine kleine dreieckige, scharfe Schneide und die Kapselpinzette Zähnchen, mit denen die Kapsel gefaßt wird. Nach Eröffnung der Kapsel ist alles zur eigentlichen Extraktion vorbereitet. Während oberhalb der Wunde ein schmaler Spatel vorsichtig auf die angrenzende Lederhaut drückt, wird durch den DAVIELschen Löffel, den man an den unteren Limbus von außen anlegt, die Linse mit ihrem unteren Äquatorumfang nach rückwärts gedrängt, so daß sich der obere Äquator in die Wunde einstellt. Hierauf schieben massierende Bewegungen des Löffels die Linse aus der Wunde heraus. Meist streift der durch die Wunde hindurchtretende Kern die Rindenschicht ab, so daß man die zurückgelassenen Reste noch besonders herausstreichen muß. Zum Schluß wird die Iris mit dem Spatel in ihre normale Lage zurückgestrichen und an der Basis mit einem kleinen Einschnitt oder Ausschnitt *(basale Iridektomie)* versehen, damit nicht nachträglich durch den intraokularen Flüssigkeitsstrom die Iris an die Wunde gedrängt wird.

Nach Vollendung der Extraktion bleibt also die aufgerissene vordere Kapsel und die intakt erhaltene hintere Kapsel als Scheidewand zwischen vorderem und hinterem Bulbusabschnitt zurück. Nicht immer gelingt es jedoch, alle Linsenfasern restlos zu entfernen. Oft setzen sich Reste in den Falten der Kapsel fest, die dann mit der Kapsel verkleben und mit ihr zusammen den *Nachstar* bilden (Abb. 163). Diese „*Cataracta secundaria*" ist vielfach der Grund, warum zunächst für das Sehvermögen kein hinreichender Erfolg erzielt wird; denn abermals deckt eine mehr oder weniger dichte, wenn auch nur dünnhäutige Trübung die Pupille zu (Abb. 164). Man muß sich dann zur *Nachstaroperation* entschließen.

Ist das Häutchen sehr zart, dann genügt die Durchreißung mit der Nadel, andernfalls wird der Nachstar nach abermaliger schmaler Eröffnung der vorderen Kammer mittels der Lanze dadurch gespalten, daß man eine feine Schere (Scherenpinzette) einführt (Abb. 165), deren spitzes Blatt man durch das die Pupille verschließende Häutchen hindurchsticht und dann den Scherenschlag vollendet.

Nunmehr ist die trennende Haut zwischen Glaskörperraum und Kammer gefallen und die Pupille ist klar (Abbildung 166).

Da bei der oben geschilderten Operation die Linse aus der Kapsel heraus entbunden wird, spricht man auch von einer *extrakapsulären Extraktion*. In neuerer Zeit ist man nun dazu übergegangen, die Linse als Ganzes, also einschließlich der unverletzten Kapsel, aus dem Auge zu entfernen. Das geschieht durch *intrakapsuläre Extraktion*. Bei diesem Eingriff wird nach dem Starschnitt mit einer stumpfen Pinzette die Linse vorn-unten an der Kapsel gefaßt, ohne daß diese zerreißt, mit dem unteren Rande nach vorn gestülpt und schließlich nach oben aus der Wunde herausgezogen. Die Iris wird mit dem Spatel zurechtgeschoben; dann folgt, wie bei der extrakapsulären Extraktion, die basale Iridektomie. Die Operation hat den Vorteil einer von Anfang an absolut klaren Pupille und eines besonders reizlosen Heilverlaufes. Andererseits ist die Gefahr einer Glaskörperhernie in die Vorderkammer und wohl auch die des Glaskörperprolapses während der Operation etwas größer, als wenn die hintere Linsenkapsel vor dem Glaskörper stehen bleibt.

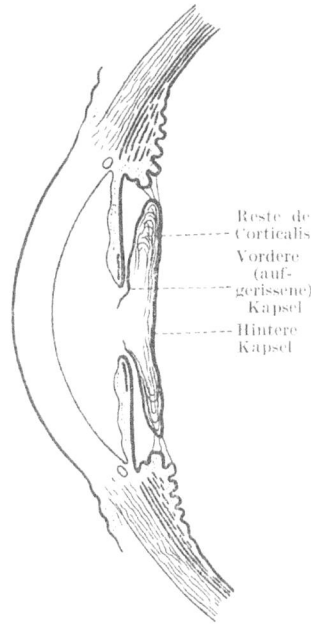

Reste der
Corticalis
Vordere
(auf-
gerissene)
Kapsel
Hintere
Kapsel

Abb. 163. Nachstar.

Ist das Linsensystem nicht intakt, insofern die Linse in ihrem Aufhängeapparat gelockert ist, dann besteht die Gefahr, daß beim Versuche, die Linsenkapsel aufzureißen oder die Linse herauszuschieben, eine Luxatio lentis in den Glaskörperraum eintritt, in welchem sie dann verschwindet, ohne gefaßt werden zu können. In solchen Fällen versichert man sich der Linse, indem

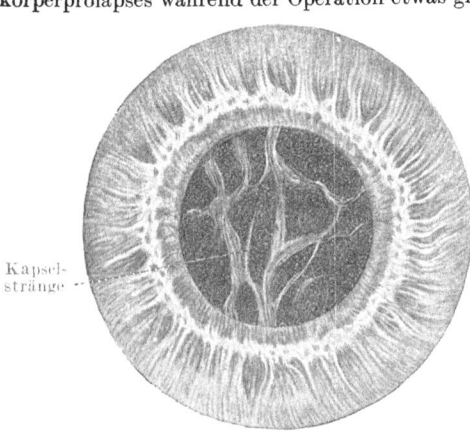

Kapsel-
stränge

Abb. 164. Nachstar.

man unmittelbar nach vollendetem Lappenschnitt eine *Drahtschlinge* hinter sie schiebt und sie, in dieser gehalten, gleich samt der Kapsel herauszieht. Natürlich nimmt man dabei einen möglichen Glaskörperverlust in Kauf, weil keine Schranke mehr den Glaskörper zurückhält.

Im überreifen Stadium des Altersstars muß man ebenfalls gelegentlich zur Extraktion in der Schlinge greifen.

Die gewöhnliche Staroperation wird in örtlicher Betäubung durch einige Tropfen Cocain durchgeführt. Sie ist völlig schmerzlos und stellt

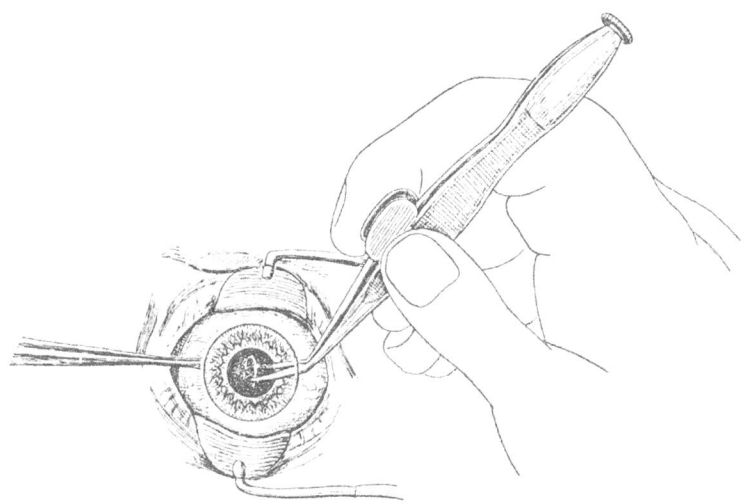

Abb. 165. Nachstardurchschneidung mit Scherenpinzette.

an den Patienten keinerlei besondere Anforderungen. Man kann in der Regel einseitig (oder höchstens für einen Tag doppelseitig) verbinden und den Kranken bereits am Tage nach der Operation aufsitzen lassen.

Im allgemeinen verordnet man etwa 12 Tage nach der Operation die erforderlichen Starbrillen. Dabei braucht ein linsenloses Auge bei früherer Emmetropie ein Konvexglas von etwa 12 D, ein früher kurzsichtiges ein entsprechend geringeres, ein übersichtiges ein höheres. Durch den operativen

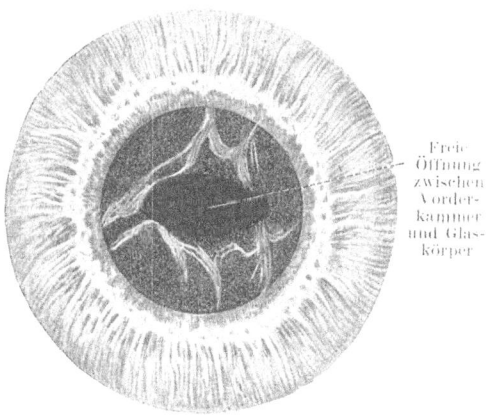

Freie Öffnung zwischen Vorderkammer und Glaskörper

Abb. 166. Durchschnittener Nachstar.

Eingriff entsteht zumeist eine Veränderung der Hornhautkrümmung (Astigmatismus), die durch Zylindergläser zusätzlich ausgeglichen wird (s. S. 34), wobei aber zu berücksichtigen ist, daß der Astigmatismus im Laufe weniger Monate teilweise wieder zurückgeht. Das Starleseglas muß natürlich 3—4 D stärker sein (s. S. 40).

Die Lageveränderungen der Linse. Normalerweise ist die Linse durch die Fasern der Zonula Zinnii so fixiert, daß sie zwar beim Akkommodationsakt ihre Brechkraft vermehren und vermindern kann, im übrigen aber fest in die tellerförmige Grube des Glaskörpers eingebettet erscheint. Ist der Kranz der Zonulafasern unvollkommen ausgebildet oder teilweise zerstört, so kann bei Augenbewegungen die Linse zittern. Man erkennt das daran, daß die ihr vorgelagerte Iris schlottert *(Iridodonesis)*.

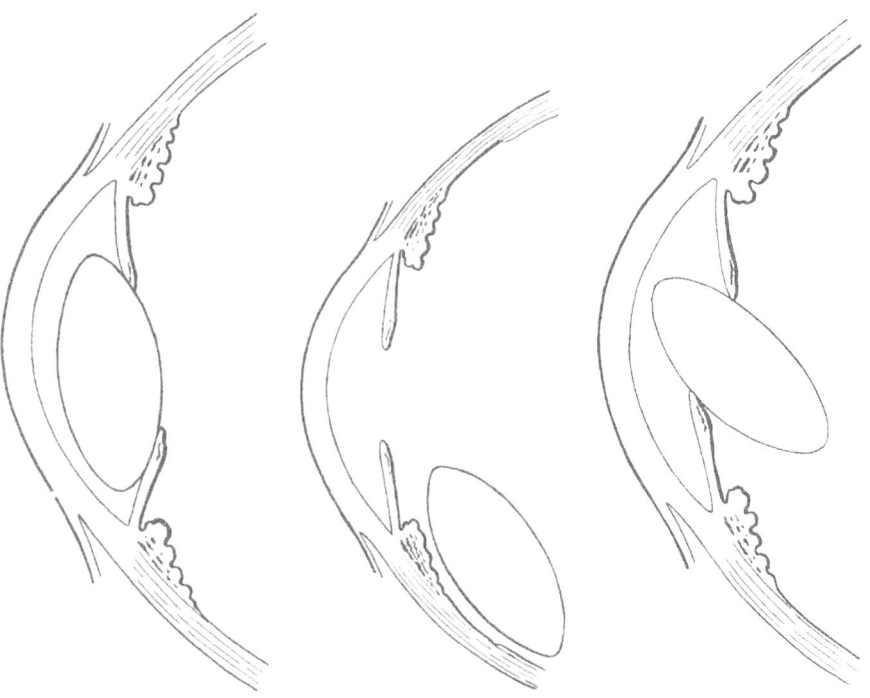

Abb. 167. Luxation der   Abb. 168. Luxation der Linse   Abb. 169. Luxation der
Linse in die Vorderkammer.   in den Glaskörperraum.   Linse mit Einklemmung
                                                 in die Pupille.

Irisschlottern ist also ein Zeichen für *Linsenschlottern*, das immer krankhaft ist.

Liegt eine erkennbare Lageveränderung der Linse vor, so sprechen wir von einer *Subluxation der Linse*, solange die Verschiebung nur so gering ist, daß die Linse sich noch teilweise in der tellerförmigen Grube befindet. Ist sie dagegen völlig aus ihrem Verbande gelöst, so handelt es sich um eine *Luxation der Linse*. Derartige Lageveränderungen kommen angeboren und erworben vor, letzteres z. B. durch Schlag oder Stoß gegen den Bulbus, wobei die Zonula zerreißt und die Linse aus ihrem Bette verschoben wird.

Es gibt aber, wie gesagt, auch angeborene *Ektopien der Linse*. Bei diesen besteht ein kongenitaler Defekt der Zonula, so daß die Kinder bereits mit verlagerten Linsen auf die Welt kommen. Das Leiden ist dann meistens doppelseitig und oft mit einer Verlagerung der Pupillen

(*Korektopie*) nach der entgegengesetzten Richtung verbunden (z. B. Ektopie der Linsen nach oben-innen, der Pupillen nach unten-außen). Auch wenn anfangs nur eine Subluxation der Linse besteht, kann diese im Laufe der Jahre zu einer vollständigen Luxation werden.

Eine *totale Linsenluxation* kann erfolgen: 1. in die vordere Augenkammer (Abb. 167 und 171), 2. in den Glaskörperraum (Abb. 168), 3. schräg gestellt in die Pupille (Abb. 169) und 4. infolge von stumpfen Verletzungen (s. S. 221), bei gleichzeitigem Bersten der Sklera am Limbus corneae unter die Bindehaut (Abb. 172).

Die *in die vordere Augenkammer geglittene* Linse ist (Abb. 167 und 171), solange sie durchsichtig bleibt, einem im Kammerwasser suspendierten großen Öltropfen sehr ähnlich. Man sieht einen hellen, den Äquator darstellenden Ring von glänzendgelber Farbe und die Iris entsprechend nach rückwärts gedrängt, sog. ,,Goldrand'' der luxierten Linse. Bei Luxation einer getrübten Linse liegt natürlich eine graue linsenförmige Scheibe in der Kammer. Da die in der Vorderkammer befindliche Linse den Kammerwinkel größtenteils verstopft, ist eine sekundäre Drucksteigerung die bald eingetretene Folge.

Hängt die Linse noch an Teilen der Zonula fest, so kann sie ihre Lage nur unvollständig ändern. Sie neigt sich dann mit

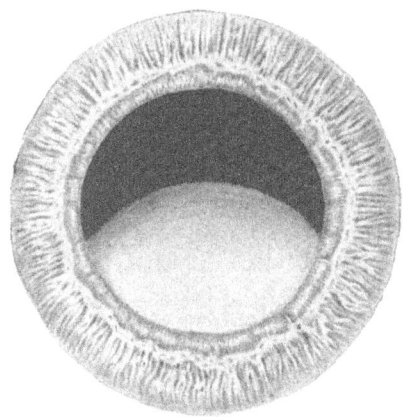

Abb. 170. Subluxation der Linse. Der Linsenäquator ist in der Mitte der Pupille sichtbar.

einem Teile ihres Äquators nach hinten in den Glaskörperraum. Dabei kann es geschehen, daß der Äquator der durchsichtigen Linse in der Mitte der Pupille erscheint (Abb. 170). Dann sieht man mit dem Augenspiegel den Hintergrund doppelt: einmal klein durch die stark gewölbte Linse und ein zweites Mal größer durch das aphakische Gebiet der Pupille. Umgekehrt kann dann natürlich auch der Patient mit *einem* Auge doppelt sehen, ähnlich wie bei der Iridodialyse (s. Abb. 110). Es besteht also *monokulares Doppeltsehen*. Meist trübt sich aber bald die Linse, und auch das Sekundärglaukom pflegt nicht lange auf sich warten zu lassen, weil die als Fremdkörper wirkende Linse bei jeder Augenbewegung an die Rückfläche des Corpus ciliare anstößt und eine Sekretionsneurose auslöst, welche eine übermäßige Menge Kammerwasser produziert.

Die Zerfallsprodukte der freibeweglich gewordenen Linse bringen außerdem leicht eine Entzündung des Uvealtractus hervor.

In seltenen Fällen treffen wir die luxierte Linse in schräger Lage in der Pupille eingeklemmt an (Abb. 169), so daß sie mit einer Hälfte in den Glaskörperabschnitt, mit der anderen in die Vorderkammer hineinragt.

Linsenverschiebungen sind nur unter bestimmten Bedingungen einer Behandlung zugängig. In Frage kommt nur die Linsenextraktion und zwar, da die Operation an einem Auge vorgenommen werden muß, das zwischen Glaskörperraum und Vorderkammer keine Scheidewand mehr besitzt, die Extraktion mit der Schlinge. Sofort nach Vollendung des Starschnittes muß man die Linse auf die Schlinge nehmen und unter mehr oder weniger Glaskörperverlust herausziehen. Die Operation ist bei Luxation in die Vorderkammer verhältnismäßig einfach, bei Luxation in den Glaskörper jedoch zumeist unmöglich, weil man die Linse nur mit dem Augenspiegel sieht und bei der Operation nicht aufs Geratewohl im Glaskörper herumfischen kann, ohne profusen Glaskörperverlust mit anschließender Netzhautablösung herbeizuführen.

Bei schwerer Quetschung des Augapfels, z. B. durch Kuhhornstoß, kann die Lederhaut in der Nähe der Hornhaut bersten, ohne daß die

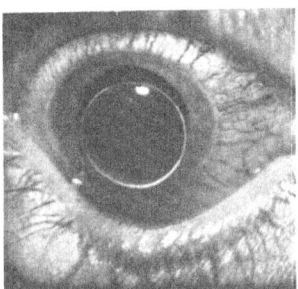

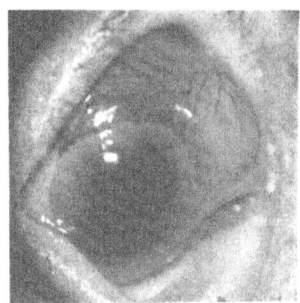

Abb. 171. Luxation der durchsichtigen Linse in die vordere Kammer (Sekundärglaukom).

Abb. 172. Luxation der Linse unter die Bindehaut nach Kuhhornstoß. Die Sklera war subconjunctival rupturiert.

elastische Bindehaut verletzt wird. Dabei wird unter Umständen die Linse aus dem Bulbus herausgeschleudert und fängt sich unter der Bindehaut, wo sie liegen bleibt (Abb. 172), sich trübt und endlich festwächst, wenn sie nicht operativ entfernt wird. In vielen Fällen heilt die Bulbuswunde wieder zu, und das (aphakische) Auge wird wieder sehfähig.

Die Erkrankungen der Orbita.

Die Augenhöhle wird nach allen Seiten begrenzt durch die mit einem Periostüberzug versehene knöcherne Wandung. Jenseits derselben liegen als Nachbarorgane die Nebenhöhlen der Nase, nach oben zu die Stirnhöhle, medial und hinten die vorderen und hinteren Siebbeinzellen sowie Teile der Keilbeinhöhle, nach unten zu die Oberkieferhöhle. Alle diese Hohlräume sind für die Erkrankungen der Orbita von großer Bedeutung.

Der knöcherne vordere Rand der Orbita wird oben durch das *Stirnbein* gebildet, außen und unten durch das *Jochbein*. Medial schließt sich der *Oberkieferknochen* an; mit seinem Stirnfortsatz, hinter dem das Tränenbein mit der *Fossa lacrimalis* gelegen ist, reicht der Oberkieferknochen hinauf zum Stirnbein.

Nach vorn zu ist die Augenhöhle durch den Fascienapparat der Lider, das *Septum orbitale*, verschlossen. Dieses erstreckt sich als eine zusammenhängende bindegewebige Haut etwa vom Rande der Orbita bis zur Vorderfläche der Lidknorpel, an deren orbitalem Rande es angeheftet ist.

Den wichtigsten *Inhalt der Orbita* bildet der Bulbus, der von der TENONschen Kapsel (s. S. 6) umgeben ist und in einem Polster von Fett- und Zellgewebe ruht, das die Augenhöhle ausfüllt. Außerdem enthält die Orbita noch den Sehnerven, der sie durch das Foramen opticum verläßt, die Äste des Trigeminus, den Augenmuskelapparat mit seinen Nerven, die Blut- und Lymphgefäße sowie die Tränendrüse.

Entzündliche Prozesse der Orbita. Diese können entweder an Ort und Stelle entstehen oder von der Nachbarschaft weitergeleitet sein. In vielen Fällen ist der Bulbus selbst der Ausgangspunkt der Entzündung, nämlich dann, wenn bei infizierten Verletzungen oder metastatischen intraokularen eitrigen Prozessen Giftstoffe oder Eitererreger auf das orbitale Fettzellgewebe übergehen. Wir haben dann das Bild der **Panophthalmie** oder, je nach dem, der **metastatischen Ophthalmie** vor uns: Am Auge selbst sieht man die Kennzeichen der innerlichen Vereiterung, ein trübes Exsudat in Glaskörper und Vorderkammer mit

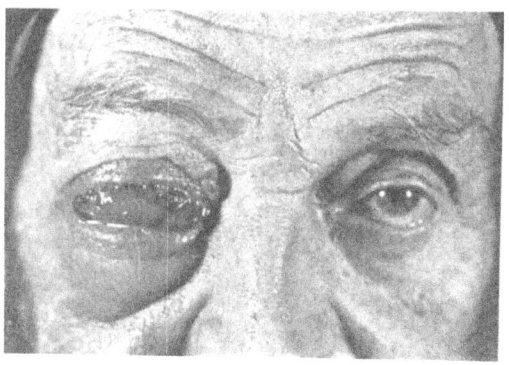

Abb. 173. Orbitalabsceß rechts nach Heugabelverletzung.

heftiger Iritis und eventuell Hypopyon. Es besteht eine starke gemischte Injektion, schweres Lidödem, glasige Schwellung der geröteten Bindehaut. Der Bulbus ist vorgetrieben *(Protrusio bulbi)* und von dem prall gespannten entzündlich infiltrierten Orbitalfettgewebe eingemauert, so daß seine Beweglichkeit beschränkt oder aufgehoben ist. Dabei bestehen heftige Schmerzen.

Die Behandlung einer Panophthalmie ist lediglich eine operative. Wartet man das Wegschmelzen des Bulbus ab, so erfordert dies Wochen und Monate qualvollen Leidens. Die Entfernung des Eiterherdes geschieht durch Auslöffelung des Bulbusinhaltes nach Abtragung der Hornhaut (Exenteratio, Evisceratio bulbi). Die Enucleatio bulbi ist hier ein Kunstfehler; denn bei der Herausnahme des ganzen Auges müssen wir die Sehnervenscheiden, in denen Liquor cerebrospinalis zirkuliert, durchtrennen. Somit entsteht die Gefahr, daß der Liquor durch die Keime, die in dem Orbitalgewebe liegen, infiziert und eine eitrige Meningitis herbeigeführt wird.

Bei orbitalen Entzündungen, die nicht vom Augapfel ausgehen, kann die entzündliche Infiltration des Orbitalgewebes entweder metastatisch von anderen infizierten Körperstellen aus entstanden oder *vom Periost oder den Nebenhöhlen der Orbita* weitergeleitet sein. Meist ist das letztere der Fall. Insonderheit kommt es bei Empyemen des Sinus frontalis leicht zum Durchbruch von Eiter oder Granulationen in die Augenhöhle, zunächst unter das Periost des Orbitaldachs, dann in die Orbita selbst. Da die Infiltration des Orbitalgewebes in solchem Falle oben einsetzt, wird der Bulbus nach unten und etwas nach außen vorgedrängt; er behält jedoch noch seine Beweglichkeit, wenigstens in beschränktem Umfange. Nimmt die Infiltration durch Bildung eines *Orbitalabscesses* noch weiter zu, dann ist der Zustand zwar der Panophthalmitis sehr ähnlich, aber von dieser dadurch grundverschieden, daß der Bulbus intakt gefunden wird. Höchstens sieht man auf dem Fundus eine stärkere Füllung der Venen (Abb. 173).

Sind die vorderen Siebbeinzellen der Ausgangsort des Durchbruchs in die Orbita, so entsteht eine Verschiebung des Bulbus nach vorn, außen und unten. Röntgenaufnahmen, Durchleuchtung der Neben-

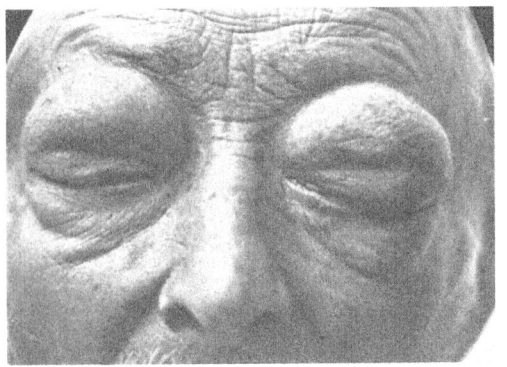

höhlen und Nasenuntersuchung sind zur Aufdeckung der Ursache nötig, und die Behandlung fußt auf dem so erbrachten Ergebnis. Der Augenarzt wird deshalb in denjenigen Fällen, die eine der Nebenhöhlen als Ausgangspunkt des entzündlichen Prozesses vermuten lassen, die Mithilfe des Rhinologen erbitten.

Abb. 174. Aleukämische Lymphadenose der Orbita beiderseits, später durch Röntgenbestrahlung vollständig geheilt.

Es kann aber auch vorkommen, daß ein Orbitalabsceß zur Incision drängt. Man geht dann unmittelbar an der knöchernen Wandung der Orbita mit einem spitzen Skalpell in die Tiefe, um den durch Fluktuation kenntlichen Eiterherd zu eröffnen, und wird mit dem Einstich keine wichtigen Teile verletzen, wenn man die Gegend der Mitte des oberen Orbitalrandes (M. levator palpebrae sup.!) und der Trochlea (oben-innen, M. obliquus sup.!) sowie des unteren inneren Umfangs der Orbita (M. obliquus inf.!) vermeidet.

Sehr gefürchtet sind phlegmonöse Entzündungen, die sich im Anschluß an Furunkel oder ähnliche eitrige Entzündungen der Oberlippe, der Nase oder anderer Teile des Gesichtes als *Orbitalphlegmonen* im Gewebe der Orbita ausbreiten. Klinisch sind sie den Orbitalabscessen sehr ähnlich, ja nicht selten mit ihnen vergesellschaftet. Durch Fortschreiten entlang dem Venenplexus nach dem Schädelinneren zu führen sie nicht selten zum Tode.

Eine auffallende Anschwellung und Rötung der oberen äußeren Partie der Augenhöhle legt den Gedanken nahe, daß die *Entzündung* von der *orbitalen oder palpebralen Tränendrüse* ausgeht (s. S. 55). Hier genügen meist warme Umschläge, um den Prozeß zurückzubringen.

Tumoren der Orbita. Vortreibung des Bulbus ohne Infiltration und ohne entzündliche Symptome des Orbitalgewebes kommt bei Entwicklung von *Tumoren der Orbita* zustande.

Bei den in der Orbita selbst entstehenden, also „*primären*" *Orbitaltumoren* kann man solche, die sich vom Sehnerven aus entwickeln, klinisch meist daran erkennen, daß sie den Augapfel ziemlich genau nach vorn drängen und sehr früh den Sehnerven und damit die Sehkraft zerstören (neuritische Atrophie!), während die Beweglichkeit des Auges lange erhalten bleibt. Hier handelt es sich in der Regel um relativ gutartige *Gliome des Sehnerven* (Oligodendrocytome s. S. 160).

Hat dagegen eine Orbitalgeschwulst ihren Sitz nicht unmittelbar am Sehnerven, so findet sich außer dem Exophthalmus eine frühzeitige Verdrängung des Auges nach einer Seite, nach unten oder oben, je nach der Lage des Tumors. Oft ist auch die Beweglichkeit eingeengt, der Visus aber noch gut erhalten. Dann können Doppelbilder auftreten. Histologische Untersuchungen haben ergeben, daß am häufigsten relativ bösartige Geschwülste vorliegen, die sich von neuroektodermalen Gewebskeimen ableiten.

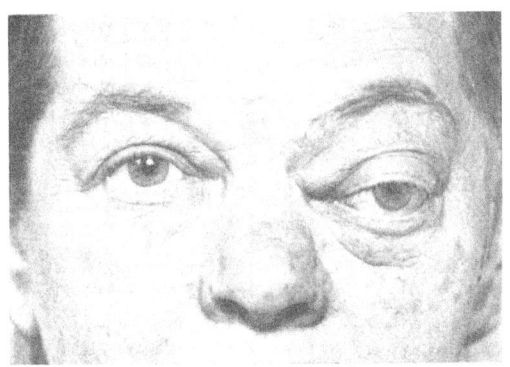

Abb. 175. Osteosarkom der linken Orbita. Verdrängung des Augapfels vor allem nach unten.

Diese wurden während der embryonalen Entwicklung von primitiven Ganglienleisten der Orbita abgesprengt. Je nach dem Grade der Reife, die solche Tumoren erreicht haben, unterscheidet man undifferenzierte *Neuroblastome*, weiter entwickelte *Neuroepitheliome* und noch reifere *Meningeome*. Aber auch die gutartigen *Hämangiome* sind hier nicht selten; sie sitzen oft tief hinten in der Orbita, wo sie sich langsam vergrößern. Klinisch kann man sie bisweilen, aber keineswegs immer, daran erkennen, daß sie bei tiefhängendem Kopfe das Auge auffallend hervortreten lassen.

An dritter Stelle folgen Prozesse, die klinisch als Orbitalgeschwülste unklarer Genese imponieren, sich aber bei der histologischen Untersuchung nachträglich als chronische entzündliche „*Pseudotumoren*" erweisen. Ferner kommen echte *Sarkome* (mesenchymaler Abkunft) und *Carcinome* (epitheliale, von den primitiven Kiementaschen stammende Gebilde) vor.

Meningeome und Hämangiome, aber auch Sarkome treten oft bereits im jugendlichen Alter auf.

Von diesen primären Orbitalprozessen muß man als „sekundäre" solche Tumoren unterscheiden, die von der Nachbarschaft auf die Orbita übergreifen, z. B. von den Nebenhöhlen aus (Carcinome, Osteome,

Osteosarkome, Abb. 175, Mueocelen, Abb. 176), von den Lidern (Carcinome) oder vom Bulbusinnern aus (Melanosarkome der Uvea, Gliome der Retina). Durch Untersuchung der betreffenden Teile läßt sich der Ausgangspunkt in der Regel feststellen.

Die Therapie der orbitalen Geschwülste ist operativ. Bei Tumoren, die hinten in der Orbita gelegen sind, z. B. bei Sehnervengliomen, kann es notwendig werden, eine temporäre Resektion der äußeren Orbitalwand vorzunehmen (KRÖNLEINsche Operation), um sich den Zugang zur Geschwulst freizulegen. Steht die Diagnose der Art nicht sicher fest, so wird man zunächst so vorgehen, daß möglichst geringe Zerstörungen in der Orbita entstehen und insbesondere der Augapfel erhalten bleibt. Ergibt die histologische Untersuchung der excidierten

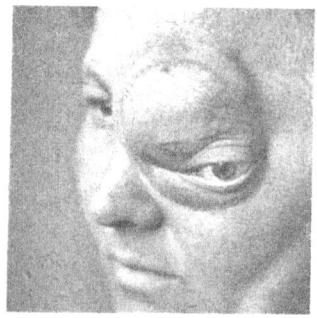

Abb. 176. Mucocele der linken Stirnhöhle mit starker Verdrängung des Augapfels nach unten und außen.

Teile ein malignes Wachstum, so muß die radikale Entfernung der Geschwulst angeschlossen werden.

In manchen Fällen ist dazu die Ausräumung der ganzen Orbita *(Exenteratio orbitae)* erforderlich.

Ein *pulsierender Exophthalmus* kommt durch Traumen zustande, indem sich ein Aneurysma arteriovenosum hinter dem Auge bildet.

Daß die BASEDOW*sche Erkrankung* einen Exophthalmus, und zwar meist einen doppelseitigen, erzeugt, sei in die Erinnerung zurückgerufen. Er kommt durch einen erhöhten Sympathicotonus

zustande. Vielfach ist damit ein Zurückbleiben des oberen Lides beim Blick nach unten (GRAEFE*sches Symptom*), erschwerte Konvergenz (MOEBIUS*sches Symptom*) und verminderte Häufigkeit des Lidschlages (STELLWAG*sches Symptom*) verbunden.

Das pathologische Zurücksinken des Bulbus in die Orbita *(Enophthalmus)* kann als Teilerscheinung des HORNER*schen Symptomenkomplexes* vorkommen (s. S. 44 und S. 104). Die zugrunde liegende Lähmung des Halssympathicus (infolge von Drüsenschwellungen, Struma usw. sowie Verletzungen) erzeugt auf derselben Seite gleichzeitig eine Verengerung der Pupille *(Miosis)* durch Lähmung des Dilatator pupillae (Cocain ruft dabei keine Erweiterung hervor!) und cine Verengerung der Lidspalte *(Ptosis)* infolge Lähmung der dem Sympathicus unterstellten glatten Lidmuskulatur (s. S. 43), des MÜLLERschen Muskels.

In allen diesen Fällen muß man sich aber hüten, die Diagnose auf den bloßen Anblick hin zu stellen, ohne das Auge selbst zu untersuchen. Hochgradig myopische Bulbi können durch ihren Langbau Exophthalmus vortäuschen, während Entwicklungsstörungen, Schrumpfungsvorgänge des Auges sowie der im Senium vorkommende Schwund des orbitalen Fettgewebes den Eindruck eines Enophthalmus erwecken können.

Die Erkrankungen der Augenmuskeln.

Das Auge dreht sich bei all seinen Bewegungen ziemlich genau um einen bestimmten Punkt, den Drehpunkt. Dies ist bei der Mannigfaltigkeit der Augenmuskelwirkungen nur durch einen sehr komplizierten Halteapparat möglich, an dem wir im wesentlichen drei verschiedene Momente unterscheiden können: 1. Ein besonders strukturiertes *Fettpolster*, 2. die vier geraden und zwei schrägen *Augenmuskeln* und 3. den Bindegewebsapparat der „TENONschen Kapsel" (S. 6) mit seinen Verbindungen zu den Wänden der Augenhöhle, insbesondere mit dem *Retinaculum oculi laterale*, das von der Kapsel aus zur lateralen Wand der Orbita zieht, so daß der Augapfel nicht medialwärts oder nach hinten abgleiten kann.

Die Bewegungen des Einzelauges sind normalerweise im Interesse des binokularen Einfachsehens mit denen des anderen genau koordiniert. Ein mit verschiedenen Teilen der Hirnrinde verbundenes Zentrum leitet die Bewegungen beider Augen, so daß sie zu einem einheitlichen Organ werden. Dabei werden die Augen stets so geführt, daß sich der Gegenstand, dem sich im Raume das meiste Interesse zuwendet, der „fixiert" wird, beiderseits in der Macula lutea abbildet. Die Umgebung des Fixationspunktes entwirft ihr Bild auf sich entsprechenden peripheren Netzhautstellen beider Augen.

Bei Wendungen des Blickes auf entfernte Gegenstände führen beide Augen gleichsinnige Bewegungen aus, bei Betrachtung von Dingen in der Nähe gesellt sich noch die gegensinnige Einwärtsdrehung der Augen (Konvergenz) hinzu. Alle Bewegungen erfolgen zwangsläufig; eine willkürliche Höherrichtung der einen Sehachse ist ebenso ausgeschlossen wie eine willkürliche Führung eines Auges nach außen über die Parallelstellung hinaus.

Die Ruhelage der Augen. Betrachtet man einen im Unendlichen liegenden Gegenstand, so sind die Gesichtslinien beider Augen normalerweise auf ein und denselben Punkt gerichtet, stehen also parallel. Verdeckt man nun mit der Hand das eine Auge und gibt es dann wieder frei, so kann man an dem Auge, das verdeckt wurde, folgendes beobachten: Nach der Freigabe steht das Auge parallel wie zuvor; dann haben die Augen auch unter Aufgabe der binokularen Zusammenarbeit eine *normale Ruhelage*. Oder das Auge macht eine kleine Einstellbewegung, um wieder am binokularen Sehakt teilzunehmen. Kommt es dabei von innen her, so besteht eine *Esophorie*, kommt es von außen, eine *Exophorie*. Es gibt auch Abweichungen in anderen Richtungen. In allen diesen Fällen handelt es sich um latentes Schielen (Heterophorie), das aber nicht in Erscheinung tritt, weil die Augen zur Vermeidung von Doppelbildern sogleich wieder parallel gerichtet werden. Die Voraussetzung für die korrigierende Einstellbewegung ist natürlich, daß der Patient die Fähigkeit zur binokularen Zusammenarbeit besitzt.

Binokularer Sehakt. Wir unterscheiden 3 Stufen des Binokularsehens: 1. Den primitivsten Grad einer binokularen Zusammenarbeit der Augen stellt die *binokulare gleichzeitige Empfindung* dar. 2. Ist der

Patient in der Lage, eine ebene Figur, z. B. ein Dreieck, so zu sehen, daß sich der Eindruck, den das rechte Auge empfängt, mit dem des linken genau deckt, so spricht man von *Verschmelzung oder Fusion.* Diese muß auch geringe Grade von Heterophorie überwinden können. 3. Die bestmögliche Form der Zusammenarbeit beider Augen ist aber erst dann gegeben, wenn ein körperlicher Gegenstand, z. B. ein Würfel, der ja stets den beiden Augen in einer etwas verschiedenen Richtung und also mit einem Unterschied in der Quere (unter *Querdisparation*) erscheint, von beiden Augen gemeinsam so zu einem einheitlichen Bilde verarbeitet wird, daß der Eindruck eines *körperlich-plastischen* Dinges entsteht. In diesem Falle besitzt der Patient die Fähigkeit *stereoskopischen oder räumlichen Tiefensehens.* Die Prüfung des binokularen Sehaktes geschieht mittels des ,,Übungsstereoskopes'', in welchem besonders konstruierte Bilder dargeboten werden, die den erwähnten drei Stufen des binokularen Sehaktes angepaßt sind.

Die Kenntnis dieser Verhältnisse ist für die Lehre von den Stellungsanomalien und Augenmuskelstörungen von entscheidender Bedeutung.

Abweichungen von der gemeinsam geregelten Stellung beider Augen nennen wir *Schielen* (Strabismus). Nach der Schielrichtung unterscheiden wir Einwärtsschielen (Strabismus convergens), Auswärtsschielen (Strabismus divergens), Aufwärts-, Abwärtsschielen usw. Nach der Ursache teilen wir die Schielformen ein in *gewöhnliches* oder *Begleitschielen (konkomitierendes)* und in *Lähmungsschielen (paralytisches).* Das eine ist nur eine Stellungsanomalie, das andere eine wirkliche Erkrankung.

Das Begleitschielen, Strabismus concomitans. Stellen wir uns vor, daß von einem als Antagonisten wirkenden Augenmuskelpaar (z. B. M. rectus medialis und lateralis) der eine Muskel das Übergewicht besitzt, so wird das Auge die Neigung haben, in eine entsprechende Schielstellung zu gehen. Dabei kann aber die Funktion der Muskeln selbst völlig ungestört sein. Ob in solchem Falle wirklich Schielen auftritt oder nicht, hängt in erster Linie davon ab, ob der binokulare Sehakt bei dem Patienten vollkommen arbeitet oder nicht. Im ersteren Falle werden die Augen trotz des Überwiegens eines Muskels zur Vermeidung störender Doppelbilder stets parallel eingestellt bleiben, und der Patient schielt nicht. Fehlt aber die Fähigkeit zum räumlichen Tiefensehen und zur Fusion, so besitzen die Augen gar keinen Antrieb, ihre gegenseitige Stellung aufeinander abzustimmen. Jedes Auge wird vielmehr, da ja störende Doppelbilder nicht vorhanden sind, seiner Ruhelage oder funktionellen Inanspruchnahme entsprechend gerichtet werden: Das eine Auge fixiert, das andere schielt. Haben beide Augen annähernd gleich gute Sehschärfe, dann kann abwechselnd das eine oder das andere die Führung übernehmen (Strabismus alternans). Sehr häufig ist aber das eine Auge schwachsichtig oder hat eine höhere Refraktionsanomalie. Dann schielt dieses Auge. Die Schielamblyopie ist häufig funktionell, durch den Nichtgebrauch des Schielauges bedingt, in anderen Fällen angeboren.

Der *Schielwinkel*, den wir beim Blick des Patienten in die Ferne beobachten, ist der sog. *primäre* Schielwinkel. Verdecken wir das führende Auge, so geht nun dieses in die Schielstellung und das andere fixiert; der jetzt vorliegende Schielwinkel ist der *sekundäre* Schielwinkel. Beim Begleitschielen sind primärer und sekundärer Schielwinkel gleich groß, da ja eine Bewegungsstörung der Augen nicht vorliegt. Der Schielwinkel ändert sich deshalb auch nicht bei den Bewegungen der Augen.

Das Begleitschielen hat eine aus mehreren Komponenten zusammengesetzte Ursache: *Entscheidend ist die Unterwertigkeit des binokularen Sehaktes*, weil sie das unbemerkte oder jedenfalls nicht störende Abweichen eines Auges überhaupt erst zuläßt. In der Tat entsteht Begleitschielen häufig unbemerkt, tritt zunächst nur zeitweise auf und meist ohne störende Doppelbilder. Als zweites Moment kommt eine *pathologische Ruhelage* der Augen in Betracht, als drittes endlich oft eine *Refraktionsanomalie*.

Strabismus convergens concomitans. Übersichtigkeit führt häufig zum Strabismus convergens. Der Hypermetrope muß ja infolge der im Verhältnis zur Achsenlänge zu schwachen Brechkraft des optischen Systems schon beim Blick in die Ferne akkommodieren, um deutlich zu sehen. Da nun die Innervation des Akkommodationsapparates normalerweise nur benutzt wird, wenn man ein Objekt in endlichem Abstande betrachten will und die Einstellung der Augen auf die Nähe gleichzeitig eine entsprechende Konvergenzbewegung voraussetzt, so besteht zwischen Akkommodation und Konvergenz eine bestimmte Verknüpfung. Der Übersichtige neigt deshalb dazu, schon beim Fernblick zu konvergieren und verzichtet darauf im allgemeinen nur im Interesse der ungestörten binokularen Zusammenarbeit beider Augen. Ist diese unterwertig, so geht das Auge in Schielstellung nach innen (Strabismus convergens). Alle Fälle von Strabismus convergens müssen deshalb auf das Vorhandensein einer Hypermetropie untersucht werden. Und zwar ist nicht nur die manifeste, sondern die totale Hypermetropie auszukorrigieren, um diese Schieldisposition auszuschalten. Manche Fälle von Einwärtsschielen werden dadurch bereits behoben.

Strabismus divergens concomitans. Wie der Strabismus convergens mit Hypermetropie, so ist der Strabismus divergens häufig mit Myopie verbunden. Da der Kurzsichtige auch für die Nähe keine Akkommodation braucht, so entfällt für ihn in der Regel die Anspannung des Konvergenzimpulses. Eine gewisse Außerdienststellung der M. recti mediales ist damit verbunden. Darüber hinaus aber gewöhnt sich der höhergradige Myope, der z. B. bei einer Kurzsichtigkeit von 10 D einen Fernpunktabstand von 10 cm hat, auch in der Nähe nur mit einem Auge zu sehen; denn die starke Konvergenz der Sehachsen auf einen Punkt in 10 cm Abstand kann er nur mühevoll oder gar nicht aufbringen. So fängt das eine Auge an, nach außen abzuweichen. Begünstigt wird dieser Zustand noch dadurch, daß ein höher myopes Auge eine eiförmige Gestalt annimmt und deswegen mit seiner vergrößerten Längsachse am bequemsten in der Orbita ruht, wenn es sich in der nach vorn divergierenden Richtung der Orbitalachse befindet. Gewisse Fälle von Auswärtsschielen lassen sich durch Vollkorrektion der Myopie bessern.

Auch ein blindes Auge, dem die Kontrolle über seine Stellung fehlt, weicht gern nach außen ab.

Die Behandlung des Begleitschielens setzt sich die Ausschaltung der verschiedenen Ursachen bzw. Schieldispositionen zum Ziel. Besteht eine einseitige Schielamblyopie, so wird man versuchen, diese durch längere Zeit fortgesetztes Verbinden des besseren Auges zu beheben. Dabei verzichtet man allerdings zunächst auf die so wichtige Zusammenarbeit beider Augen. Die Hebung des binokularen Sehaktes kann durch Einleitung stereoskopischer Übungen versucht werden, doch sind die Erfolge nach dem 6. Lebensjahre im allgemeinen nicht mehr bedeutend. Die in der Refraktionsanomalie (Hypermetropie, Myopie) gegebenen Schieldispositionen werden durch Gläserkorrektion ausgeschaltet. Wird das Schielen durch diese Maßnahme nicht behoben, so tritt eine operative Therapie in ihre Rechte. Dabei stehen grundsätzlich zwei Wege zur Verfügung, um das Übergewicht eines Muskels über seinen Antagonisten auszuschalten: Die Schwächung des zu stark wirkenden Muskels durch Rücklagerung seines Ansatzes an der Sklera *(Tenotomie)* oder die Stärkung des zu schwach wirkenden Muskels durch *Vorlagerung*. Die Entscheidung hängt im einzelnen Falle davon ab, ob sich bei der Prüfung der Augenbewegungen eine Über- oder Unterfunktion dieses oder jenes Muskels herausstellt. Der Strabismus convergens wird häufiger durch die Tenotomie eines oder beider Recti interni behandelt, während man beim Strabismus divergens im allgemeinen zur Vornahme von Vorlagerungen gezwungen ist.

Die Tonotomie trennt den zu stark wirkenden Muskel von der Insertion am Bulbus ab, so daß er etwas zurückgleitet und weiter hinten am Bulbus eine neue Insertion findet. Bei der Vorlagerung des zu schwach leistungsfähigen Muskels näht man seine Insertion am Augapfel weiter nach vorn an, meist mit Verkürzung der Sehne um ein Stück ihrer Länge (Vorlagerung mit Resektion).

Das Lähmungsschielen (Strabismus paralyticus). Im Gegensatz zum Begleitschielen tritt das Lähmungsschielen meist plötzlich auf und macht sich durch *Doppeltsehen und Schwindelgefühl* dem Patienten außerordentlich unangenehm bemerkbar.

Zum Verständnis der Wahrnehmung von Doppelbildern gelangt man durch die Kenntnis der Lokalisation der Sehdinge im Außenraum. Was wir als Ding an einer bestimmten Stelle des Raumes wahrnehmen, wird uns durch Sinnesreize der Netzhaut vermittelt und durch Gehirntätigkeit zum Bewußtsein gebracht. Der lichtempfindliche Apparat und das Zentralorgan, das die Meldungen seitens des Auges erhält, arbeiten zusammen, nicht nur durch die Koppelung der Netzhaut mit dem Gehirn durch die Sehbahn, sondern auch durch *das Lagegefühl der Augen*, welches durch die jeweilige Innervation der äußeren Augenmuskeln bedingt ist. Bei ruhig geradeaus gerichtetem Blick wird außerdem eine Vorstellung von einer Bewegung im Raum dadurch hervorgebracht, daß sich bewegende Dinge nacheinander verschiedene Punkte der Netzhaut reizen. Das Doppelauge nimmt die Bilder auf, als wenn es ein einheitliches Organ wäre, das wie ein Zyklopenauge sich inmitten der Nasenwurzel befindet. Die Beurteilung unserer eigenen Stellung im Raum geschieht so, daß wir unseren Ort auf eine Linie beziehen, die den Winkel, den beide Sehachsen bei der jeweiligen Stellung des Augenpaares bilden, halbiert. Diese Linie ist die Sehrichtungslinie (HERING). Hieraus ergibt sich, daß das Zurückbleiben eines Auges in einer Blickrichtung infolge von Augenmuskellähmung falsche Lokalisation im Raume hervorrufen muß; denn einmal ist ein Mißverhältnis zwischen Innervationsimpuls und ausgeführter Drehung des Auges vorhanden, und damit gelangt der Patient zu einem falschen Lagegefühl seiner Augenmuskeln, und zweitens zielt die Sehrichtungslinie nicht mehr auf den fixierten Punkt, so daß unsere eigene Einordnung in den Außenraum falsch wird. Das erzeugt ein *Schwindelgefühl,* welches sich bis zu körperlichem Unbehagen steigern kann. Die Unterwertigkeit des binokularen Sehaktes beim Begleitschielen, womöglich verbunden mit einseitiger Schwachsichtigkeit, läßt diese Empfindungen beim gewöhnlichen Schielen meist nicht zum Bewußtsein kommen, und insofern binokulare gleichzeitige Empfindung vorhanden ist, lernen die Patienten den Seheindruck des in Schielstellung befindlichen Auges unter Anwendung einer neuen Richtungslokalisation einordnen. Sie sehen dann trotz Offenhaltens beider Augen einfach.

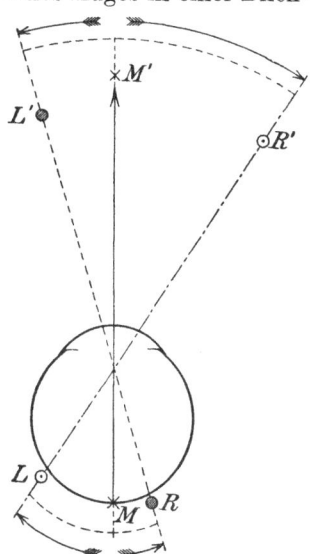

Abb. 177. Schema des Raumwerts der Netzhautsinnesepithelien. Die Macula (× *M*) gibt bei Augen in normaler Ruhelage den Eindruck geradeaus (*M'*). Der Punkt ● *R,* der rechts von der Macula gelegen ist, hat einen Raumwert nach links ● *L'.* Der Punkt ○ *L* liegt links von der Macula und hat also einen Raumwert nach rechts ○ *R'.*

Das *Doppeltsehen* beim Lähmungsschielen beruht auf folgenden Vorgängen: Nach HERING hat jede Lichtempfindung, die von der Netzhaut zum Gehirn weitergeleitet wird, einen bestimmten räumlichen Charakter. Ein jedes Sinneselement der Netzhaut hat einen „Raumwert" (Abb. 177). Wenn kein Kontraktionsimpuls auf die Augenmuskeln wirkt und das Auge sich also in normaler Ruhelage befindet, hat die Fovea centralis, in der sich das fixierte Objekt abbildet, den Raumwert „Geradeaus". Rechts von der Fovea gelegene Elemente der Netzhaut haben einen Raumwert, der um so weiter nach links liegt, als sich das Sehelement rechts von der Fovea befindet. Ebenso melden Sinnesepithelien, die oberhalb der Fovea liegen, eine Lage des abgebildeten Gegenstandes, die unterhalb der fixierten Mitte des Gesamtbildes der Außenwelt eingeschätzt wird. Wenn nun infolge Lähmung eines Augenmuskels das kranke Auge nicht so eingestellt werden kann, daß sich der fixierte Gegenstand in der Netzhautmitte abbildet, sondern ein lateral von der Macula gelegenes Sinnesepithel reizt, so vermittelt dieses fälschlich gereizte Glied in dem Mosaik der Sinneszellen einen Raumwert, der sich mit dem des gesunden Auges nicht deckt. An Stelle der Übereinstimmung der Meldungen beider Augen empfängt das Zentralorgan zwei verschiedene Raumeindrücke der Außenwelt; der Patient sieht also den vor ihm liegenden Gegenstand zweimal abgebildet, und zwar sind die beiden Bilder gegeneinander verschoben, er hat Doppelbilder.

In welcher Richtung die Verschiebung erfolgt, hängt von der Wirkung des gelähmten Muskels ab. Kommt er bei der betreffenden

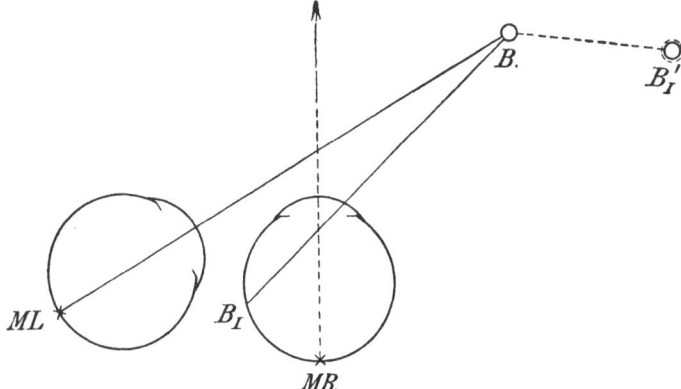

Abb. 178. Doppeltsehen beim Blick nach rechts und bei rechtsseitiger Abducenslähmung. Anstatt den Punkt B zu fixieren, sieht das rechte Auge geradeaus. Infolgedessen bildet sich der Punkt B auf der Netzhaut des rechten Auges auf dem Sehelement BI ab, welches links von der Macula liegt und infolgedessen ein Trugbild BI′ liefert, das rechts neben B im Raum steht. MR Macula des rechten, ML des linken Auges.

Blickrichtung überhaupt nicht zur Mitwirkung, dann werden sich die Bilder beider Augen decken; der Patient sieht einfach. Soll aber eine Bewegung beider Augen ausgeführt werden, bei der er mitzuarbeiten hat, so macht sich die Schielstellung des gelähmten Auges geltend, und dann sieht der Patient doppelt. Der am leichtesten zu verstehende Fall ist die so häufig zu beobachtende Lähmung des N. abducens, der den M. rectus lateralis versorgt. Nehmen wir an, daß der rechte Abducens betroffen ist, dann wird der Patient bei der Blickwendung nach links einfach sehen; denn in dieser Richtung wird im wesentlichen der Rectus medialis des rechten Auges gebraucht. Will er aber die Augen nach rechts hinüber drehen (Abb. 178), dann bleibt das rechte Auge stehen, als wenn es geradeaus sehen wollte. Es dreht sich nicht über die Mittellinie nach rechts hinüber. In dem Maße, in dem es zurückbleibt, bildet sich aber nun der vom linken Auge richtig fixierte Punkt nicht mehr in der Fovea centralis des rechten Auges ab; vielmehr fällt das Bild des vom linken Auge fixierten Punktes auf ein Sehelement, welches in der Retina des rechten Auges links von der Macula angeordnet ist, und zwar wandert das Bild auf dem Augenhintergrunde um so mehr nach links, je weiter der Punkt, den das Auge fixieren soll, im Außenraume nach rechts liegt. Wir brauchen uns aber nur daran zu erinnern, daß der Raumwert der Netzhautelemente um so weiter nach rechts lokalisiert wird, je weiter nach links von der Macula sie liegen. So wird verständlich, daß für den Patienten ein zweites Bild auftaucht, welches rechts von dem vom gesunden Auge fixierten Gegenstande zu liegen scheint. Das Trugbild, welches das rechte Auge vermittelt, steht also um so weiter nach rechts im Raume, je weiter

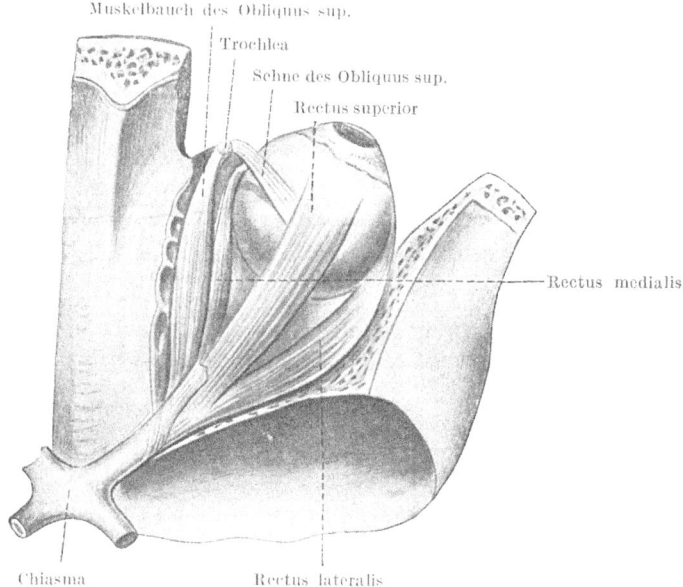

Abb. 179. Muskeln des rechten Bulbus von oben nach Wegnahme des Orbitaldachs.
(Unter Benutzung einer Figur von SOBOTTA.)

nach rechts der Gegenstand sich befindet, der fixiert werden soll. Wenn das *Trugbild* auf derselben Seite im Raume gesehen wird, die dem gelähmten Auge entspricht, heißt das Trugbild *gleichnamig*; bei rechtsseitiger Abducenslähmung steht das Trugbild rechts. Unschwer können wir das vom rechten Abducens Gesagte auf die Lähmung des Antagonisten, des rechten Rectus medialis übertragen. Dieser Muskel zieht das rechte Auge nach links; folglich taucht bei Linkswendung des Blickes und Lähmung des rechten Rectus medialis ein Doppelbild auf, das auf der linken Seite des wirklichen Bildes steht. Das Trugbild bei Lähmung des Rectus medialis ist also „*gekreuzt*": das dem rechten Auge zukommende Bild steht im Raume links. Genau das gleiche gilt mutatis mutandis für die Heber und Senker des Auges. Immer wieder begegnen wir der Regel, daß *das Trugbild neben dem wirklichen in der Richtung im Raume auftaucht, nach welcher der gelähmte Muskel das Auge normalerweise drehen sollte.*

Die Kenntnis der physiologischen Wirkung der Augenmuskeln vermittelt uns also zugleich diejenige von der Stellung der Doppelbilder im Raume, wenn der eine oder der andere der Muskeln paretisch wird.

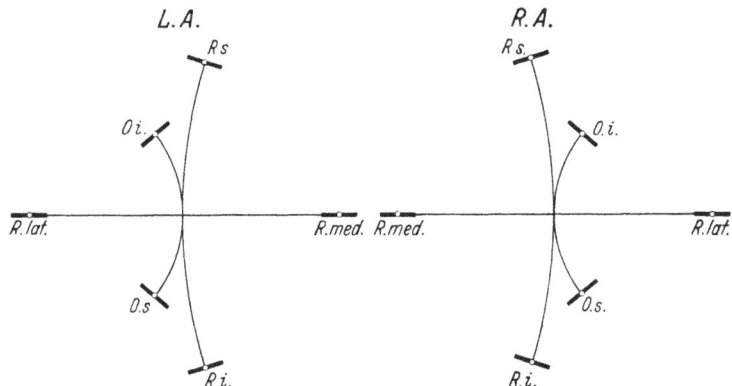

Abb. 180. Schema der physiologischen Wirkung der Augenmuskeln. (Nach HERING.)
Erläuterungen im Text S. 194—197.

Am einfachsten prägt man sich die Funktion der Augenmuskeln an Hand des Schemas von HERING ein, das ich hier wiedergebe (Abb. 180).

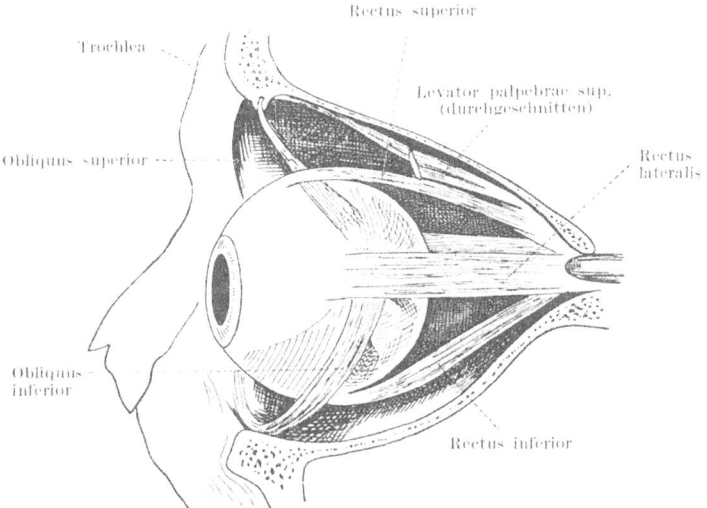

Abb. 181. Seitliche Ansicht der Orbita mit Augenmuskeln. (Nach CORNING.)

Die Linien geben Richtung und Ausmaß der Funktion der einzelnen Augenmuskeln meines Auges an, wenn ich das Schema anblicke. Fällt ein Muskel aus, so muß das Trugbild dem Linienzug entsprechen, der die Funktion des betreffenden Muskels darstellt. Die relative Lage der Doppelbilder zueinander kann also grundsätzlich aus dem

Schema leicht abgelesen werden, wenn sie sich im einzelnen auch mit den Bewegungen der Augen verändert.

Wir haben drei Antagonistenpaare: je einen Seitenwender nach außen und nach innen (Rectus lateralis und medialis), je zwei Heber (Rectus superior und Obliquus inferior) und zwei Senker (Rectus inferior und Obliquus superior). Von diesen haben nur die beiden Seitenwender eine unkomplizierte Funktion; denn sie entspringen in der Tiefe des

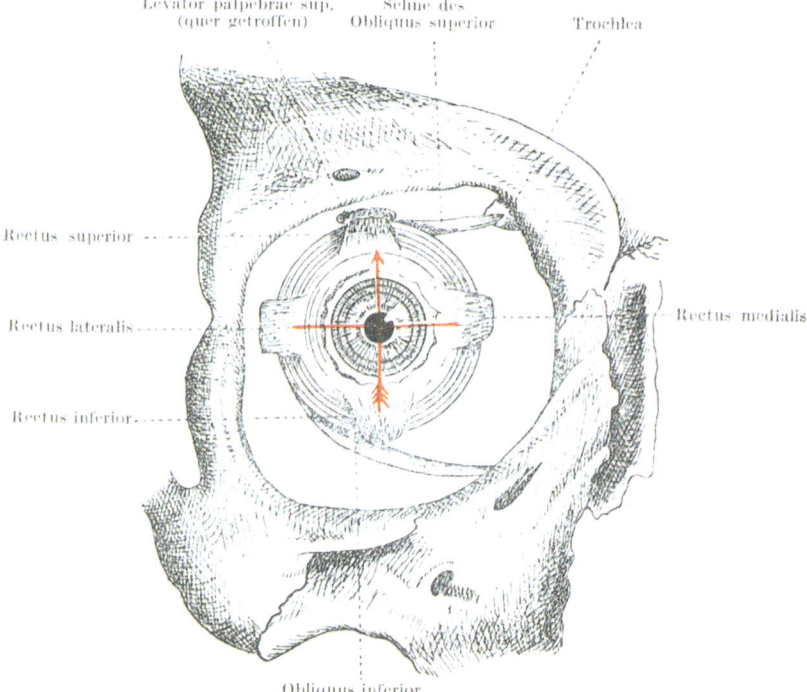

Abb. 182.   Rechter Bulbus mit Augenmuskeln. (Nach Merkel-Kallius.)
Rot: Vertikaler und horizontaler Meridian.

Orbitaltrichters und ziehen gerade nach vorn, um sich in der horizontalen Mittelebene des Bulbus außen bzw. innen anzuheften. Somit können sie nur eine Seitenwendung ausführen; auf die Höhe und auf die Drehung des Auges um die sagittale Achse haben sie keinen Einfluß (Abb. 182). Bei den anderen vier Augenmuskeln liegt dagegen eine kompliziertere Funktion vor. Der Rectus superior und inferior entspringen ebenfalls in der Tiefe der Orbita unmittelbar ober- bzw. unterhalb des Foramen opticum. Da aber die Achse der Orbita jederseits nicht mit der Sagittalebene des Körpers zusammenfällt, sondern einen nach vorn offenen Winkel mit ihr bildet (Abb. 179), während die Augenachse selbst genau nach vorn gerichtet ist, so bilden auch Gesichtslinie und Verlaufsrichtung der erwähnten beiden Augenmuskeln einen nicht unbeträchtlichen Winkel miteinander. Der Rectus superior ist deshalb kein reiner

Heber, sondern adduziert außerdem das Auge und rollt es ein wenig nach innen. Analoges gilt vom Rectus inferior (Abb. 180). Unter Rollung des Auges versteht man die Drehung desselben um seine sagittale Achse.

Die Funktion der Obliqui (Abb. 180) ergibt sich aus der Tatsache, daß beide Muskeln im Gegensatz zu den Recti am vorderen Rande der Orbita entspringen (Abb. 181 und 182). Für den Obliquus superior gilt dabei die bindegewebige Schleife (Trochlea), durch die er nach Verlauf in dem Orbitaltrichter nach vorn oben-innen hindurchtritt, als funktioneller Ursprung. Der Obliquus superior zieht nun von der am oberen inneren Orbitalrande befindlichen Trochlea aus schräg nach hinten temporal, um über den oberen Äquator des Auges hinweggreifend seinen Ansatz am oberen hinteren temporalen Quadranten des Bulbus zu finden. Der

Muskel	Nerv	Seitenwirkung	Höhenwirkung	Neigung des oberen Endes des vertikalen Meridians
Rectus lateralis	Abducens	Abduktion	—	—
Rectus medialis	Oculo-motorius	Adduktion	—	—
Rectus superior	Oculo-motorius	Adduktion	Hebung der Cornea	nach innen
Rectus inferior	Oculo-motorius	Adduktion	Senkung der Cornea	nach außen
Obliquus inferior	Oculo-motorius	Abduktion	Hebung der Cornea	nach außen
Obliquus superior	Trochlearis	Abduktion	Senkung der Cornea	nach innen

Obliquus inferior verläuft mit ihm ganz symmetrisch von dem unteren inneren Umfange der Orbita unter dem unteren Äquator des Bulbus hinüber zum unteren hinteren temporalen Quadranten. Die Insertion beider Muskeln an der Bulbus*hinter*fläche (hinter dem Äquator des Auges) und ihr Ursprung an der *vorderen* Öffnung des Orbitaltrichters bedingen eine Wirkung auf die Höhe in dem Sinne, daß der Obliquus superior die Hornhaut senkt und der Obliquus inferior sie hebt. Ihre Anheftung temporal von der vertikalen Mittellinie bewirkt aber außerdem eine Mithilfe bei der Auswärtsdrehung des Auges und hinsichtlich der Meridianneigung oder Rollung für den Obliquus superior eine Drehung des oberen Endes des senkrechten Meridians nasenwärts, für den Obliquus inferior schläfenwärts (Abb. 180, S. 194).

Die Wirkung auf die Höhenrichtung, die Seitenwendung und die Rollung des Bulbus ist verschieden, je nach der Stellung des Auges. Zum Beispiel ist der Einfluß des Obliquus superior als Senker dann am größten, wenn das Auge stark nach einwärts gerichtet ist, in Adduktionsstellung also (vgl. Abb. 183), weil der vertikale Meridian dabei in die Richtung des Muskelverlaufes zu liegen kommt; aber die Wirkung auf die Rollung ist dann eine ganz geringe. Ist das Auge nach auswärts gedreht (abduziert), dann ist die rollende Komponente des Obliquus superior sehr ausgiebig, der Einfluß auf die Senkung geringer, auf die Abduktion wiederum größer. In analoger Weise schwanken die Funktionen des Rectus superior, Rectus inferior und Obliquus inferior.

Somit können wir die Funktion aller sechs äußeren Augenmuskeln in obenstehender Tabelle übersichtlich zusammenstellen, wobei auf die soeben auseinandergesetzte Änderung der Wirkungsweise der vier kompliziert arbeitenden Muskeln, je nach der Augenstellung, zu achten ist.

Aus der Tabelle sehen wir, daß die Einwärtswendung und Auswärtswendung in der Horizontalen lediglich durch die Antagonisten Rectus medialis und lateralis ausgeführt wird. Bei der Blickhebung wirken gleichzeitig der Rectus superior und Obliquus inferior. Sie ergänzen sich in der Höhenwirkung, gewährleisten aber eine Hebung in der Vertikalen dadurch, daß sie in bezug auf Seitenwendung und Meridianneigung Antagonisten sind. Ist der eine von beiden paretisch, so kann

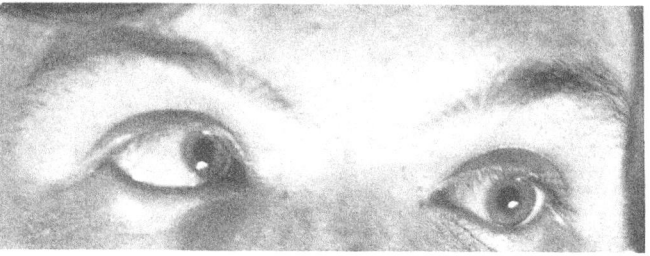

Abb. 183. Parese des rechten M. obliquus superior. Beim Blick nach links-unten bleibt das rechte Auge besonders stark zurück.

der andere zwar allein auch noch die Hebung in mäßigem Grade bewerkstelligen; der Bulbus wird aber dann zugleich seitlich abgelenkt und sein Meridian gedreht. Ähnlich liegen die Verhältnisse bei der Senkung des Blickes. Hier summiert sich die Wirkung des Rectus inferior mit derjenigen des Obliquus superior, die wiederum in bezug auf Seitenwendung und Meridianneigung entgegengesetzt arbeiten. Ferner zeigt uns ein Blick auf die Tabelle, daß der Rectus lateralis vom Abducens, der Obliquus superior vom Trochlearis, die anderen vier aber vom Oculomotorius innerviert werden. Außerdem versorgt der Oculomotorius noch den Levator palpebrae superioris und den Sphincter pupillae sowie die Ciliarmuskulatur der Akkommodation.

Bei einer *Lähmung aller äußeren Äste des Oculomotorius (Ophthalmoplegia externa)* bleibt also durch die Unversehrtheit des Abducens nur die Seitenwendung nach außen und durch Wirkung des Trochlearis noch eine Möglichkeit der Senkung der Hornhaut mit gleichzeitiger Wendung nach außen und Rollbewegung des Auges im Sinne einer Neigung des oberen Endes des vertikalen Meridians nach einwärts bestehen. Hinzu tritt eine Ptosis (Lähmung des Hebers des oberen Lides). Dagegen sind die Hebung der Cornea über die Horizontale und ihre Einwärtswendung über die vertikale Mittellinie hinaus aufgehoben, da diese Leistungen sämtlich der Innervation des Oculomotorius unterliegen.

Eine *komplette* auch die Muskeln der Regenbogenhaut und des Strahlenkörpers erfassende *Oculomotoriuslähmung* verursacht außerdem eine
weite Pupille und eine Lähmung der Akkommodation (Ophthalmoplegia externa et interna, sive totalis).

Außer der Oculomotoriuslähmung beobachtet man an isolierten
Augenmuskelstörungen besonders solche des Rectus lateralis und des
Obliquus superior. Liegt eine *Abducenslähmung* vor, so bemerkt man
einen Strabismus convergens, der Schielwinkel wird größer, wenn der
Patient nach der Seite des gelähmten Muskels blickt, kleiner beim

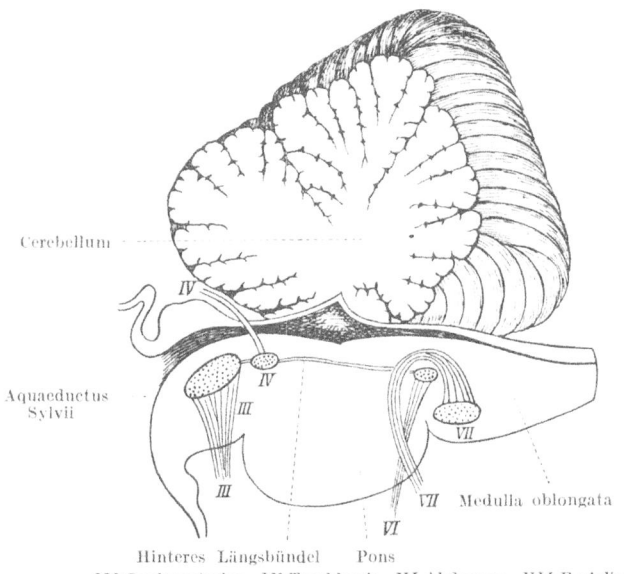

Cerebellum

IV

Aquaeductus
Sylvii

IV

III

VII

III

VII   Medulla oblongata

VI

Hinteres Längsbündel   Pons
III Oculomotorius. *IV* Trochlearis. *VI* Abducens. *VII* Facialis.

Abb. 184.   Lage der Kerne der Augenmuskelnerven.

Blick nach der entgegengesetzten Seite. Beim Blick geradeaus bestehen
ungekreuzte Doppelbilder. Bei der *Trochlearislähmung*, z.B. des rechten
Trochlearis, kann man den Bewegungsausfall der Senkung besonders
gut feststellen, wenn der Patient bei adduziertem Auge den Blick
senken will, weil der Trochlearis dann ein fast reiner Senker wird
(Abb. 183). Der Aufsall der Rollung tritt umgekehrt bei Abduktion
am deutlichsten in Erscheinung. Beim Blick geradeaus steht das Trugbild (des rechten Auges) tiefer, etwas rechts, also ungekreuzt, und mit
der Spitze nach links geneigt (vgl. Abb. 180, S. 194).

Die *Untersuchung auf Augenmuskellähmung* wird folgendermaßen vorgenommen:
Man läßt die Augen einen Gegenstand (Bleistiftspitze) fixieren und bewegt ihn nach
allen Richtungen, indem man genau beobachtet, ob ein Auge nach irgendeiner
Richtung hin zurückbleibt. Dann vergewissert man sich darüber, ob und in welcher
Richtung Doppelbilder auftauchen. Man hält im verdunkelten Zimmer vor das
in der Bewegung behinderte Auge ein rotes Glas und läßt beide Augen eine
Lichtflamme fixieren, die man in einem Abstande von ungefähr 3 m von dem
Patienten nach den verschiedenen Richtungen bewegt. Dabei darf der Patient
der Flamme nur mit den Augen, nicht mit dem ganzen Kopf folgen. Werden bei

einer bestimmten Blickrichtung Doppelbilder angegeben, so erkundigt man sich nach der Lage der Doppelbilder zueinander, ob das rote Bild höher, tiefer, rechts oder links steht und ob die Kerzenflamme beider Bilder parallel nach oben oder die eine schräg gestellt erscheint. Wie *das Trugbild im Raume dorthin* verlegt wird, *wohin der gelähmte Muskel das Auge führen sollte,* z. B. beim rechten Rectus lateralis nach rechts in der Horizontalen, beim Rectus superior nach links und oben, so wird *die Flamme des Trugbildes auch so schräg gesehen, wie die Meridianneigung von dem gelähmten Muskel beeinflußt werden würde.* Bei einer Lähmung des rechten Rectus superior kommt also als dritte Komponente außer dem Höherstand und der Verschiebung des Trugbildes nach links noch eine Neigung desselben in dem Sinne zustande, daß die Flamme, wie der Meridian eigentlich geneigt werden sollte, also mit dem oberen Ende nach links hinüber gesehen wird. Der Grund ist genau der gleiche, wie bei dem eingangs gewählten Beispiel der rechtsseitigen Abducensparese. Das gelähmte Auge bleibt nicht nur in der Hebung zurück, sondern rückt auch durch alleiniges Wirken des Obliquus inferior etwas in Abduktionsstellung. Dadurch fällt das Bild der Flamme auf die temporale Netzhauthälfte, deren Sehelemente mit Raumwerten nach der nasalen Seite ausgestattet sind. Deswegen geht das Trugbild eine Wenigkeit nach links hinüber. Außerdem bewegt aber der gleichzeitige Einfluß des Obliquus inferior auf die Meridianneigung das Auge im Sinne einer Rollung des oberen Endes des vertikalen Meridians nach außen, was die dadurch in schräger Richtung nebeneinander gereizten Netzhautelemente mit Umwertung im Raume in entgegengesetzter Schrägrichtung beantworten. Mithin neigt sich die Spitze des Trugbildes nach links.

Unterschiede zwischen Begleit- und Lähmungsschielen.

Begleitschielen.	*Lähmungsschielen.*
1. Erste Entstehung meist unbemerkt; oft zunächst nur zeitweiliges Schielen.	Plötzliche Entstehung unter Beschwerden.
2. Primärer und sekundärer Schielwinkel sind gleich.	Der sekundäre Schielwinkel ist größer als der primäre.
3. Bei Augenbewegungen ändert sich der Schielwinkel nicht.	Bei Augenbewegungen ändert sich der Schielwinkel; er nimmt zu in der Richtung der normalen Funktion des gelähmten Augenmuskels.
4. Der binokulare Sehakt ist unterwertig. (Fehlen der Fusion und des stereoskopischen Sehens.)	Der binokulare Sehakt ist intakt.
5. Spontane Doppelbilder fehlen wegen der Unterwertigkeit des binokularen Sehaktes.	Es treten Doppelbilder auf. Das Bild des kranken Auges liegt in der Richtung der normalen Funktion des gelähmten Augenmuskels. Bei gekreuzten Sehachsen bestehen ungekreuzte, bei ungekreuzten Sehachsen gekreuzte Doppelbilder.

Die *Ursache der Augenmuskellähmungen* kann in einer zentralen oder peripheren Läsion der Nerven begründet sein. In den Abb. 184

und 185 ist die Lage der Augenmuskelkerne im anatomischen Bilde angegeben. Die Kernregion des Oculomotorius liegt als paariges Gebilde rechts und links von der sagittalen Mittellinie am Boden des Aquaeductus. Zwischen beiden Oculomotoriuskernen sehen wir einen unpaaren Kern für die innere Augenmuskulatur. Unmittelbar nach rückwärts vom Oculomotoriuskerngebiet schließen sich die Kerne der beiden Trochleares an, die im Gegensatz zu den übrigen

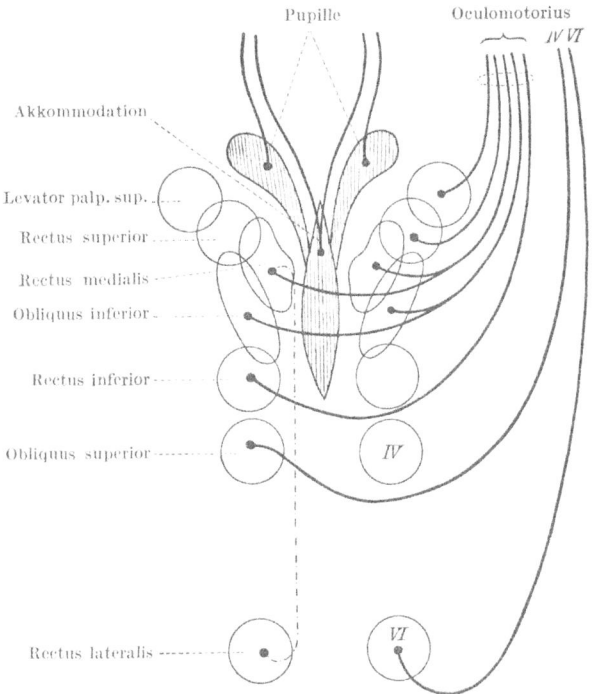

Abb. 185.   Schema der Verbindung der Kerne der Augenmuskelnerven untereinander.
IV Trochlearis, VI Abducens.

Augennerven das Gehirn an der Rückfläche durchbohren und sich sofort kreuzen. Der Kern für den rechten Trochlearis liegt also auf der linken Hirnseite. Hingegen liegt der Abducenskern viel weiter rückwärts. Wir begegnen ihm dort, wo die Brücke in die Medulla oblongata übergeht, und zwar liegt er in der Schleife, welche die Fasern des Facialis beschreiben. Oculomotorius- und Trochleariskern haben aber eine Verbindung mit dem Abducenskern durch das hintere Längsbündel. Außerdem haben die beiden rechts und links von der Mittellinie gelegenen Kerne des Oculomotorius wieder Verbindungen untereinander (Abb. 185).

Die Nervenbahnen können durch luische und andere infektiöse Prozesse im Zentralorgan und an der Schädelbasis alteriert werden, ebenso ist es möglich, daß Apoplexien die Kernregion oder die Nerven schädigen. Tumoren und Erweichungsherde, Veränderungen bei multipler Sklerose, Traumen, Systemerkrankungen, vor allem Tabes und Paralyse, spielen vielfach eine Rolle.

Therapeutisch ist wenig zu erreichen, wenn es nicht gelingt, die Grundursache zu beheben. Die Patienten helfen sich selbst, indem sie den Kopf so halten, daß sie durch Kopfdrehung den Muskelausfall ersetzen. Zum Beispiel hält ein Patient mit rechtsseitiger Abducensparese den Kopf nach rechts gewendet, damit er die Anforderungen an die seitliche Bewegung des Auges nur mit dem M. medialis zu bestreiten braucht.

Außerdem lernen manche Patienten mit der Zeit das störende Bild des gelähmten Auges psychisch zu unterdrücken. Gelingt dies nicht, so verdeckt man das Auge durch ein schwarzes oder Mattglas.

Örtlich sucht man den gelähmten Muskel durch Elektrisieren zu beeinflussen; ein Erfolg ist natürlich aber nur dann zu erwarten, wenn der Sitz der Störung ein mehr peripherer ist.

Von den eigentlichen Augenmuskellähmungen sind die *Blicklähmungen* zu unterscheiden. Während bei jenen die Tätigkeit eines bestimmten Muskels oder der durch einen Nerven innervierten Muskelgruppe in Wegfall kommt, zeichnen sich die Blicklähmungen dadurch aus, daß bestimmte *zusammengeordnete Tätigkeiten beider Augen*, wie z. B. die „Konvergenz", „seitliche Blickwendung" usw. unmöglich geworden sind, obwohl die dabei in Betracht kommenden Augenmuskeln nicht gelähmt sind. Diese „assoziierten Blicklähmungen" entstehen, wenn supranucleare Bahnen oder Zentren erkrankt sind.

Nystagmus (Augenzittern). Unabhängig von den willkürlich ausgeführten Augenbewegungen beobachten wir bei manchen Patienten zuckende Augenbewegungen *(Rucknystagmus)* oder pendelnde *(Pendelnystagmus)*, welche dem Willen nicht unterworfen sind. Beim Pendelnystagmus ist die Hin- und Herbewegung der Augen von gleicher Geschwindigkeit, beim Rucknystagmus unterscheiden wir eine langsame *primäre* und eine schnellere ruckartige *sekundäre Phase*. Bei manchen Gehirnerkrankungen beobachtet man durch das Überwiegen des „Tonus" der einen Gehirnseite ein dauerndes Abweichen beider Augen nach der entgegengesetzten Seite — Déviation conjuguée, also gleichsam die isolierte primäre Phase. Das typische Beispiel für einen Rucknystagmus ist der experimentelle labyrinthäre Nystagmus. Geschehen die Bewegungen in der Horizontalen, so sprechen wir von *Nystagmus horizontalis*, bei Drehung der Augen im Sinne von kongruenten Meridianneigungen von Nystagmus rotatorius.

Diese unsteten Augenbewegungen, die nicht selten bei dem Versuche, einen Gegenstand zu fixieren, zunehmen, haben verschiedene Ursachen. Vielfach handelt es sich um angeboren schwachsichtige Augen, z. B. infolge Albinismus, totaler Farbenblindheit, Mißbildungen, vor allem Aderhautkolobomen usw. Auch Augen, die durch Gonoblennorrhoe der Neugeborenen früh dichte Hornhautnarben davontrugen, führen zum Nystagmus. In all diesen Fällen sprechen wir von einem *okularen Nystagmus*. Häufig ist aber eine besondere Ursache im Auge nicht zu erkennen. Beim okularen Nystagmus erklärt man sich das Augenzittern daraus, daß — aus diesem oder jenem Grunde — der Fixationsmechanismus nicht zur

vollen Ausbildung gelangt ist, d. h. die Fähigkeit, die Augenstellung durch Er-
fassen eines im Mittelpunkte des Interesses stehenden Gegenstandes mit der Netzhautmitte zu regulieren. Das Augenzittern kann aber auch von vornherein
mit einer Anomalie oder einem Leiden des Zentralnervensystems zusammenhängen. Die multiple Sklerose, die auch sonst Intentionszittern hervorruft, ist
hier z. B. zu nennen. In gewissen Fällen ist der Nystagmus eine Berufserkrankung,
insofern ein Teil der Kohlenbergwerksarbeiter davon befallen wird. Schließlich
kennen wir auch einen labyrinthären Nystagmus, ausgelöst von einer Reizung
des Vestibularis, wie ihn die Otologen zur Prüfung der Erregbarkeit des Labyrinthes
systematisch hervorrufen.

Glaukom (grüner Star).

Glaukom (grüner Star). Der im Augeninnern herrschende Druck
hängt von sehr verschiedenen Momenten ab, vor allem von der Wan-
dungsfestigkeit der Sklera und dem Inhalt des Augapfels; der Inhalt
aber von der Produktion der intraokularen Flüssigkeit und ihrer extra-
und intravasalen Ableitung. Die intraokulare Flüssigkeit verläßt das
Auge einerseits durch die *Lymphräume* des Kammerwinkels (zum
SCHLEMMschen Kanal), der Foramina ciliaria sclerae und des Foramen
opticum sclerae, andererseits durch die *Venen* der Uvea und Retina.

Bestimmend für den jeweiligen Inhalt des Augapfels sind wesentlich das Volumen des in der vorderen und hinteren Augenkammer befindlichen Kammerwassers, des, größten Teils aus Wasser bestehenden
Glaskörpers und die Gesamtmenge des die Augengefäße durchströ-
menden und füllenden Blutes. Von diesen Bestandteilen zeigt der
gallertige Glaskörper, der nur einen ganz trägen Stoffwechsel besitzt
und kaum elastisch ist, praktisch nur geringe Volumschwankungen.
Kammerwasser und Blutquantum sind deshalb von entscheidender
Bedeutung. Über den Flüssigkeitswechsel im Auge ist bereits kurz
berichtet worden (S. 10). Hier sei noch folgendes hinzugefügt:

Das Kammerwasser wird vom Corpus ciliare in kaum meßbarem,
aber kontinuierlich fließendem Strome in die hintere Kammer abgesondert, tritt durch die Pupille in die vordere ein und verläßt endlich
den Bulbus vor allem am Kammerwinkel (Abb. 8, S. 10), indem es durch
die Bälkchen des Ligamentum pectinatum in den SCHLEMMschen Kanal
abfiltriert wird. Soll kein Überdruck einsetzen, dann muß das vom
Corpus ciliare gelieferte und das durch den Kammerwinkel abgeführte
Quantum Flüssigkeit sich genau die Waage halten. Übermäßige
Produktion oder Behinderung des Abflusses erzeugen notwendig eine
Drucksteigerung (Hypertension).

Aber auch durch Vermehrung der in den Gefäßen des Augeninneren,
vor allem in dem Schwammkörper der Aderhaut befindlichen Blutmenge kann der Druck gesteigert werden. Für die Regulierung der
Gefäßfüllung aber sind die Tätigkeit des Gefäßnervensystems (Sympathicus) und hormonale Einflüsse von Bedeutung.

Wäre das Gefäßnetz der Uvea und der Retina ohne jede Schranke
in den allgemeinen Kreislauf eingeschaltet, dann müßten sich die Blut-
druckschwankungen auch unmittelbar auf die Spannung des Auges
übertragen, ja das Auge müßte, da seine Hüllen nicht nachgeben können,

wie ein Plethysmograph durch seinen Binnendruck die Schwankungen anzeigen. Jedes Bücken und Pressen, jede auf psychische Einflüsse eintretende Gefäßerweiterung würde sich im Augendruck kundtun. Das ist jedoch unter normalen Verhältnissen durchaus nicht der Fall. Tierexperimente haben ergeben, daß eine Steigerung des allgemeinen Blutdruckes sogar von einer Erniedrigung des Augendruckes begleitet sein kann. Wir kommen daher zu der Überzeugung, daß ein besonders

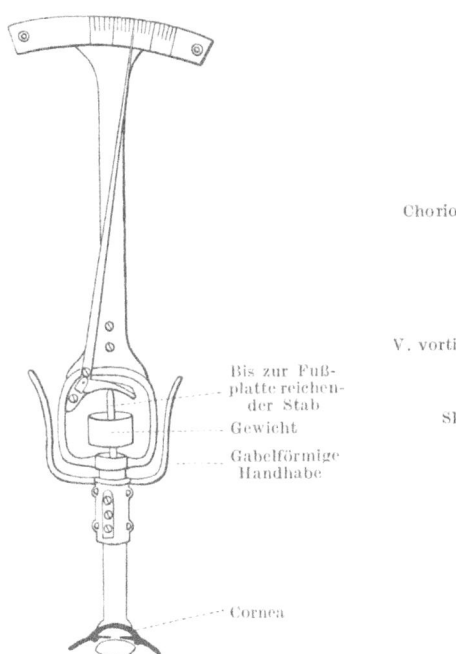
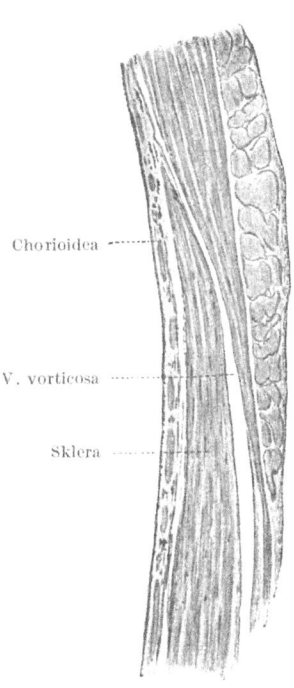

Abb. 186. Tonometer von SCHIÖTZ.

Abb. 187. Durchtritt einer V. vorticosa durch die Sklera. (Nach SALZMANN.)

fein arbeitender vasomotorischer Apparat die im Gesamtkreislauf eintretenden Druckschwankungen durch entsprechende Kaliberverengerung der intraokularen Gefäße so vom Auge fernhält, daß eine übermäßige Blutfülle im Bulbus vermieden wird. Im Gegensatz zum Gesunden sind aber bei manchen Glaukompatienten Parallelen zwischen Blutdruck- und Augenspannung deutlich nachweisbar. Der Grund kann in einem Versagen des vasomotorischen nervösen Apparates oder auch in sklerotischen Veränderungen des Gefäßsystems gesucht werden. Jedenfalls ist das Glaukom zwar klinisch ein einheitliches Krankheitsbild, im Grunde aber ein Symptomenkomplex von verschiedener Bedeutung.

Normalerweise besitzt das Auge einen Binnendruck von etwa 16 bis 27, höchstens bis 30 mm Quecksilber. Der Druck ist rechts und links im allgemeinen gleich, schwankt aber in einem tageszeitlichen Rhythmus, wobei der Druck vormittags in der Regel höher ist als nachmittags. Während der Nacht steigt der gegen Abend abgesunkene Druck wieder an.

Die Messung geschieht mit dem *Tonometer* von SCHIÖTZ (Abb. 186), einem Instrument, welches auf die durch 1%iges Holocain unempfindlich gemachte Hornhaut aufgesetzt wird (Cocain kann bei zu Glaukom neigenden Augen den Binnendruck steigern, während es an gesunden Augen den Druck senkt). Ein Stäbchen, dem Grammgewichte aufgeschraubt werden, drückt die Hornhaut leicht ein, und ein Zeigerhebel, der von dem Stäbchen gehoben wird, weist die Tiefe der entstehenden Grube nach. Je geringer der Eindruck des Stäbchens in der Hornhaut, desto kleiner der Ausschlag des Zeigers und desto höher der intraokulare Druck. Das Instrument, das durch eine gabelförmige Handhabe gehalten wird, stellt gleichsam eine kleine Waage dar, die empirisch geeicht ist. Auf einer beigegebenen Skala liest man die Druckwerte in Millimetern Quecksilber ab.

Krankhafte Änderungen des intraokularen Druckes können nun grundsätzlich nach zwei verschiedenen Richtungen hin auftreten, nämlich im Sinne einer Druckverminderung oder einer Drucksteigerung. *Druckverminderung* (Hypotension) wird z. B. beobachtet, wenn bei perforierenden *Verletzungen* Kammerwasser oder Glaskörper abfließt. Aber auch starke Quetschungen des Augapfels ohne Verletzung der Bulbuswand sowie Massage des Augapfels führen zur Erweichung. Bei schweren *Regenbogenhautentzündungen* tritt Hypotension ein, wenn der Ciliarkörper seine Funktion ganz oder teilweise eingestellt hat. Endlich werden Druckverminderungen auch bei der *Netzhautablösung* und im *Coma diabeticum* beobachtet.

Andererseits gibt es eine ganze Reihe verschiedener Momente, die zu *Drucksteigerung* (Hypertension) führen. Die Folgeerscheinungen einer solchen Druckerhöhung bilden den Symptomenkomplex des Glaukoms. *Intraokulare Drucksteigerung ist also das wichtigste Symptom des glaukomatösen Zustandes.*

Ist die Drucksteigerung Folge einer anderen Augenerkrankung, so sprechen wir von einem *Sekundärglaukom*. Wir haben dafür bei den einzelnen Augenerkrankungen schon mannigfache Beispiele kennengelernt. So verursacht die in den Glaskörperraum luxierte Linse (s. S. 181) durch Anstoßen an die Fortsätze des Corpus ciliare eine Sekretionsneurose und pathologisch gesteigerte Kammerwasserabscheidung. Die in die Vorderkammer luxierte Linse dagegen verschließt den Kammerwinkel und ruft so Glaukom hervor. Auch die Folgezustände der Iritis (s. S. 110) können eine Stauung des Kammerwassers herbeiführen, und zwar in der hinteren Kammer bei Seclusio und Occlusio pupillae, in der vorderen Kammer bei der Iritis serosa oder fibrinosa, wenn die Exsudationen das Ultrafilter verlegen. Ferner ist die Thrombose der V. centralis retinae in ihrem späteren Verlauf sehr oft mit unangenehmen Drucksteigerungen verknüpft. Endlich lernten wir auch bei intraokularen Tumoren glaukomatöse Zustände kennen. In allen diesen Fällen entsteht ein ,,*sekundäres Glaukom*''.

Das **primäre Glaukom** ist demgegenüber eine Erkrankung, bei der die Drucksteigerung Augen befällt, die vorher ganz gesund waren. Die Ursachen des primären Glaukoms sind erst teilweise bekannt und jedenfalls nicht einheitliche. Mehr und mehr lernen wir erkennen, daß es sich hier um einen Symptomenkomplex und nicht eine scharf umschriebene Krankheit handelt. Bei den typischen Formen spielt wahrscheinlich die Innervation der Gefäßmuskulatur eine führende Rolle. Auch psychogene Einflüsse sind unverkennbar.

Das *primäre Glaukom* kann als *Glaucoma simplex* und als *Glaucoma inflammatorium* verlaufen. Im ersteren Falle nimmt die Druckerhöhung zwar solche Grade an, daß die Sehnervenscheibe samt Siebplatte allmählich nach rückwärts gedrückt wird und damit eine langsam fortschreitende Sehstörung bis zur schließlichen Erblindung zustande kommt. Die intraokulare Spannung läßt aber immer noch die Blutzirkulation im Bulbus unbehelligt. Sie erschwert sie, drosselt sie aber nicht ab. Im letzteren Falle dagegen greift die Drucksteigerung entscheidend in die Blutversorgung des Auges ein. Es kommt unter heftigen Schmerzen zu schweren Stauungszuständen mit sekundärem Ödem. Die Stockung in der Zirkulation des Auges löst einen „*akuten Glaukomanfall*" aus, während das Glaucoma simplex als chronisches Leiden ohne solche akute Steigerung der Symptome verläuft.

Indessen sind beide Arten nur durch ihren klinischen Verlauf und ihre Weiterentwicklung unterschieden; im Grunde genommen haben wir die gleiche Krankheit vor uns. In Analogie zur Lehre von den Herzfehlern kann man die Abweichungen beider Formen voneinander dadurch vielleicht umschreiben, daß das *Glaucoma simplex* als *kompensiertes*, das *Glaucoma inflammatorium* als *unkompensiertes Glaukom* bezeichnet wird. Daraus ergibt sich, daß, wie der Herzfehler, so auch das Glaukom jederzeit aus dem kompensierten Stadium in das unkompensierte übergehen kann. Dennoch gibt es viele Fälle, die zeitlebens niemals einen Glaukomanfall bekommen, so daß sich die erwähnten beiden Typen ziemlich gut voneinander trennen lassen.

Das Glaukomvollbild läßt folgende *drei Stadien* wohl erkennen: die *Prodromalerscheinungen*, den *Glaukomanfall* (Glaucoma inflammatorium acutum), die *Erblindung durch Glaukom* (Glaucoma absolutum).

Das Prodromalstadium. Aufmerksame Patienten beobachten in diesem Zustande folgendes: Unter einem leichten Spannungsgefühl, das sich bis zu einem dumpfen Druck in der Stirn steigern kann, legt sich an manchen Tagen ein zarter Schleier vor das Auge: *Nebelsehen.* Vorübergehend sinkt die Sehschärfe, und auch die Naheinstellung des Auges leidet, so daß die Patienten zu solchen Zeiten beim Lesen das Buch weiter abhalten müssen. Um Lichter treten Kreise von *Regenbogenfarben* auf. Untersucht man die Patienten in dieser Periode, dann sieht man eine leicht hauchige Trübung des Kammerwassers, geringe Abflachung der Vorderkammer und Neigung der Pupille zur Erweiterung bei mangelhafter Reaktion auf Belichtung. Auf der Sklera treten vordere Ciliargefäße als rote Linien hervor. Das Augenhintergrundsbild ist etwas verschleiert.

Mit dem Fortschritt des Leidens bereiten sich auf dem Fundus
die ersten Zeichen der Druckwirkung auf die Sehnervenscheibe vor:
Die Zentralarterie zeigt zeitweise Pulsation, nämlich dann, wenn
der Augenbinnendruck sich so weit steigert, daß sich das Blut nur in
der Systole Eintritt erzwingt (Venenpuls ist eine normale Erscheinung!).
Bald werden auch die Zentralgefäße im umgekehrten Bilde nach der
temporalen Seite zu hinübergedrängt. Einzelne Gefäße zeigen auch
bereits am Papillenrande eine Abknickung und im Verlaufe der weiteren
Entwicklung des ganzen Krankheitsprozesses sehen wir dann die
beginnende Aushöhlung
der Papille.

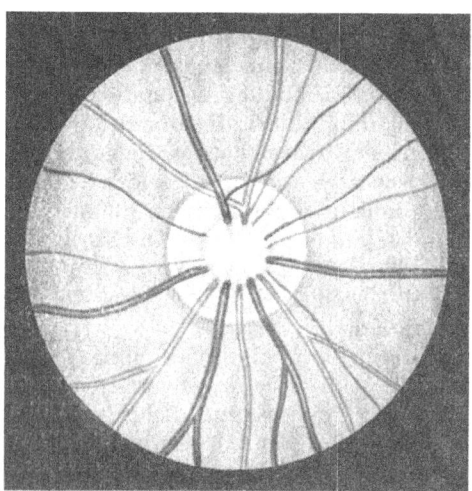

Am Auge des Er-
wachsenen setzt nämlich
die Sklera dem intraoku-
laren Druck einen erheb-
lichen Widerstand entge-
gen. Nur an einer aller-
dings besonders wichtigen
Stelle befindet sich ein
Locus minoris resisten-
tiae: am Sehnervenein-
tritt. Dort, wo die Sieb-
platte das sonst feste Gefüge der Sklera lockert,
damit durch ihre Poren
die Nervenfaserbündel des
Opticus hindurchtreten

Abb. 188.   Große physiologische Exkavation.
(Nach H. KÖLLNER.)

können, gibt die Bulbus-
wandung mit der Zeit

nach. Die Siebplatte wird in den Nervenstamm hineingedrängt.
Dabei gehen die Sehnervenfasern zugrunde und an Stelle der Sehnervenscheibe entsteht eine Aushöhlung, die *glaukomatöse Exkavation*
(Abb. 189). Eine „physiologische Exkavation" zeigen schon viele
normale Papillen, wenn dort, wo der Nervenfasertrichter sich in der
Tiefe zuspitzt, in einem kleinen Felde die Lamina cribrosa sichtbar wird (Abb. 188). Entsprechend dem Schwund der Sehnervenfasern und der Verdrängung der Lamina nach rückwärts wird diese
Exkavation (unter pathologischen Umständen) größer und größer, bis
endlich die Lamina in der ganzen Ausdehnung der Papille klar vor uns
liegt. Auch die der Papille benachbarten Teile der Aderhaut können
zugrunde gehen, so daß um den Sehnerveneintritt herum ein weißer
Hof der Lederhaut sichtbar wird, der *Halo glaucomatosus*. Mit der
Atrophie der Sehnervenfasern aber schwindet zugleich das Sehvermögen.
Ausschlaggebend für diese Vorgänge ist die Erhöhung des intra-
okularen Druckes. Diese ergibt eine erhebliche Spannungsvermehrung
(Werte von 40, 50 oder 60 mm Hg sind nicht selten).
Die *Sehschärfe* sinkt allmählich und wird im weiteren Verlaufe des
Leidens immer geringer. Es treten *Ausfälle im Gesichtsfelde* auf:

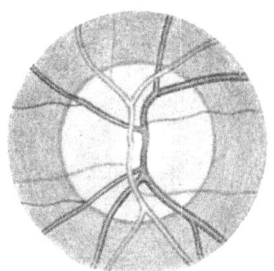

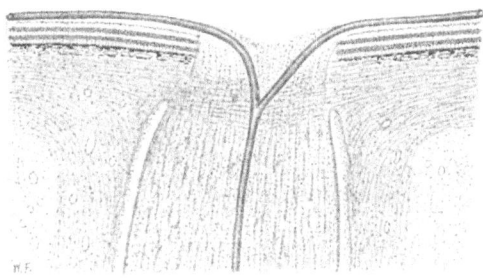

Zentralgefäß
Abb. 189. Physiologische Exkavation.

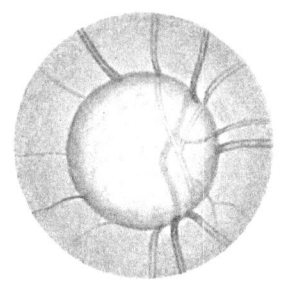

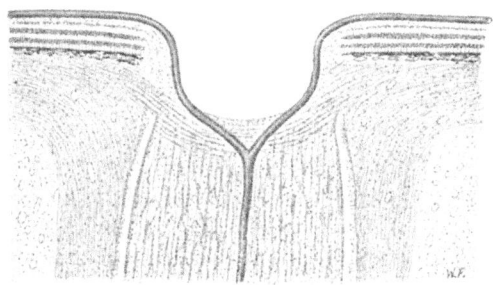

Zentralgefäß
Abb. 190. Glaukomatöse Exkavation.

zunächst vor allem im Anschluß an den blinden Fleck, so daß sichelförmige Skotome zustande kommen *(BJERRUM-Skotome*, Abb. 192);
später engt sich das Gesichtsfeld auch von der Peripherie her ein,
besonders in den nasalen Quadranten *(nasaler Sprung*, Abb. 193).

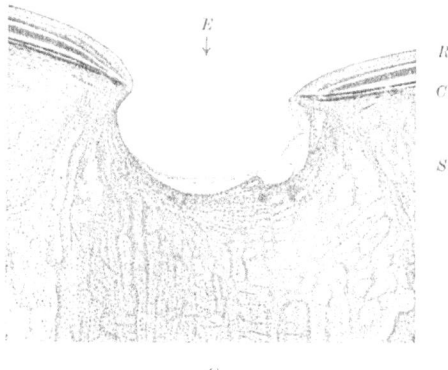

Abb. 191.   Vollständige Exkavation des Sehnerven
mit überhängendem Rande bei Glaukom. (Nach
R. THIEL.) *E* Exkavation; *R* Retina; *Ch* Chorioidea;
Skl Sklera; *O* Opticus.

**Der Glaukomanfall (Glau-
coma inflammatorium oder
acutum).** Steigt der Druck
aber noch mehr an, dann wird
eine bei den einzelnen Individuen ganz verschieden hohe
Grenze erreicht, deren Überschreiten einen akut einsetzenden Umschwung im gan-
zen Krankheitsbilde herbeiführt; die intraokulare Blutzirkulation wird gedrosselt,
der **Glaukomanfall** *(Glaucoma inflammatorium acutum)*
bricht aus. Wahrscheinlich
hat die Absperrung der Zirkulation ihren Grund darin, daß
die Vortexvenen (s. Abb. 6, S. 8) das aus der Aderhaut abfließende Blut
nicht mehr herauslassen. Sie durchbohren ja die Lederhaut nicht senkrecht, sondern ganz schräg (Abb. 187). Lastet nun auf der Sklera ein
Druck in senkrechter Richtung zu ihrer Fläche, dann wird der schmale

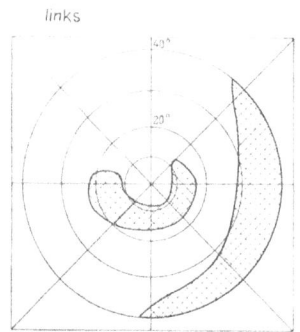

Abb. 192   BJERRUM-Skoʻon beim Glaukom: Sichelförmiger Gesichtsfeldausfall im
Anschluß an den blinden Fleck; außerdem
bereits beginnender nasaler Sprung.

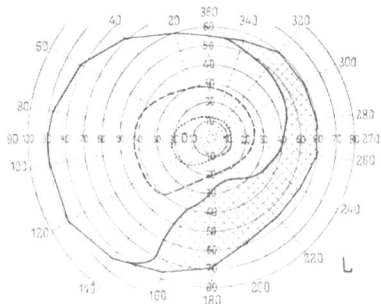

Abb. 193. Gesichtsfeldausfall beim Glaukom.
Typischer sog. nasaler Sprung.

schräge Kanal, der die Vene durchtreten läßt, komprimiert. Die
Folgen sind Strangulierung des Blutabflusses, schwere venöse Stase
und rapides Ansteigen des intraokularen Druckes, unter Umständen
bis zur Höhe des arteriellen Blutdruckes. Das Auge fühlt sich stein-
hart an. Die Stauung bringt ein Ödem mit sich, die brechenden Teile
des Auges werden trübe, die Netzhaut setzt infolge von Unterernährung
ihre Funktion aus. Außerdem werden die in dem Bulbus verlaufenden

Endigungen der Ciliarnerven gequetscht und schwere Neuralgien ausgelöst. So haben wir folgendes Bild vor uns: Die Lider sind gedunsen. Die Bindehaut ist hochrot injiziert und zum Teil glasig. Unter ihr liegt eine intensive bläulichrote ciliare Injektion, aus der sich einige strotzend gefüllte größere Gefäße besonders abheben. Die Hornhautoberfläche ist matt, manchmal mit feinblasiger Abhebung des Epithels (Keratitis bullosa). Das Corneagewebe ist hauchig trübe. *Die stark abgeflachte Vorderkammer enthält leicht getrübtes Kammerwasser. Die Pupille erscheint stark erweitert,* oft entrundet, starr. Linse und Iris sind nach vorn gedrängt. Aus der Pupille erhält man bei Tageslicht einen graugrünen Reflex („grüner Star"), während die Spiegeluntersuchung nur mattrotes Licht aus dem Fundus, aber keine Einzelheiten erkennen läßt. Das Auge ist hart gespannt, seine Funktion auf das Wahrnehmen von Handbewegungen oder Fingerzählen in einigen Metern Abstand herabgesetzt. Dabei klagen die Patienten über heftige Kopfschmerzen in der dem Auge entsprechenden Halbseite, Neuralgien, die in die Stirn, Backe, Schläfe, in die Zähne ausstrahlen, und ein unerträgliches Druckgefühl in der Augenhöhle, „als wenn das Auge herausgepreßt werden sollte". Die Schmerzen können so stark sein, daß sie selbst durch Morphiuminjektionen nur schwer zu stillen sind. Häufig stellt sich Erbrechen ein, was die Patienten bisweilen zu der irrigen Auffassung verleitet, magenkrank zu sein.

Differentialdiagnostisch kann der Glaukomanfall manchmal Anlaß zu Verwechslungen mit heftiger akuter Iritis geben. Achtet man jedoch auf die Pupille, welche bei Iritis in solchen Fällen stets die Neigung zur Verengerung hat, so wird die beim Glaukom typische Pupillenerweiterung die richtige Wertung des Krankheitsbildes erleichtern. Ferner ist bei Iritis die vordere Augenkammer normal tief oder sogar tiefer, bei Glaukom aber abgeflacht. Nicht minder bewahrt uns die Palpation des Bulbus vor einer Fehldiagnose. Im Glaukomanfall ist der Bulbus deutlich hart, bei Iritis ändert sich für gewöhnlich in der Spannung nichts. (Ausnahmen s. Iritis serosa S. 105.)

Der Glaukomanfall kann Tage, ja Wochen anhalten. Je länger er währt und je öfter er wiederkehrt, desto unheilvoller sind seine Folgen. Ab und zu kommt es vor, daß schon ein einziger Anfall genügt, um dauernde Erblindung herbeizuführen. Die Ursache ist dann wahrscheinlich die völlige Blutabsperrung zur Netzhaut, deren feine Elemente absterben.

Zwischen den Anfällen kann im allgemeinen Ruhe herrschen, wenn auch mit jedem Anfall etwas Sehschärfe und Teile des Gesichtsfeldes unwiederbringlich verloren gehen. In anderen Fällen kehrt das Auge nicht zur Reizlosigkeit zurück, sondern es bleibt auch zwischen den einzelnen Exacerbationen gerötet und entzündet (chronisch entzündliches Glaukom).

Schließlich tritt dann endgültige Erblindung ein. Das Stadium des *Glaucoma absolutum* ist erreicht. In der Regel beruhigt sich dann das Auge und macht, wenn auch erblindet, keine Schmerzen mehr. In anderen Fällen allerdings halten die Beschwerden an, so daß man versuchen muß, durch Röntgenbestrahlungen Schmerzlosigkeit zu erreichen, oder gar, wenn auch das nichts hilft, zur Enucleation des Bulbus gezwungen wird.

Glaucoma simplex. Im Gegensatz zum Glaucoma acutum verläuft das typische Glaucoma simplex sehr chronisch (Glaucoma chronicum). Die Krankheit beginnt hier schleichend. Bisweilen bemerken die

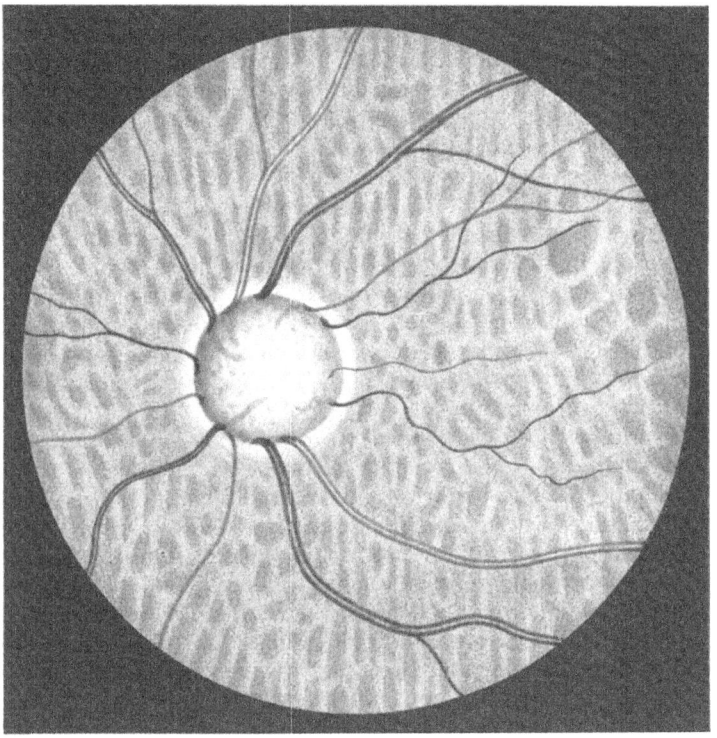

Abb. 194. Glaukomatöse Exkavation der Papille mit nasaler Verdrängung der Zentralgefäße, Abknickung derselben am Rande und Halo glaucomatosus.

Patienten erst an der Abnahme des Visus oder des Gesichtsfeldes, daß ihr Auge nicht gesund ist. Sie suchen den Arzt lediglich auf, um eine neue Brille zu bekommen und dgl. Bei sorgfältiger Beobachtung würden die meisten trotzdem wohl gewisse prodromale Erscheinungen haben bemerken können, insbesondere Nebelsehen und Regenbogenfarben um Lichtquellen. Aber diese Symptome pflegen sich nicht aufzudrängen. Kopfschmerzen oder Rötung der Augen können vollständig fehlen.

Für den Arzt ist das Symptomenbild dann folgendes: Das Auge ist blaß und reizlos, die Cornea klar, die vordere Kammer nicht oder doch nur wenig abgeflacht, die Pupille beweglich und nicht erweitert. Am Augenhintergrunde bemerkt man die — je nach der Dauer der Erkrankung mehr oder weniger ausgeprägte glaukomatöse Exkavation

(Abb. 190, 191, 194) (beim Glaucoma acutum findet sich im Anfang auch beim Anfall noch keine Exkavation!).

Der intraokulare Druck ist nur mäßig erhöht (30—40—50 mm Hg), der Visus zunächst nicht oder nur wenig herabgesetzt. Das Gesichtsfeld zeigt eine Vergrößerung des blinden Fleckes in Form des sog. BJERRUMschen Skotoms, später auch eine periphere Einengung, besonders von der nasalen Seite her (Abb. 192 und 193).

Wird das Glaukom nicht sorgfältig behandelt, so nehmen Visus und Gesichtsfeld allmählich weiter ab, bis endlich völlige Erblindung eintritt (Glaucoma absolutum).

Ein an Glaukom erblindetes Auge kann verschieden aussehen. Sind gar keine oder nur kurz dauernde Glaukomanfälle über dasselbe hinweggegangen, dann erkennt man die Veränderungen an der Papille, welche zur Erblindung geführt haben. Während unter normalen Verhältnissen die Sehnervenfasern nach Durchtritt durch die Lamina trichterförmig auseinander weichen, die Zentralgefäße annähernd in der Mitte der Papille sich in ihre Äste teilen und in geradem Verlaufe nach oben und unten zu über den Papillenrand hinwegtreten (Abb. 189), erblicken wir an Stelle des Trichters eine Aushöhlung (Abb. 190, 191 und 194), auf deren Boden einige nasal ziehende Gefäße sichtbar werden. Sie verschwinden am Rande der Höhle und tauchen an

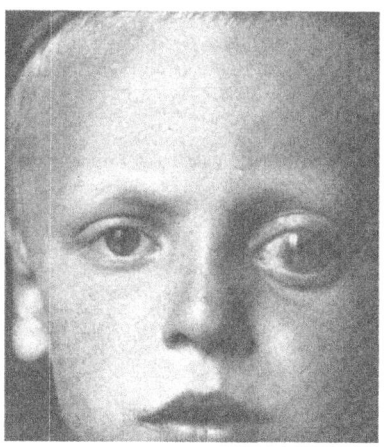

Abb. 195. Linksseitiges infantiles Glaukom (Hydrophthalmus oder Buphthalmus).

einer anderen Stelle wieder auf, um nun den Weg auf die Netzhaut fortzusetzen. Man nennt die Gefäße „randständig abgeknickt". Der Boden der Aushöhlung (Exkavation) ist grellweiß, hier und da unterbrochen von den grauen Löchern der Siebplatte. Die Papille ist ringsum von einem atrophischen Bezirk der Aderhaut (Halo glaucomatosus, s. Abb. 194) umgeben.

Wenn das Auge aber schwere Glaukomanfälle überstanden hat, dann hellt sich der Glaskörper nicht wieder hinreichend auf, und man kann den Hintergrund nur unscharf zu Gesicht bekommen. Vielfach trübt sich auch infolge Ernährungsstörung die Linse (Cataracta glaucomatosa). Die vordere Kammer bleibt abgeflacht, und die Pupille, rings umgeben von atrophischer Iris, ist maximal erweitert und starr. Ab und zu stellen sich auch in der Gegend des Corpus ciliare buckelförmige Vortreibungen der Sklera ein, durch die das Pigment des Uvealtractus blauschwarz hindurchschimmert (Ciliarstaphylome).

Als eine ungewöhnlich bösartige Abart ist noch das hämorrhagische Glaukom zu erwähnen, das durch flächenhafte Blutungen in die

14*

Netzhaut und Blutergüsse in den Glaskörper gekennzeichnet ist
und meist deletär verläuft, so daß infolge der Schmerzen Enucleation
erfolgen muß.

Hydrophthalmus. Eine besondere Form des Glaukoms stellt das
infantile Glaukom, der *Hydrophthalmus*, dar. Werden kindliche oder
fetale Augen von Drucksteigerungen befallen, so nimmt die in früher
Jugend noch nachgiebige und wachstumsfähige Bulbuskapsel ver-
größerte Dimensionen an. Bisweilen kommen die Kinder schon mit
erheblich vergrößerten Augäpfeln zur Welt, und im Laufe der Zeit
werden die Augen immer unförmlicher (Abb. 195). Die Hornhaut ist

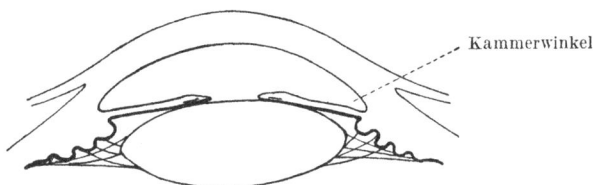

Abb. 196. Pupille durch Eserin verengt. Iris ausgestreckt. Kammerwinkel klafft.

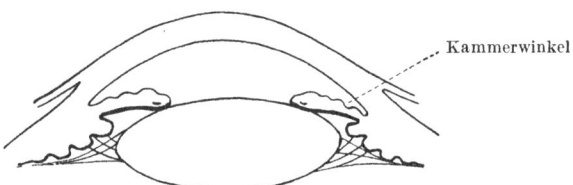

Abb. 197. Pupille durch Atropin erweitert. Kammerwinkel ist schmal. (Nach MERKEL-KALLIUS.)

stark vergrößert, so daß ihr Durchmesser 13, 14, ja 16 mm aufweist.
Entsprechend der mächtigen Wölbung ist die vordere Augenkammer
auffallend vertieft (im Gegensatz zum Glaukom der Erwachsenen!,
vgl. Abb. 94, S. 90). Die Hornhaut ist manchmal schon bei der Geburt
getrübt, in anderen Fällen aber ganz klar. Mit dem Mikroskop kann
man Sprünge in der DESCEMETschen Membran erkennen. Meistens
ist das Auge durch die allgemeine Vergrößerung auch kurzsichtig,
und wenn der Zustand der brechenden Medien die Untersuchung
des Augenhintergrundes noch zuläßt, erscheint die Sehnervenscheibe
exkaviert und atrophisch (glaukomatöse Exkavation). Da sich das
Auge nach allen Richtungen hin ausdehnt, ist die Sklera meist erheblich verdünnt, so daß die dunkle Uvea durchschimmert und schon
leichte Verletzungen zum Platzen des Auges führen können. Der
Verlauf ist in der Regel reizlos, chronisch, aber unaufhaltsam, so daß
der größte Teil der Augen endlich erblindet. Das Leiden tritt meist
doppelseitig auf und ist erblich. Als Ursache wird eine Mißbildung
im Bereich des Kammerwinkels bzw. des SCHLEMMschen Kanals angenommen, durch welche der geordnete Abfluß der intraokularen
Flüssigkeit gehemmt ist.

Die Therapie des Glaukoms ist gebunden an die möglichst frühzeitige Diagnose. Je früher ein Glaukom zur Behandlung kommt, desto sicherer ist unsere Hilfe; denn es kann sich immer nur darum handeln, die bei der Untersuchung noch vorhandenen Funktionen zu erhalten. Da das primäre *Glaukom eine Allgemeinerkrankung* ist, und die Bedeutung des Gefäßnervensystems außer Zweifel steht, besteht die erste Aufgabe darin, den nervösen Allgemeinzustand des Kranken nach Möglichkeit zu ordnen. Der Glaukomkranke muß sodann alles meiden, was den intraokularen Druck ungünstig beeinflussen könnte, vor allem also die Mydriatica, weil pupillenerweiternde Mittel den Kammerwinkel durch künstliche Verdickung der Iriswurzel einengen (Abb. 196 und 197) und so eine noch größere Erhöhung des intraokularen Druckes erzeugen. *Die Einträufelung derartiger Mittel, aber auch der innerliche Gebrauch beim Glaukom ist ein schwerer Kunstfehler.* Wir wissen ferner, daß Aufenthalt im Dunkeln, Liegen bei geschlossenen Augen, Genuß von Coffein und von reichlichen Flüssigkeitsmengen den Augendruck steigert. Auch diese „*Provokationsmittel*" sind also verboten.

Die *medikamentöse Therapie* zielt darauf ab, vor allem den Kammerwinkel offen zu erhalten (Abb. 196, 197). Diese Aufgabe wird durch Einträufelung von *pupillenverengernden Mitteln* erfüllt. Je enger die Pupille, desto ausgebreiteter ist die Iris und desto dünner wird die Membran, so daß der Kammerwinkel entsprechend geräumiger wird. Wir verordnen: Eserin. salicyl. 0,01—0,02; Aqu. dest. ad 10,0. Oder: Pilocarp. hydrochl. 0,1—0,2—0,3; Aqu. dest. ad 10,0. Man kann die gleichen Mittel auch in öliger Lösung (Physostol, Pilocarpol) oder in Salbenform (Pilocarpini mur. 0,2; Vaselin. American. alb. ad 10,0) verordnen. Sie wirken dann noch stärker. Am stärksten scheint das neuerdings empfohlene Mintacol 1:6000 zu wirken. Als Ersatzmittel, die aber den erwähnten nicht gleichwertig sind, werden Prostigmin 3% oder Doryl 1% empfohlen.

Mit einer solchen Behandlung lassen sich leichtere Fälle von Glaucoma simplex wohl in Schranken halten; man kann auch damit einen eben beginnenden Glaukomanfall noch zurückbringen. Im Hinblick auf die Gefährlichkeit des Leidens und die Unmöglichkeit, den verlorengegangenen Teil der Funktion wieder herzustellen, wird man aber in der möglichst frühzeitig ausgeführten druckentlastenden Operation die sicherste Hilfe sehen. Die wichtigste Operation zur Bekämpfung des Glaucoma simplex besteht in der Trepanation der Bulbushülle nach der Methode von ELLIOT (Abb. 198).

Nach Bildung eines Bindehautlappens am oberen Hornhautrande wird mittels eines kleinen Trepans von ungefähr 1,8 mm Lochweite die Sklera unmittelbar an der Hornhautgrenze durchbohrt. Daran schließt sich eine basale Iridektomie an. Das Skleralloch bildet dann eine künstliche Fistel, so daß das Kammerwasser von der hinteren Kammer in die vordere und von dort aus in den subconjunctivalen Raum absickern kann. Leider sind Spätinfektionen nicht ganz ausgeschlossen.

Auch der Hydrophthalmus wird im allgemeinen mit der Trepanation behandelt.

Demgegenüber ist bei akutem Glaukomanfall die von ALBRECHT
v. GRAEFE angegebene Iridektomie die Methode der Wahl. Sie wird
als totale Iridektomie mit breiter Basis durchgeführt (Abb. 199).

In manchen Fällen, besonders des Glaucoma chronicum, aber auch gewisser
Formen des sekundären Glaukoms, wird mit Erfolg eine Ablösung des Ciliarkörpers
von seiner Anheftung an der Sklera geübt (*Cyclodialyse von* HEINE). Man schneidet
dabei in etwa 8 mm Abstand vom Limbus corneae ein kleines Loch in die Sklera
und hebt von hier aus mit einem schmalen Spatel den Ciliarkörper von seiner
Unterlage ab. Man schafft also für die intraokulare Flüssigkeit einen Abflußweg
vom Kammerwinkel in den suprachorioidealen Raum. Gleichzeitig bringt man
den Ciliarkörper in dem betreffenden Bereich zur Atrophie.   Der Erfolg kann
noch verbessert werden, indem man den Spatel gleichzeitig zur elektrolytischen
Verödung (Analyse) des abgehebelten Ciliarteiles sowie
eventuell einer A. ciliaris posterior longa (Abb. 5, S. 7)
verwendet (Cilocycloanalyse nach SCHRECK).

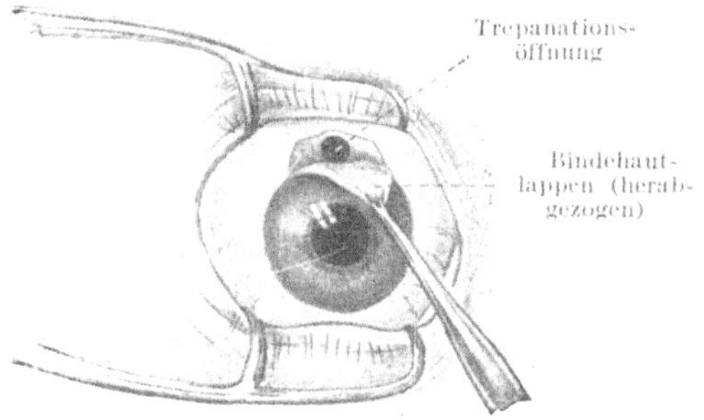

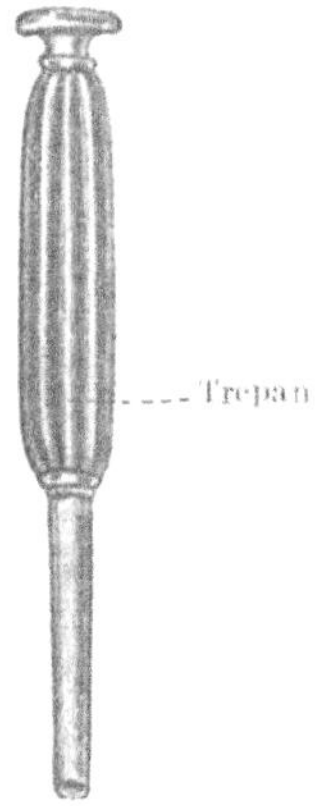

Abb. 198. Trepanation nach ELLIOT bei Glaukom.

Neuerdings ist auch in sehr schweren Fällen versucht worden, den Ciliarkörper durch Elektrokoagulationen stellenweise zum Schwund zu bringen, doch
hat sich diese letztere Operation bisher nicht allgemein eingeführt.

Die sekundären Glaukome erfordern eine Therapie, die der Ursache
gerecht wird. Bei Seclusio pupillae (S. 107) ist ebenfalls eine Iridektomie
angezeigt, bei Iritis serosa (S. 105) eine Kammerpunktion, bei Linsenluxation ein Versuch der Linsenentfernung, eine Cyclodialyse usw.

Gemeinhin vermag die Operation aber nur den weiteren Verfall des
Sehvermögens zu verhüten. Sie bringt den verlorengegangenen Teil
der Sehschärfe und des Gesichtsfeldes nicht wieder! Somit ist frühzeitige Hilfe nötig. Diejenigen Ärzte, die den Zustand verkennen und
womöglich beim Glaucoma simplex dem Patienten raten, abzuwarten,
bis die Funktion wesentlich gesunken ist, machen sich einer schweren
Unterlassungssünde schuldig. Alle Kranken, bei denen auch nur der
entferntetse Verdacht auf Glaukom besteht, müssen umgehend in
fachärztliche Behandlung überwiesen werden.

Entwicklungsgeschichte des Auges.

Gegen Ende des 1. Fetalmonats finden wir am Kopfende des
Medullarrohres zwei seitliche blasenförmige Ausstülpungen, die mit
einem hohlen Stiel in die Gehirnanlage übergehen.   Es ist die erste

Entwicklungsstufe der Netzhaut und des Sehnerven, die somit Teilen des Gehirns selbst entsprechen. An diesen *primären Augenblasen* macht sich noch im 1. Monat eine wichtige Veränderung geltend. Dadurch, daß die Kuppe der Blasen im Wachstum zurückbleibt, bekommt die Augenanlage das Aussehen eines Bechers mit doppelter

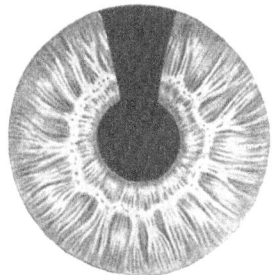 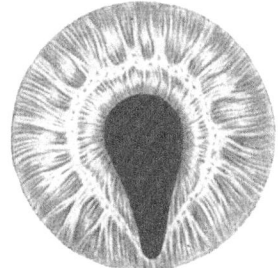

Abb. 199. Operatives Iriskolobom. Abb. 200. Angeborenes Kolobom.

Wandung, deren innere Lage späterhin die eigentliche Netzhaut, die äußere das Pigmentepithel der Netzhaut bildet.

Der *Augenbecher* bleibt mit der Gehirnanlage durch den *Augenbecherstiel* dauernd in Verbindung. Aus ihm geht der N. opticus hervor.

Noch aber ist die *sekundäre Augenblase* nicht ringsherum geschlossen (Abb. 201), denn die Einstülpung der fetalen Netzhaut in das spätere Pigmentepithel vollzieht sich nicht nur von vorn her, sondern auch in Gestalt einer Rinne, die unten ventral liegt, die sog. *Augenbecherspalte.* Durch diese dringen vom Mesoderm aus Gefäße in das Augeninnere ein. Am Anfange des 2. Monats schließt sich normalerweise die Spalte. Dabei geraten die Blutgefäße in die Achse des Schnerven,

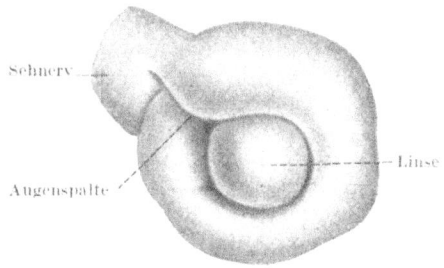

Abb. 201. Sekundäre Augenblase

wo wir sie noch beim Erwachsenen als A. und V. centralis retinae finden.

Während der Ausbildung des Augenbechers hat sich vom Ektoderm aus die *Linsenanlage* gebildet (Abb. 150, S. 166). Anfangs bläschenförmig, schnürt sie sich vom Ektoderm ab und senkt sich von vorn her in die Becheröffnung ein. Später wird sie solid (Abb. 151, S. 166 und Abb. 201) liegt endlich hinter dem zum Hinterblatte der Iris gewordenen Rande des Augenbechers.

Zwischen Ektoderm und Linse dringt mesodermales Gewebe vor. Es bildet die hinteren Teile der Cornea und, nachdem in diesem Gewebe ein Spalt aufgetreten ist, der zur *vorderen Augenkammer* wird, die Pupillarmembran, das vordere Blatt der Iris und anschließend das äußere Blatt des Corpus ciliare. (Das innere Blatt der Iris und des

Ciliarkörpers stammen vom ektodermalen Augenbecher ab; später: *Pars iridica retinae* und *Pars ciliaris retinae*).

Mesodermales Gewebe mit Blutgefäßen umgibt aber auch den ganzen Augenbecher und entwickelt hier *Aderhaut* und *Sklera*; vom Becherrande aus dringen andererseits Gefäße hinter die Linse, diese umspinnend und sich mit Gefäßen verbindend, die vom Sehnerveneintritt aus als *A. hyaloidea* den Glaskörper bis zum hinteren Pol der Linse durchziehen und hier die Tunica vasculosa lentis bilden. Als Residuen dieser Gefäße findet man noch im erwachsenen Auge bisweilen vor der Linse *Reste der Pupillarmembran* und im Glaskörper *Reste der A. hyaloidea*.

Der *Glaskörper* selbst entwickelt sich von Zellen des inneren Blattes des Augenbechers, ist also ektodermaler Abstammung.

Die *Lider* des Auges entstehen als Falten des Ektoderms, die einander entgegenwachsen, zunächst miteinander verschmelzen, sich dann aber noch vor der Geburt wieder trennen.

Die Mißbildungen des Auges.

Für das Verständnis der Mißbildungen des Auges ist die Kenntnis der normalen Entwicklung, vor allem der Lage und Bedeutung der Augenbecherspalte von großer Wichtigkeit.

Bleibt unter der Einwirkung hereditärer oder krankhafter (nicht entzündlicher) Einflüsse eine Brücke zwischen dem in den Glaskörperraum verlagerten Teile des Mesoderms und dem die sekundäre Augenblase einhüllenden bestehen, so wird die Schließung der Spalte verzögert oder verhindert. Hierunter leidet ebensowohl die weitere Entwicklung der Netzhaut als auch die geordnete Bildung der Uvea (Iris, Corpus ciliare und Chorioidea) und der Sklera im Bereiche der klaffenden Lücke. Die Folge sind die *kongenitalen Kolobome*.

An der Iris sehen wir eine spaltförmige Vergrößerung der Pupille nach unten zu (Coloboma iridis). Sie unterscheidet sich von den künstlich durch Iridektomie geschaffenen Kolobomen dadurch (Abb. 199 und 200), daß die Pupille in das Kolobomgebiet ohne scharfe Absetzung übergeht und gemeinhin der bräunliche Pupillarrand auch die Spaltbildung umsäumt. Bei der Iridektomie erscheint außerdem der Circulus arteriosus iridis minor unterbrochen, was beim kongenitalen Kolobom selbstverständlich nicht der Fall ist. Typische Iriskolobome liegen außerdem am unteren Pupillenumfange, die artefiziellen, wenn nicht besondere optische Gründe maßgebend sind, nach oben. In seltenen Fällen kann die Iris vollständig fehlen *(kongenitale Irideremie)*.

Die Spaltbildungen der Iris können isoliert vorkommen, aber auch mit gleichen Anomalien des rückwärtigen Abschnittes des Uvealtractus verbunden sein (Abb. 202). Wir erblicken dann als Kennzeichen des *Netzhaut-Aderhautkoloboms* auf dem unteren Fundusgebiete, also in der Richtung der fetalen Augenspalte, einen weißen Bezirk, der sich unter Umständen bis zur Sehnervenpapille erstrecken und sogar diese noch einbeziehen kann (Kolobom des Sehnerven). In der roten Aderhaut klafft eine Lücke, durch welche das weiße, oft Ausbuchtungen zeigende Gewebe der Sklera sichtbar wird. Eingefaßt werden die Ränder des Spaltes in vielen Fällen durch eine pigmentierte Zone. Im Kolobombereich pflegen die Gefäße der Netzhaut und Aderhaut mißbildet zu sein oder teilweise zu fehlen.

Auch die Linsenbildung kann durch den Mesodermzapfen, der ins Glaskörperinnere hineinragt und die Schließung der Augenspalte verhindert, in Mitleidenschaft gezogen werden. Wir sehen dann eine Einkerbung ihres Äquators am unteren Umfange *(Linsenkolobom).*

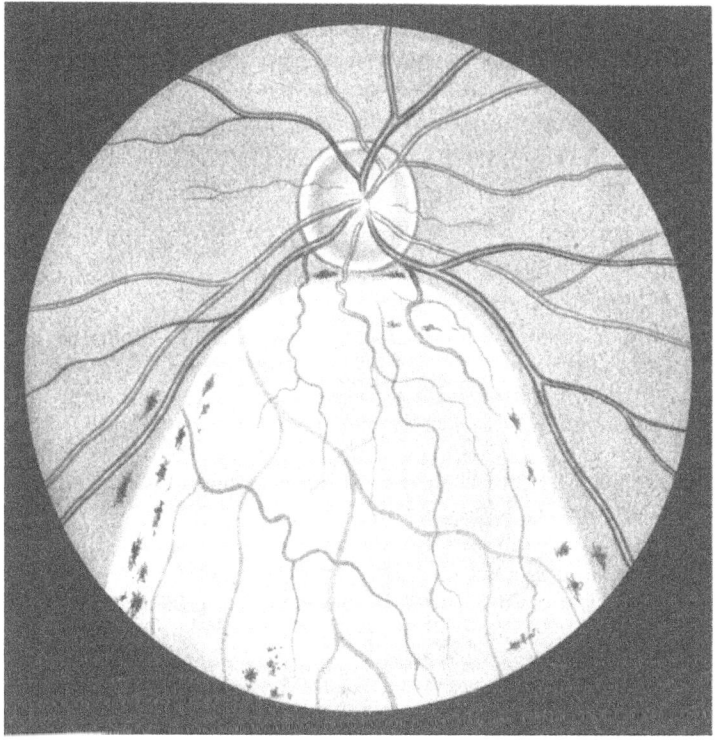

Abb. 202. Coloboma chorioideae.

Hingegen machen isolierte Lochbildungen in der Gegend der Hintergrundmitte (Maculakolobome und Opticuskolobome) Schwierigkeiten für die Erklärung.

Andere Mißbildungen hängen mit einer unvollständigen Rückbildung der fetalen Gefäßnetze zusammen, welche die Linsenvorderfläche umspinnen und den Glaskörper ernähren. So erblicken wir *Reste der Pupillarmembran* in Gestalt von zarten pigmentierten Fasern, die von der Vorderfläche der Iris, nämlich vom Circulus arteriosus iridis minor aus über die Pupille hinwegziehen oder als abgerissene Fäden in das Pupillargebiet hineinragen. Man kann diese Gebilde von hinteren Synechien, die ja eine entzündliche Genese haben, dadurch unterscheiden, daß die Synechien stets vom Pupillarsaum oder der

Hinterfläche der Iris ausgehen. Eine *A. hyaloidea persistens* wiederum erscheint teils als eine Strangbildung am hinteren Linsenpole, dann meist mit einer Cataracta polaris posterior (s. S. 168) verbunden, oder als ein Bindegewebsfortsatz, der aus dem Gefäßtrichter der Papilla nervi optici herausragt, manchmal als zusammengedrehter Strang.

Die markhaltigen Nervenfasern der Netzhaut wurden schon S. 160 beschrieben; ebenso ist der kongenitalen Starformen S. 168 Erwähnung getan.

In manchen Fällen findet eine unvollständige Entwicklung des Gesamtauges statt, dann kommt es zum *Mikrophthalmus*, der nicht selten mit anderen Einzelmißbildungen (Kolobom usw.) verknüpft ist, ja unter Umständen zu scheinbarem Fehlen des Auges (kongenitaler Anophthalmus). Der *Hydrophthalmus* beruht wahrscheinlich auf einer Fehlbildung im Bereich des Kammerwinkels.

Es gibt auch kongenitale *Defektbildungen der Augenlider* sowie einen kongenitalen Verschluß des *Ductus nasolacrimalis*.

Vererbbare Augenleiden.

Es gibt so zahlreiche vererbliche Augenleiden, daß hier nur einige wenige gesondert aufgezählt werden sollen.

In den vorangehenden Kapiteln wurde bereits einer Reihe von hereditären Erkrankungen Erwähnung getan, die in bezug auf die Bestrebungen, den *erbkranken Nachwuchs* auszuschalten, Bedeutung besitzen. Dabei darf aber nie außer acht gelassen werden, daß die fehlerhaften Erbanlagen in dem Grade ihrer Ausbildung und damit auch der von ihnen verursachten Funktionsstörungen außerordentlichen Schwankungen unterliegen.

Man kann dies wohl am besten daran ermessen, daß die eben geschilderten *Spaltbildungen* (s. S. 216) von einer gerade sichtbaren Einkerbung des unteren Pupillarrandes bis zu breiten Ausfällen des ganzen Augenhintergrundes alle Übergänge durchlaufen und damit die Sehleistung der betroffenen Personen ebensowohl überhaupt keine Minderung zu erfahren braucht als auch bis zur höchsten Schwachsichtigkeit herabgesetzt sein kann. Man schätzt, daß die Kolobome, eine an sich recht seltene Entwicklungsanomalie, sich nur in 20—30% vererben.

Eine besondere Bedeutung haben die hereditär bedingten Leiden der *Netzhaut* und des *Opticus*; denn hier handelt es sich um hochwertige modifizierte Teile des Gehirns selbst. Daß die *Pigmententartung der Retina* in der Anlage angeboren ist, wenn sie sich auch erst später in ihren fortschreitenden Störungen bemerkbar macht, wurde schon erwähnt. Sie wird wohl recessiv vererbt. Gehäuftes Auftreten unter Geschwistern und der Einfluß der Konsanguinität der Eltern sprechen dafür. Doch ist auch Dominanz durch einige Stammbäume wahrscheinlich gemacht.

Von Wichtigkeit ist wegen der ihr eigentümlichen Leseunfähigkeit die sog. *Heredodegeneration der Macula lutea* (S. 140). Ferner sei der *Albinismus* erwähnt. Er ist leicht erkennbar an der hellblauen, rötlich durchschimmernden Regenbogenhaut und der Pigmentlosigkeit des ganzen Augapfels. Fast immer ist er mit einer Anomalie der Macula lutea verknüpft: Das Maculagelb fehlt, die Sehschärfe ist auf etwa 5/36 herabgesetzt, es besteht Augenzittern und Lichtscheu. Der Farbensinn ist erhalten, die Dunkeladaptation normal. Wie man sieht, hat der Albinismus eine gewisse funktionelle Ähnlichkeit mit der ebenfalls erblichen *angeborenen totalen Farbenblindheit*, die aber im übrigen eine völlig andere Erkrankung darstellt (S. 19). Auch die angeborene Hemeralopie, die *Angiomatosis retinae* (sog. v. HIPPELsche Erkrankung, S. 148) und die seltene *amaurotische Idiotie* mit ihren charakteristischen Netzhautveränderungen (S. 138) entstehen auf hereditärer Grundlage.

Mit Sicherheit wissen wir auch, daß das *Netzhautgliom* zu denjenigen Erkrankungen gehört, welche einer vererbbaren fehlerhaften Anlage entspringen. Man hat hierauf bislang zu wenig geachtet, ist wohl auch dadurch getäuscht worden, daß eine Anzahl der Patienten schon im kindlichen Alter zugrunde gehen. Es besteht aber kein Zweifel mehr, daß ein auch nur einseitig aufgetretenes Gliom in der Deszendenz zu doppelseitigen Bildungen dieses Tumors führen kann.

Seitens der Störungen im Bereiche des Sehnerven ist eine eigentümliche hereditäre Form als „*familiäre Opticusatrophie*" bekannt, welche nicht mit auf die Welt gebracht wird, sondern sich erst in späteren Jahren meldet. Es handelt sich hierbei um die bevorzugte Schädigung der Leitung im papillomaculären Bündel, also eine Abart der Neuritis retrobulbaris (s. S. 151). Neben der temporalen Abblassung der Sehnervenscheibe ist die Herabsetzung der zentralen Sehschärfe unter gleichzeitigem Vorhandensein eines zentralen Skotoms kennzeichnend. Sehr häufig sind die Frauen Konduktorinnen auf dem Vererbungswege.

Die Trübungen der Linse, sowohl in den angeborenen wie in den erworbenen Formen sind in vielen Fällen vererblich. Aber was für die Spaltbildungen gilt, kann auch für die *hereditären Linsentrübungen* Anwendung finden; denn hier kommen die größten Verschiedenheiten in der Ausbildung der Stare und der Schädigung des Sehvermögens vor.

Kurz erwähnt seien ferner die *Refraktionsanomalien*, besonders gewisse Fälle *maligner Kurzsichtigkeit* mit ihren verderblichen Folgen für die Aderhaut und Netzhaut, das *infantile Glaukom* (Hydrophthalmus, s. S. 212), überhaupt ein Teil der Glaukome, die verschiedenen Formen der angeborenen Farbensinnstörungen, Ectopia lentis und die Korektopie.

Im allgemeinen ist zu sagen, daß die Vererbung in der Augenheilkunde eine ungeheure Rolle spielt. Hier konnten nur wenige Krankheitsbilder als Beispiele angeführt werden. Stets muß eine eingehende Beurteilung der Begleitumstände, der Familienanamnese usw. bei allen möglicherweise vererbbaren Augenleiden erfolgen. Die Entscheidung muß Sache des Facharztes bleiben, der sich oft genug dabei vor eine schwere Aufgabe gestellt sieht.

Die Verletzungen des Auges und die sympathische Ophthalmie.

Bei Verletzungen des Auges kommt es zunächst darauf an, festzustellen, ob die Augenkapsel eine durchdringende Wunde trägt, und
ob noch ein Fremdkörper im Augeninnern weilt. Können wir nirgends
eine Eröffnung der schützenden Augenhülle nachweisen, so sprechen
wir je nach der Art der Gewalteinwirkung von einer nichtperforierenden
Verletzung oder von einem stumpfen Trauma, das unter Umständen
wohl Substanzverluste an der Hornhaut und Bindehaut-Lederhaut erzeugen kann, aber in seiner ganzen Art ernste Gefahren für die Erhaltung
des Auges nur selten einschließt.

Schon sehr geringfügige Verletzungen, wie das Kratzen durch den
Fingernagel des Säuglings, können an der Hornhaut sehr schmerzhafte
Erosionen bewirken, die aber meistens bereits nach 1—2 Tagen wieder
geschlossen sind. Über die sog. rezidivierende Erosion wurde bereits
oben berichtet, ebenso über oberflächliche Verätzungen und Verbrennungen.

Als *Folgezustände der* **Einwirkung stumpfer Gewalt** kennen wir:
1. Blutung in die Vorderkammer (Hyphaema). Am Boden der Kammer liegt eine Schichte Blut, stammend aus geborstenen Irisgefäßen.
Ein Hyphaema resorbiert sich meist von selbst. Bleiben größere Blut-
mengen längere Zeit in der vorderen Kammer, oder ist durch irgendwelche Komplikationen gleichzeitig eine Drucksteigerung vorhanden,
so besteht die Gefahr, daß das Blut lackfarben wird, was man an der
kaffeesatzähnlichen Verfärbung erkennt, und Blutfarbstoff von hinten
her in die Hornhaut eindringt. Eine derartige *Durchblutung der Cornea*
schädigt stets die Sehkraft dauernd, bedeutet also eine Gefahr. In
solchen Fällen ist die Punktion der Vorderkammer angezeigt. Die
Sehstörungen entsprechen der wolkigen Trübung des Kammerwassers
und gehen, wenn keine anderen Augenteile verletzt sind, vorüber.

2. Risse in dem Pupillarrand der Iris (Sphincterrisse) *und Losreißung
der Iriswurzel vom Corpus ciliare* (Iridodialyse, s. S. 111).

3. Vorübergehende oder bleibende *Lähmung der Pupille* in erweiterter
Stellung (traumatische Mydriasis) und eventuell verbunden mit einer
Akkommodationsparese (Lähmung der inneren Äste des Oculomotorius;
s. S. 41 und 198).

4. Ruptur der Lederhaut. Trifft ein Schlag von solcher Heftigkeit
das Auge, daß die Bulbuskapsel platzt, so treten mit Vorliebe konzentrisch mit dem Hornhautrande in der Lederhaut Einrisse auf, über
denen die leicht verschiebliche Bindehaut erhalten bleibt (subconjunctivale Skleralruptur). Bei derartigen Traumen ist also die Bulbuskapsel selbst zwar eröffnet, aber eine freie Kommunikation der Wunde
mit dem Bindehautsacke und damit mit der Haut und ihren Keimen
nicht gegeben. Man rechnet daher solche Verletzungsfolgen zu den
stumpfen Traumen. Tatsächlich geschehen sie auch mit stumpfen
Gegenständen (Stockschlag, Kuhhornstoß). In die entstandene Spalte

können Iris, Corpus ciliare oder sogar die aus dem Aufhängebande los-
gerissene Linse vorfallen (s. S. 182). Diese bleibt als ein linsenförmiger
Buckel unter der Bindehaut liegen (Abb. 172, S. 182).

Schwere Blutungen in die Vorderkammer und in den Glaskörperraum
sind stets damit verbunden; demgemäß ist auch die zurückbleibende
Funktionsstörung meist beträchtlich.

Indessen kommen eitrige Infektionen im Anschlusse an diese Art von Verletzungen kaum vor, da die intakte Bindehaut eine gute Schranke gegenüber der
Bakterienflora des Bindehautsacks abgibt. Man kann sich daher mit der Anlegung
eines Verbandes begnügen und überläßt dem Organismus die Schließung des Risses
unter der Bindehaut. Die unter die Conjunctiva geschleuderte Linse kann man
später durch Incision entfernen.

5. *Blutungen in den Glaskörper.* Sie sind der Therapie wenig zugänglich, können sich aber allmählich ganz oder teilweise aufsaugen,
andererseits aber auch durch Schrumpfung *Netzhautablösung* erzeugen
(s. S. 140). Man wendet, sobald die Gefahr der Nachblutung nicht mehr
besteht, Kurzwellen und Wärme an.

6. *Linsentrübungen* (Cataracta traumatica; s. S. 173).

7. *Luxation und Subluxation der Linse* (s. S. 181).

8. *Einrisse in die Aderhaut,* meist konzentrisch mit dem Umfange
der Papilla nervi optici. Auf dem roten Fundus sind weiße Spalten
unter der Retina sichtbar, sobald sich die meist zunächst vorhandenen
Aderhaut- oder Netzhautblutungen aufgesaugt haben.

9. *Commotio retinae.* Einige Stunden nach dem Trauma entwickelt
sich eine milchige Weißfärbung der Netzhaut (BERLINsche Trübung).
Sie beruht wahrscheinlich auf einem Ödem der Nervenfaserschicht und
geht nach wenigen Tagen vorüber, ohne ernsthafte Folgen zu hinterlassen; doch bleibt die Netzhautfunktion oft an den betreffenden
Stellen unterwertig.

10. *Amotio retinae* (s. S. 140).

11. *Schädigungen der Netzhautmitte.* Nach zu starker Lichteinwir-
kung auf die Netzhaut, z. B. durch Blicken in die Sonne (bei Sonnenfinsternis!) oder in den Lichtbogen einer Bogenlampe oder des Schweiß-
apparates, aber auch bei schweren Erschütterungen des Bulbus
kommt es am hinteren Pole, also in der Gegend der Macula, zu feineren
oder gröberen Veränderungen des Sinnes- und Pigmentepithels. Sie
erfordern wegen ihrer meist nur geringen Ausdehnung sehr genaues
Spiegeln der Netzhautmitte im aufrechten Bilde, weil sie sich sonst
leicht dem Nachweise entziehen. Trotzdem verursachen sie oft erhebliche Sehstörungen, insbesondere der Lesefähigkeit; sie sind irreparabel.

12. Bei Schädelbasisbrüchen und ähnlichen den Kopf treffenden
Gewalteinwirkungen kommt es nicht selten zur Ausdrehung oder
Scherung des Sehnerven, der dann alsbald seine Funktion einstellt.
Außer der amaurotischen Pupillenstarre sieht man am Auge zunächst
keinerlei objektive Veränderungen, da die Papille erst nach etwa
3 Wochen atrophisch wird.

Die **durchdringenden Verletzungen** *der Bulbuskapsel* können dieselben
Folgeerscheinungen wie die stumpfen nach sich ziehen; hinzu tritt
aber als erschwerendes Moment die Möglichkeit 1. des Verweilens eines

Fremdkörpers im Augeninnern, 2. einer Infektion mit Eitererregern, 3. einer Infektion mit Erregern der sympathischen Augenerkrankung. Von den **intraokularen Fremdkörpern** ist der *Eisensplitter* der wichtigste und häufigste. Seine Feststellung ist deswegen sofort nötig, weil ein längeres Verbleiben von Eisen im Auge durch Imprägnation der inneren Augenhäute mit den gelösten Eisensalzen Verrostung (Siderosis) zur Folge hat. Diese ist erkennbar an einer rostbraunen Verfärbung der Iris, zarten bräunlichen Ablagerungen auf der Linse, unter Umständen auch durch Trübungen des Glaskörpers und Fundusveränderungen. Die Siderosis bulbi ist mit einer fortschreitenden Abnahme der Sehkraft, Einschränkung des Gesichtsfeldes und der Dunkeladaptation verbunden, weil das Eisen nicht nur Iris und Linse, sondern vor allem auch die Stäbchen und Zapfen der Netzhaut schädigt. Nur die Entfernung des Splitters durch einen Riesenmagneten bietet eine Möglichkeit, der fortschreitenden Funktionsstörung Einhalt zu tun und das Auge vor der Erblindung zu retten.

Zum *Nachweis eines Eisensplitters* im Auge stehen uns verschiedene Methoden zur Verfügung: 1. Die sorgfältige und genaue Anamnese, 2. der positive Ausfall der *Sideroskopuntersuchung*; eine Magnetnadel, die an einem Frauenhaar leicht schwingend aufgehängt ist, dient durch ihre Ablenkung bei Annäherung eines mit dem Eisensplitter behafteten Auges als Indicator, 3. *Röntgenaufnahmen.* Zur genauen Ermittlung des Fremdkörpersitzes benutzt man Aufnahmen aus verschiedenen Richtungen. Am sichersten ist die Lokalisationsmethode nach COMBERG, bei der die Lage des Fremdkörpers aus der Beziehung zu vier auf einem Hornhauthaftglase (s. S. 25) angebrachten Marken berechnet wird. 4. Der *Magnetversuch.* Wir nähern einen Riesenmagneten dem Auge, schließen den Strom und beobachten, ob eine Schmerzreaktion auftritt oder eine minimale Verlagerung der Bulbuswand in der Nähe des Splittersitzes erkennbar ist.

Die magnetische Kraft, ausgehend von einem Elektromagneten in Riesen- oder Stabform, benutzt man auch, um den Splitter aus dem Auge herauszuziehen (Abb. 203). Je früher die Operation vorgenommen wird, je weniger fest der Splitter im Bulbusgewebe verankert ist, desto sicherer gelingt die Magnetextraktion, und desto besser ist die Prognose für die spätere Funktion des Auges. Leider verwendet die Technik heutzutage vielfach nichtmagnetisches Eisen, das dann natürlich dem Magneten nicht folgt.

Fast noch gefährlicher als Eisen sind *Kupfersplitter* im Auge, denn diese lassen sich weder magnetisch auffinden, noch herausziehen. Die so häufigen Verletzungen mit Zündhütchenteilen gehören daher zu den schwersten Erkrankungen. Sie führen durch Übertritt der Kupfersalze in die Gewebe zur Verkupferung des Augapfels *(Chalkosis)* und sehr oft zu einer chemisch bedingten Eiterung, der das Auge durch Erblindung und Schrumpfung schließlich erliegt.

Quarz, Blei und *Glas* können, wenn es sich um ganz kleine Partikelchen handelt, manchmal einheilen. *Nickelsplitter* werden anstandslos im Auge vertragen, wenn sie nicht durch ihr Gewicht und ihre Form zu Reizzuständen Anlaß geben.

Hat die Untersuchung ergeben, daß kein Splitter in dem Auge vorhanden ist, dann ist Verschluß der Wunde unsere nächste Aufgabe.

Vor allem werden vorgefallene Teile, wie Irisprolaps, Glaskörperprolaps usw., vorsichtig aus der Wunde herauspräpariert und abgetragen. Daran schließt sich die Deckung der Wunde. Liegt sie innerhalb des Gebietes der Bindehaut, dann genügt die Anlegung einiger Bindehautnähte. Bei Verletzungen, die die Cornea oder den Limbus getroffen haben, verwenden wir ebenfalls Bindehaut. Wir bilden einfach oder doppelt gestielte, verschiebliche Lappen aus der benachbarten Conjunctiva und verlagern diese so, daß sie mit ihrer blutenden Rückfläche

die Wunde bedecken. In wenigen Tagen ist dann ein fester Wundschluß gewährleistet. Nachdem die Lappen ihren Zweck erfüllt haben, gleiten sie meist von selbst
wieder von der Hornhaut herunter oder sie werden abpräpariert.

Von größter Bedeutung ist nun der *weitere Verlauf* der Verletzungs-
heilung. Im allgemeinen sind drei Möglichkeiten zu unterscheiden.

Am günstigsten ist der Ausgang, wenn das Auge sich nach Überwinden der unmittelbar dem Trauma folgenden Reizung mehr und

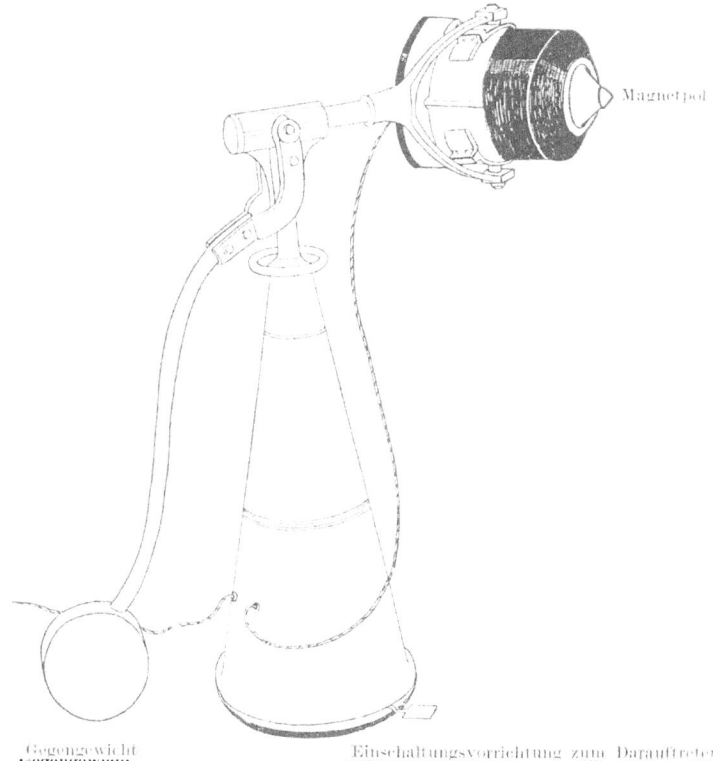

Abb. 203. Großer Elektromagnet von SCHUMANN.

mehr beruhigt. Zunächst zeigt natürlich jedes verletzte Auge conjunctivale und ciliare Injektion, manchmal Lidödem, regelmäßig Lichtscheu und Tränenträufeln. Ja, in den ersten Tagen nehmen diese
Reizerscheinungen nicht selten noch an Heftigkeit zu. Mit dem 4. bis
5. Tage pflegt aber in unkomplizierten Fällen die Reizung allmählich
abzuklingen. Die Injektion schwindet, das Auge kann besser geöffnet
werden, die Hyperämie der Iris läßt nach. So geht das Auge langsam aber stetig der Heilung entgegen.

Allerdings machen hier und da die bei Linsenverletzung in größerer
Anzahl in die Vorderkammer austretenden Linsenflocken (s. S. 173)
erneute Reizung, indem sie den Kammerwinkel verlegen und eine Drucksteigerung erzeugen. Eine lineare Extraktion läßt die Flocken dann

aus der Vorderkammer in den Conjunctivalsack ab. Bald sehen wir
nach der Druckentlastung das Auge sich wieder beruhigen. Es wird
immer blasser bis zur vollständigen Reizlosigkeit, die nach der Schwere
der Verletzung in kürzerer oder längerer Zeit erreicht wird. Solche Augen
machen dem Arzte dann weiter keine Sorge. Die Rückkehr des Sehvermögens richtet sich selbstverständlich nach der Art der Verletzung
und der angerichteten Zerstörung. Trotz normaler Heilung bleiben viele
Augen nach perforierender Verletzung blind, wenn das Trauma weit
nach hinten gegriffen und wertvolle Augenteile, z. B. die Netzhaut oder
den Sehnerven, zerstört hat.

Die zweite Möglichkeit ist die **Infektion mit Eitererregern**, z. B.
mit Streptokokken, Staphylokokken, Pneumokokken, Subtilis oder dgl.
Keimen. Sie macht sich oft schon am 2. Tage, stets innerhalb der
1. Woche bemerkbar. Schmerzhaftigkeit und ciliare Injektion nehmen
zu. Die Wundränder bekommen einen schmierigen Belag, ein trübes
Exsudat in der Vorderkammer taucht auf, oder aus dem Glaskörper-
raum schimmert eine Eiteransammlung als gelber Schein durch
(Glaskörperabsceß). Den Endausgang bildet dann häufig eine völlige
Vereiterung des Augeninhalts (Panophthalmie, S. 88 und 183). Die
Infektion kann aber auch zurückgehen, trübt jedoch stets die Prognose
wesentlich, weil die schrumpfenden intraokularen Exsudate in der
Vorderkammer Verlegung der Pupille, im hinteren Bulbusabschnitte
Glaskörperschwarten oder eine Netzhautablösung erzeugen, oft auch
eine Verkleinerung des ganzen Augapfels (Phthisis bulbi) herbeiführen.
Das spätere Auftreten von Knochenneubildung in dem schwartigen
intraokularen Bindegewebe kann noch nach Jahren durch Schmerzen
zur Enucleation zwingen; auch kann die fortgesetzte Reizung der
Ciliarnerven, die in die Schwarten eingebettet sind, die Entfernung
nötig machen (Phthisis bulbi dolorosa). Solche Endausgänge rufen aber
schon die Gefahr einer sympathischen Ophthalmie hervor und erfordern
von dem Gesichtspunkte aus, daß das andere Auge geschützt werden
muß, die größte Beachtung. Damit kommen wir zur dritten Möglichkeit.

Die ernsteste Komplikation des Heilungsverlaufs ist das Auftreten
von Anzeichen, daß mit der Verletzung die Erreger der **sympathischen
Ophthalmie** eingedrungen sind. Da uns die Natur dieser Erreger noch
unbekannt ist und auch im klinischen Bilde die zutage tretenden Symptome eine scharfe Abgrenzung gegenüber bestimmten anderen Infektionen des Auges nicht gestatten, gehört die Entscheidung, ob die
Gefahr einer sympathischen Ophthalmie vorliegt, zu den schwersten
Aufgaben, die einem Augenarzte gestellt werden können.

Auch über das Wesen der Erkrankung ist noch mancher Schleier
gebreitet. Wir wissen nur, daß nach perforierenden Verletzungen eine
schleichend verlaufende Entzündung des Uvealtractus vorkommt, welche
in gleicher Form auf das andere Auge übergehen und dort dieselben,
oft genug zur Erblindung führenden Veränderungen erzeugen kann.
Das klinische Bild unterscheidet sich, soweit der vordere Augen-

abschnitt in Frage kommt, nicht sonderlich von einer schweren Iritis, wie sie ganz ähnlich auch bei chronischer Iristuberkulose zur Beobachtung gelangt.

Auch pathologisch-anatomisch ist es nicht immer leicht, eine sympathische Erkrankung des Üvealtractus von einer bestimmten Form der Augentuberkulose zu trennen. Wir gewinnen damit zwar einen Anhalt, der uns erlaubt, die sympathische Ophthalmie auf die Wirkung von lebenden Erregern zurückzuführen, doch darf die Parallele zwischen beiden Infektionen keinesfalls dahin gedeutet werden, daß sympathische Ophthalmie und Tuberkulose identisch oder verwandt wären. Denn im Gegensatz zur Tuberkulose breitet sich die sympathische Ophthalmie anscheinend ausschließlich entlang den Lymphbahnen des Auges und der Sehnerven aus. Auch sind bisher alle Versuche, die Erkrankung auf Tiere zu übertragen, fehlgeschlagen, während gerade die Überimpfung der Tuberkulose auf Meerschweinchen und Affen mit Leichtigkeit gelingt.

Vielleicht ist die sympathische Ophthalmie eine Viruserkrankung.

Infolge dieser bedauerlichen Lücken in unserer Kenntnis vom Wesen der Erkrankung entbehrt die Diagnose einer drohenden sympathischen Ophthalmie immer der völlig sicheren Grundlage, so daß nur eine größere Erfahrung vor einer Verkennung der Sachlage schützt. Sie kann sich im Hinblick auf das Schicksal des zweiten Auges schwer genug rächen.

Wenn sich an eine Verletzung, die die Augenhüllen eröffnet hat, nach Verlauf der ersten Tage eine mehr und mehr zunehmende Reizung des Auges, vor allem der Iris und des Corpus ciliare anschließt, dann besteht stets die Gefahr, daß das Leiden auf das andere Auge überspringen kann. Deswegen gehören *alle perforierenden Verletzungen unbedingt in fachärztliche Behandlung.* Wichtig ist die Beobachtung von Präcipitaten, hinteren Synechien, von Glaskörpertrübungen und eventuell einer leichten Verschleierung der Papillengrenzen. Die Reizerscheinungen brauchen aber am *sympathisierenden* (d. h. verletzten und das zweite Auge gefährdenden) Auge nicht besonders stark zu sein. Länger dauernde Injektion und Entzündung des Augapfels sind dagegen immer verdächtig. Als besonders gefährdet müssen auch Augen gelten, bei denen eine eingezogene, womöglich schmerzhafte Narbe in der Gegend des Ciliarkörpers auftritt. Als frühester Termin, in dem das andere Auge in Mitleidenschaft gezogen werden kann, gilt im allgemeinen der 12. Tag. Die gefährlichste Zeit liegt zwischen der 3. und 8. Woche. Damit ist nicht gesagt, daß die sympathische Ophthalmie des zweiten Auges nicht noch nach Jahren ausbrechen könnte. Allerdings kommen dann wohl nur solche Fälle in Frage, welche nach der Verletzung eine kürzere oder längere Zeit darauf verdächtig gewesen sind, daß die unbekannten Erreger in dem verletzten Auge eine Infektion erzeugt hatten. Das Auge beruhigte sich dann; es bleibt aber immer eine Quelle der Sorge. Ein kurzes Aufflammen der Iritis noch nach Jahren kann Ausgangspunkt für den Ausbruch der Erkrankung am zweiten Auge werden. (Das zweite Auge heißt, wenn es erkrankt, das sympathisierte.) Somit gibt es für die späteste Möglichkeit des Eintritts der Katastrophe überhaupt keine absolut gültige zeitliche Grenze.

Besonders leicht kommt die *sympathisierende* Entzündung dann zustande, wenn die Iris oder das Corpus ciliare mit verletzt wurden. Folglich sind diejenigen Fälle vor allem gefährlich, die eine Wunde an der Hornhaut-Lederhautgrenze aufweisen, in der womöglich noch Teile des Uvealtractus vorgefallen sind. Weniger neigen diejenigen Verletzungen dazu, die eine wirklich eitrige Infektion zur Folge haben. Vielleicht werden die Erreger der sympathisierenden Entzündung von den Eitererregern überwuchert.

Als Regel kann aber gelten, daß alle Augen mit perforierenden Verletzungen dann eine Gefahr für das andere Auge abgeben, wenn sich über die 1. oder 2. Woche hinaus die ciliare Injektion nicht verlieren will, sondern im Gegenteil noch zunimmt, es sei denn, daß als Ursache dafür bestimmte Prozesse im Augeninnern festgestellt werden können (Drucksteigerung usw.). Die früher als Kennzeichen angesprochene Druckempfindlichkeit der Sklera in der Gegend des Corpus ciliare bestärkt zwar unseren Argwohn, kann aber fehlen. Deshalb ist auf dieses Merkmal kein sicherer Verlaß.

Das zweite, also nicht verletzte Auge wird nach Traumen des anderen oft nur nervös mit gereizt. So kann der Symptomenkomplex der *sympathischen Reizung eintreten, einer Affektion, welche von der wirklichen sympathischen Entzündung grundverschieden ist. Die Reizung ist eine Neurose, die sympathische Ophthalmie eine organische Erkrankung.* Eine sympathische Reizung stellen wir fest, wenn das andere Auge zum Tränen neigt, lichtscheu ist, leicht ermüdet. Alle diese Erscheinungen werden auf nervösem Wege von dem in Reizzustand befindlichen verletzten Auge aus übergeleitet, ohne daß wir eine Spur einer organischen Veränderung an dem zweiten Auge nachweisen können.

Ist das zweite Auge aber an *sympathischer Augenentzündung*, also sympathischer Ophthalmie, erkrankt, dann stellen wir ciliare Injektion und Verfärbung der Iris, sowie feine hauchige Trübung des Kammerwassers mit Beschlägen an der Hornhautrückfläche fest, wenn die Erkrankung zuerst im vorderen Teile des Bulbus Platz greift. Gleichzeitig sinkt infolge der Trübungen die Sehschärfe. Allmählich breiten sich die entzündlichen Symptome immer mehr aus. Es kommt zur Bildung von hinteren Synechien, Seclusio und Occlusio pupillae (S. 107). Viele sympathisierten Augen gehen durch sekundäres Glaukom zugrunde. Die sonst oft erfolgreiche Iridektomie ist leider vielfach nutzlos, weil die geschaffene Lücke sich binnen kurzem mit neuen Exsudatmassen wieder verschließt.

Viel seltener ist der Ausbruch des Leidens zunächst in dem hinteren Bulbusabschnitte des sympathisierten Auges. Es tritt eine Verschleierung der Papillengrenzen auf. Die Sehnervenscheibe rötet sich. Unter gleichzeitigem Auftauchen von Glaskörpertrübungen bedeckt sich die Aderhaut mit feinen gelblichen Herden, die allmählich zu größeren Flächen zusammenfließen. Die Netzhaut über den Aderhautherden trübt sich, und unter allmählicher Zunahme der Symptome kann es zu undurchdringlichen Glaskörpertrübungen und schließlich zu Netzhaut-

ablösung kommen. Auch der vordere Teil des Uvealtractus erkrankt
später in Gestalt einer Iritis mit.

Manchmal allerdings zeigen die im hinteren Bulbusabschnitt aus-
brechenden Erkrankungen einen milderen Verlauf als die den vorderen
Abschnitt befallenden, obgleich auch hier ein Stillstand oder Rückgang
des Leidens gelegentlich beobachtet wird.

Der Erreger der sympathischen Ophthalmie ist uns bisher unbekannt.
Vielleicht handelt es sich um ein ultravisibles Virus. Auch über die
Art der Übertragung von Bulbus zu Bulbus können wir keine sicheren
Angaben machen. Auf alle Fälle entfalten die mit der Verletzung ins
Augeninnere eindringenden Erreger zunächst an der Wundstelle, vielleicht innerhalb des Uvealtractus, eine Infektion. Für die Übertragung
auf das andere Auge werden in der Literatur besonders zwei Wege
diskutiert. Das Virus könnte auf dem Lymphwege entlang dem N.
opticus fortschreiten und über das Chiasma nervorum und den Sehnerven des anderen Auges dieses betreten *(Migrationstheorie)*. Oder
aber die Keime gelangen in den Blutkreislauf und werden nun auf der
Blutbahn unter Umständen auch in das andere Auge getragen, wo sie in
dem Uvealtractus wieder einen geeigneten Nährboden antreffen und hier
eine *Metastase der Entzündung* erzeugen, die sie im verletzten Auge
zuerst hervorgerufen hatten. Der übrige Organismus bleibt aber von
der Infektion verschont, weil die Erreger an anderen Stellen die Bedingungen für ihr Fortkommen nicht finden.

Die *Behandlung* gipfelt in einer gewissenhaften Prophylaxe; denn
es kommt alles darauf an, daß die Auswanderung des Prozesses unmöglich gemacht wird. Nur eine *rechtzeitig ausgeführte Enucleation des
verletzten und auf sympathisierende Entzündung verdächtigen Bulbus*
kann hierfür die Sicherheit geben. Alle Augen, die nach Verletzungen
nicht zur Ruhe kommen wollen und die Kennzeichen einer schleichenden
Erkrankung des Uvealtractus aufweisen, müssen im Hinblick auf das
Schicksal des zweiten Auges geopfert werden. Der Entschluß ist dann
nicht schwer, wenn das sympathisierende Auge bereits funktions-
unfähig oder doch so schwer geschädigt ist, daß es mit Wahrscheinlichkeit der Schrumpfung oder Erblindung verfallen wird. Bitter ist es
allerdings immer, wenn man ein Auge herausnehmen muß, das noch
einiges Sehvermögen hat.

Ist jedoch die Erkrankung am zweiten Auge einmal ausgebrochen,
so kann eine Enucleation des verletzten Auges nur insoweit Sinn haben, als es gilt, eine weitere Abschwemmung von Keimen zu verhüten.
Ein kritikloses Enucleieren ist in einem solchen Falle nicht nur unnütz,
sondern auch ein Kunstfehler, solange das verletzte Auge noch Hoffnung
gewährt, daß man einen Rest von Sehvermögen retten kann. Mit dem
Momente, in dem die ersten Anzeichen des Krankheitsausbruchs sich
am zweiten Auge geltend machen, ist die Prognose für den sympathisch
erkrankten Bulbus ja ganz ungewiß. Oft genug erblindet das zweite
Auge und bleibt auf dem erst erkrankten noch ein Funktionsrest bestehen. Wir werden uns daher nach ausgebrochener sympathischer

Ophthalmie des zweiten Auges nur dann zur Enucleation des ersten bereit finden, wenn dieses blind ist oder der Erblindung sicher entgegensieht.

In einigen wenigen Fällen versagt die sog. Präventivenucleation des verletzten Auges, d. h. wir sehen einige Zeit nach vollzogener Entfernung doch an dem zweiten Auge die Entzündung ausbrechen. Das liegt im Wesen einer migrierenden oder metastasierenden Infektionskrankheit. Wenn zur Zeit der Enucleation des verletzten Auges schon Keime in die Lymphwege oder in die Blutbahn gelangt waren oder sogar sich schon im zweiten Auge angesiedelt hatten, ohne noch in ihren Wirkungen klinisch kenntlich zu sein, dann muß die Enucleation versagen. Der späteste Termin, der beobachtet wurde, liegt ungefähr 2 Monate nach der Präventivenucleation. Alle anderen berichteten Fälle halten der Kritik nicht stand. Überdies ist das Vorkommnis ein so seltenes, daß man mit seiner Möglichkeit so gut wie nicht zu rechnen braucht.

Eine ausgebrochene sympathische Ophthalmie oder eine sympathisierende Entzündung des verletzten Auges, dessen Entfernung der Patient verweigert, versucht man durch Schmierkur mit Ungt. cinereum zu beeinflussen. Auch hat man hier und da Erfolge beobachtet, wenn man große Dosen Atophanyl gibt oder Elektro-Kollargol intravenös einspritzt. Auch parenterale Milchinjektionen können versucht werden. Sulfonamide und Penicillin scheinen dagegen keinen Wert zu haben. Eine sichere Therapie gegen sympathische Ophthalmie gibt es aber leider nicht.

Begutachtung.

In vielen Fällen sind wir veranlaßt, eine vorhandene Schädigung des Sehorgans *ihrem Ausmaße nach* zu beurteilen. In der Regel handelt es sich dabei um die Begutachtung einer Minderung der Erwerbsfähigkeit. Diese wird in Prozenten ausgedrückt, wobei *alle* Funktionen des Sehorgans *gemeinsam* berücksichtigt werden müssen, vor allem also: Visus, Gesichtsfeld, Dunkelanpassung, Farbensinn, Augenbewegungen, Blickfeld, binokulare Zusammenarbeit (einschließlich Tiefenschätzungsvermögen), aber auch Tränensekretion, Lidschluß usw., ja selbst das Aussehen des Patienten (Entstellungen!).

Für die einfache Herabsetzung des Visus eines oder beider Augen gibt es tabellarische Vorschläge der Beurteilung, die als „Rententarife" bezeichnet werden. Am gebräuchlichsten ist der Rententarif von MASCHKE. Der Grad der Erwerbsminderung wird im allgemeinen bei Herabsetzung des Visus auf *einem* Auge auf etwa 1/7 oder bei einseitiger Linsenlosigkeit mit 15%, bei *Verlust eines Auges* nach Eingewöhnung an den einäugigen Zustand (etwa nach 3 Monaten) mit 25% (bis 33%) angesetzt. Ist ein Auge erblindet und die Sehschärfe auch auf dem erhaltenen herabgesetzt, so ist die Erwerbsminderung natürlich erheblich größer, z. B. bei einem Visus von 1/5 auf dem letzten Auge 80%. In diesem Falle liegt bereits Invalidität im Sinne des Gesetzes vor (Erwerbsminderung größer als $66^2/_3$%). Beträgt die Sehkraft auf dem letzten Auge nur etwa 1/10, so setzt man die Erwerbsminderung auf 100% an. Kann sich der Patient auch in ihm bekannter Umgebung nicht mehr selbständig orientieren, oder ist er aus anderen

Gründen pflegebedürftig, so wird eine „Pflegezulage" in Höhe von 25%, im ganzen also 125%, angerechnet.

Außer dem Grade der durch ein Augenleiden bedingten Erwerbsminderung muß *bei Unfällen* in jedem Falle auch noch festgestellt weiden, ob und *inwieweit der Unfall Ursache der Erwerbsminderung ist*, weil vom Verletzten vielfach Entschädigungsansprüche gestellt werden. Dabei sind drei Möglichkeiten zu beachten:

1. Der von uns festgestellte Schaden bestand unabhängig vom Unfall bereits vorher (z. B. hochgradige Kurzsichtigkeit mit Fundusveränderungen, angeborene Katarakt, Pigmentdegeneration der Netzhaut oder dgl.); er ist dann natürlich nicht als Unfallfolge anzusehen und auch nicht entschädigungspflichtig, selbst wenn der Patient den Funktionsausfall erst nach dem Unfall bemerkt hat.

2. Der Funktionsausfall ist mit Sicherheit oder doch „mit überwiegender Wahrscheinlichkeit" Folge des Unfalls (z. B. Linsentrübung nach Nadelstichverletzung der Linse, Scherung des Sehnerven oder dgl.). Er ist dann entsprechend den soeben vorgetragenen Richtlinien zu entschädigen.

3. Der Funktionsausfall ist zwar nachweislich in zeitlichem Zusammenhang mit dem Unfall aufgetreten und durch denselben „veranlaßt"; es bestanden aber bereits vorher krankhafte Veränderungen, die die Schwere der Verletzungsfolgen entscheidend mit beeinflußt haben. Dann ist eine vorsichtige Beurteilung hinsichtlich der *Bedeutung der verschiedenen anteiligen Faktoren* erforderlich, die nur vom Augenarzt vollzogen werden kann.

Wenn z. B. ein Patient nach einer an sich harmlosen Erosio corneae ein Ulcus serpens bekommt, das zur Narbenbildung der Hornhaut führt oder gar zum Verlust des Auges, es bestand aber bereits vor dem Unfall eine eitrige Entzündung des Tränensackes, so ist der endgültige Schaden nicht als reine Unfallfolge anzusehen, vielmehr als „Verschlimmerung eines bestehenden Leidens" und also auch nur anteilig zu entschädigen.

Ein anderes Beispiel: Ein Patient hat ausnahmsweise (also nicht als regelmäßige Arbeitsobliegenheit) eine schwere Last gehoben und am gleichen Tage eine Netzhautablösung bekommen. Die Untersuchung ergibt, daß außer der Ablösung eine hochgradige Myopia maligna mit cystoider Degeneration der Netzhaut vorliegt. Es bestand also *eine ausgesprochene Disposition* zur Netzhautablösung, und der Patient würde voraussichtlich auch ohne den „Unfall" in kurzer Zeit eine Netzhautablösung bekommen haben. Auch in diesem Falle handelt es sich höchstens um die „Verschlimmerung eines bestehenden Leidens". bzw. um die „Auslösung" einer Erkrankung, zu der bereits eine Veranlagung bestand, durch ein verhältnismäßig belangloses Moment (das Heben der Last, Bücken usw.), welches für sich nicht als „adäquate Ursache" der Netzhautablösung angesehen werden kann. Der entstandene Schaden ist dann unter Umständen sogar als vom Unfall im wesentlichen unabhängig zu betrachten. Die Entscheidung kann, wie man sieht, selbst für den Augenarzt ungeheuer schwierig sein. Gerade die Beurteilung der Netzhautablösung als Unfallfolge setzt eine große fachärztliche Erfahrung und verantwortungsbewußte Abwägung aller Begleitumstände voraus.

Die wichtigsten Rezepte.

Bei Rezepten für Augentropfen wird hinzugefügt: Tropfpipette,
bei Augensalben: Glasstab. Außerdem überall die Signatur.

*Tropfen, zur Behandlung der
Bindehaut:*

Rp. Natrii biboracici 0,2
Acidi borici 0,2
Aqu. dest. ad 10,0

Rp. Zinci sulfurici 0,1
Aqu. dest. ad 30,0

Rp. Argent. nitrici 0,025
Aqu. dest. ad 10,0

Rp. Argent. nitrici 0,1 (—0,2)
Aqu. dest. ad 10,0
S. zu Händen des Arztes.

Argentum 5% darf vom Arzt an der
Haut, aber *nicht* am Auge Anwendung
finden.

Argentum 1 oder 2% wird vom Arzte
nach Ektropionieren auf die Bindehaut geträufelt. Danach findet Neutralisation mit physiologischer Kochsalzlösung statt.

Rp. Greifswalder Farblösung 10,0
S. zu Händen des Arztes.

(Wird vom Arzt eingetropft; Nachspülen mit physiologischer Kochsalzlösung.)

Rp. Targesini 0,3 (—0,5)
Aqu. dest. ad 10,0

Silberpräparate werden in schwarzen
Flaschen (D. ad. vitr. nigr.) oder in
schwarzen Töpfen (D. ad oll. nigr.)
verordnet.

Gegen Trachom:

Alaunstift und *Kupferstift* werden
vom Arzt zum Tuschieren der
Bindehaut benutzt.

Rp. Cupri sulfur. 0,1
Aqu. dest. qu. sat.
Ungt. glycerini ad 10,0

(Kupfersalbe gegen Trachom.)

Fertige Kupfersalben:

Cuprocitrolsalbe ⎱
Terminolsalbe   ⎰ (Zur Trachom-
Tracuminsalbe ⎰ behandlung.)

*Salben, zum Einstreichen in den
Bindehautsack:*

Rp. Acidi. borici. 0,3
Vaselin. americ. alb. ad 10,0

Rp. Noviform. subtilissime pul-
veris. 0,5
Vaselin. americ. alb. ad 10,0

Rp. Supronali 1,0
Vaselin. americ. alb. ad 10,0
(Sulfonamidsalbe.)

Rp. Hydragyri. praecipitati flav.
via hum. parat. 0,1 (—0,2)
Vaselin. americ. alb. ad 10,0
D. ad oll. nigr.
(Sog. „gelbe Augensalbe".)

Rp. Dionini. 0,5
Vaselin. americ. alb. ad 10,0

Die letzten beiden Salben sind
Reizmittel, das Dionin wirkt außerdem
anästhesierend.

*Fertige Salben, für Bindehaut
oder Hornhaut:*

Targesinsalbe 5% (Original Goe-
decke & Co.)

Dulcargan-Augensalbe (Original
Dr. Winzer, Konstanz)
(Enthält 2% Argentum boric. mit
Acid. boric.)

Noviform-Augensalbe 5%
(Original Heyden) 5,0

Gelbe Augensalbe 2%
„Dr. Schweißinger" 10,0

Dijozol-Augensalbe 2%
(Original Trommsdorff.)
(Bei Herpes corneae.)

PETERSsche Augensalbe (Ungt.
Zinci ichthyol.) Original Greif-
Apotheke Rostock
(Bei Rosacea.)

Fertige Lidsalben:

Ungt. cerophthalm. Hahn „Cerophthol-Augensalbe" (Original C. Hahn, Leichlingen).

(Hg. amld. chlorat., Diocain, Pb. ac., mit gelbem Bienenwachs — Cera flava — und Vas. und Lanol. als Salbengrundlage.)

Fissan-Augenlidsalbe (Original Deutsche Milchwerke Zwingenberg)

(Emulsion aus kolloidem labilem Milcheiweiß.)

Pupillenerweiternde Mittel (Mydriatica).

1. Am Parasympathicus angreifend:

Rp. Atropini sulfurici 0,1 (—0,2)
Aqu. dest. ad 10,0

(Wirkungsdauer bis 6 Tage, zugleich Lähmung der Akkommodation.)

Rp. Atropini sulfurici 0,1 (—0,2)
Vaselin. americ. alb. ad 10,0

Atropinum sulfuricum, als Substanz

(Wird nur vom Arzt selbst angewendet.)

Rp. Homatropini hydrobrom. 0,1
Aqu. dest. ad 10,0

(Wirkungsdauer 6—12 Stunden.)

Rp. Scopolamini hydrobrom. 0,02
Aqu. dest. ad 10,0

(Wirkungsdauer wie beim Atropin.)

Rp. Scopolamini hydrobrom. 0,02
Vaselin. americ. alb. ad 10,0

2. Am Sympathicus angreifend:

Rp. Cocaini hydrochlor. 0,4 (0,2 bis 1,0)
Aqu. dest. ad 10,0

(Mäßige Mydriasis, kurze Wirkungsdauer, wird weniger als Mydriaticum, vielmehr als Anaestheticum angewandt; Rauschgiftgesetz beachten!)

Rp. Mydrial (Original Dr. Winzer, Konstanz)

(Ausgiebige Mydriasis, kurze Wirkungsdauer, als diagnostisches Mittel bei glaukomverdächtigen Fällen und therapeutisch z. B. bei Iritis mit Drucksteigerungen angewandt.)

Pupillenverengernde Mittel (Miotica):

Rp. Pilocarpini hydrochlor. 0,1 (—0,3)
Acidi borici 0,2
Aqu. dest. ad 10,0
(Miosis und Drucksenkung.)

Rp. Pilocarpini mur. 0,2 (—0,3)
Acidi borici 0,2
Vaselin. americ. alb. ad 10,0

Rp. Pilocarpol (Original Dr. Winzer, Konstanz)
(2% Pilocarpin-Öl, stärker wirksam als wäßrige Lösung.)

Rp. Eserini salicylici 0,025 (—0,1)
Acidi boric. 0,3
Aqu. dest. ad 10,0

Rp. Eserini salicylici 0,025 (—1,0)
Acidi boric. 0,3
Vaselin. americ. alb. ad 10,0

Rp. Physostol (Original Riedel)
(1% ölige Lösung von Physostigmin.)

Weniger gebräuchliche Ersatzmittel gegen Glaukom:

Prostigmin 3% (Hoffmann-la-Roche)

Doryl 1% (Original Merck)

Mintacol (Bayer), wäßrige Lösung, 1:6000

Anaesthetica:

Rp. Cocaini hydrochlor. 0,2
     (—0,4 bis 1,0)
     Aqu. dest. ad 10,0
     S. zu Händen des Arztes.
     (Rauschgiftgesetz beachten.)
Zur leichteren Oberflächenan-
     ästhesie der Hornhaut und
Bindehaut, z. B. zum Tono-
metrieren, verwendet man *nicht*
Cocain, sondern z. B. *Pantocain*
$1/2$% oder *Psicain-Neu, Eucain,
Novocain, Holocain.*

Hautmittel, die in der Umgebung des Auges angewandt werden
(nach SCHOENFELD):

Puder:

Rp. Zinc. oxydat.
     Acid. tannic. aa 10,0
     M.D.S.-Zinktalkpuder
Rp. Acid. boric. 3,0
     Talc. ad 30,0
     M.D.S.-Borpuder
Rp. Menthol 0,3
     Talc. ad 30,0
     M.D.S. Mentholpuder

Zinktrockenpinselung:

Rp. Zinc. oxydat.⎫
     Talc.   ⎬ aa ad 25,0
     Glycerini   ⎭
     Spirit. vin. ⎫
     Aqu. dest.   ⎬ aa ad 100,0
M.D.S.Zinktrockenpinselung.
Vor Gebrauch zu schütteln.

Alkoholfreier, „feuchter" Puder:

Rp. Zinc. oxydat.⎫
     Talc.   ⎬ aa 14,0
     Glycerini   ⎭
     Aqu. dest. ad 100,0
     M.D.S. Zinklotio. Vor Ge-
     brauch zu schütteln.
     (Trocknet nach der Aufpinselung
     nicht vollständig ein.)

Pasten:

Rp. *Pasta Zinci*
oder als etwas weichere Zinkpaste:
Rp. Ol. olivarum 30,0
     Pastae Zinci ad 100,0
     M.D.S. Weiche Zinkpaste.

Sachverzeichnis.

The manufacturer's authorised representative in the EU is Springer
Nature Customer Service Centre GmbH, Europaplatz 3, 69115 Heidelberg,
Germany. If you have any concerns regarding our products, please
contact ProductSafety@springernature.com

Printed and bound by CPI Group (UK) Ltd, Croydon, CR0 4YY

24/04/2026

02096317-0006